牙髓病材料的临床应用

Endodontic Materials in Clinical Practice

牙髓病材料的临床应用
Endodontic Materials in Clinical Practice

［英］乔塞特·卡米列里
（Josette Camilleri）　主编

赵廷旺　主译

北方联合出版传媒（集团）股份有限公司
辽宁科学技术出版社

图文编辑

张 浩 刘玉卿 肖 艳 刘 菲 康 鹤 王静雅 纪凤薇 杨 洋 戴 军 张军林

图书在版编目（CIP）数据

牙髓病材料的临床应用 / (英) 乔塞特·卡米列里 (Josette Camilleri) 主编；赵廷旺主译. -- 沈阳：辽宁科学技术出版社，2025. 5. -- ISBN 978-7-5591-4022-7

Ⅰ. R783.1

中国国家版本馆CIP数据核字第20247J3W86号

出版发行：辽宁科学技术出版社
　　　　　（地址：沈阳市和平区十一纬路25号　邮编：110003）
印 刷 者：凸版艺彩（东莞）印刷有限公司
经 销 者：各地新华书店
幅面尺寸：210mm×285mm
印　　张：12.5
插　　页：4
字　　数：250 千字
出版时间：2025 年 5 月第 1 版
印刷时间：2025 年 5 月第 1 次印刷
出 品 人：陈　刚
责任编辑：张　晨
封面设计：袁　舒
版式设计：袁　舒
责任校对：李　硕

书　　号：ISBN 978-7-5591-4022-7
定　　价：298.00 元

投稿热线：024-23280336
邮购热线：024-23280336
E-mail: irisin0120@163.com / cyclonechen@126.com
http://www.lnkj.com.cn

关注辽科口腔好书

咨询客服

译者简介
Translators

主译

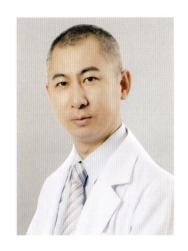

赵廷旺

副主任医师

可恩口腔医疗集团副总裁

中国非公立医疗机构协会口腔职业培训分会常务委员

可恩口腔医疗专业委员会主任委员

可恩口腔培训中心主任（KEEN教育）

可恩口腔医疗部总监

口腔医学网（KQ88）特邀金牌讲师

景致医疗首席讲师

八颗牙特邀讲师

欧罗德卡特邀讲师

汉瑞祥中国区根管讲师

登士柏西诺德特邀讲师

副主译

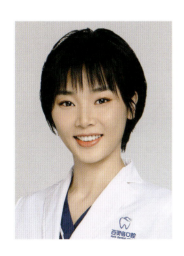

吴忠敏

副主任医师

百灵鸟口腔门诊主任

参译

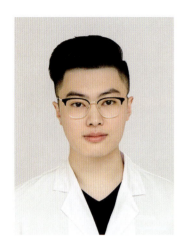

赵光旭

执业医师

德旭口腔门诊主任

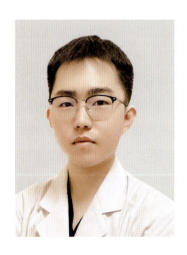

杨延昊

硕士

可恩口腔潍坊胜利东街分院

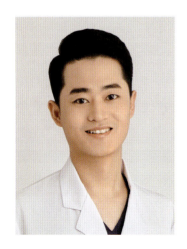

刘国江

硕士

可恩口腔青岛福州北路分院

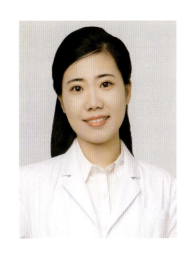

张东营

执业医师

可恩口腔济南市中分院综合科主任

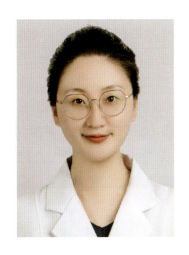

陈晓华

执业医师

可恩口腔济南龙奥分院

编者名单
List of Contributors

Maria Teresa Arias–Moliz
Department of Microbiology
Faculty of Dentistry
University of Granada
Granada
Spain

Christos Boutsioukis
Department of Endodontology
Academic Centre for Dentistry Amsterdam (ACTA)
University of Amsterdam and Vrije Universiteit Amsterdam
Amsterdam
The Netherlands

Francois Bronnec
Private practice
Paris
France

Josette Camilleri
School of Dentistry
Institute of Clinical Sciences
College of Medical and Dental Sciences
University of Birmingham
Birmingham
UK

Nicholas Chandler
Sir John Walsh Research Institute
University of Otago
Dunedin
New Zealand

Bun San Chong
Institute of Dentistry
Barts and The London School of Medicine and Dentistry
Queen Mary University of London
London, UK

Paul R. Cooper
Sir John Walsh Research Institute
Department of Oral Sciences
Faculty of Dentistry
University of Otago
Dunedin, New Zealand

Luiz Fernando D' Altoé
Department of Dentistry
University of the Extreme South of Santa Catarina (UNESC)
Criciúma
Santa Catarina
Brazil

Brian W. Darvell
School of Dentistry
Institute of Clinical Sciences
College of Medical and Dental Sciences
University of Birmingham
Birmingham, UK

Henry F. Duncan
Division of Restorative Dentistry and Periodontology
Dublin Dental University Hospital
Trinity College Dublin
Dublin, Ireland

Mostafa EzEldeen
Department of Oral Health Sciences
KU Leuven

Dentistry
University Hospitals Leuven
Leuven
Belgium

Kerstin M. Galler
Department of Conservative Dentistry and Periodontology
University Hospital Regensburg

Regensburg
Germany

Laurence Jordan
Faculty of Dentistry
Paris University
Paris, France

Chimie ParisTech
PSL Research University
Paris, France

Rothschild Hospital AP–HP
Paris, France

Paul Lambrechts
Department of Oral Health Sciences
KU Leuven

Dentistry
University Hospitals Leuven
Leuven
Belgium

Pierre Machtou
UFR d' Odontologie
Paris Diderot University
Paris, France

Nastaran Meschi
Department of Oral Health Sciences
KU Leuven

Dentistry
University Hospitals Leuven
Leuven
Belgium

Mutlu Özcan
Division of Dental Biomaterials
Center for Dental and Oral Medicine
Clinic for Reconstructive Dentistry

University of Zürich
Zürich
Switzerland

Christof Pertl
Department of Dental Medicine and Oral Health
Medical University of Graz
Austria

Harvard School of Dental Medicine
Boston
MA
USA

Phillip L. Tomson
School of Dentistry
Institute of Clinical Sciences
University of Birmingham
Birmingham
UK

Gertrude Van Gorp
Department of Oral Health Sciences
KU Leuven

Dentistry
University Hospitals Leuven
Leuven
Belgium

Claudia Angela Maziero Volpato
Department of Dentistry
Federal University of Santa Catarina (UFSC) Florianópolis
Santa Catarina
Brazil

Matthias Widbiller
Department of Conservative Dentistry and Periodontology
University Hospital Regensburg
Regensburg
Germany

目录
Contents

9   根和冠牙本质的粘接可能性与挑战   173

Mutlu Özcan, Claudia Angela Maziero Volpato, Luiz Fernando D'Altoé

扫码查看
参考文献

1

介绍：材料化学作为一种牙髓治疗的方法——无形的基础
Introduction
Materials Chemistry as a Means to an End(o)–The Invisible Foundation

Brian W. Darvell

School of Dentistry, Institute of Clinical Sciences, College of Medical and Dental Sciences, University of Birmingham, Birmingham, UK

1.1 简介

在过去大约70年的时间里，我们对牙科材料的理解已经从最初的实用主义逐步转变为更加注重结构与功能的科学性。但这一转变并未完全实现。随着"循证牙科"理念越来越流行，虽然已经建立了相关的维基百科和专业期刊，但要让大家真正明白这些材料的科学重要性，还有很多工作要做。特别是在牙髓病学这一领域，它仍然受到教学不足和教条主义思维的影响。这本书的目的，就是希望能推动牙科行业的现代化。笔者会在书中提出一些简单的观点，帮助读者更容易理解牙科的最新发展。

比如在临床上，当牙髓失去活力时，就需要进行牙髓治疗，保持牙齿的使用功能和牙齿周围的牙槽骨结构。在牙髓病治疗中，使用的材料与牙齿本身的相互作用很重要。最常见的情况是，牙本质会接触到一些刺激性的清洁剂、填充剂或密封剂［如氢氧化钙（CH）］或含有次氯酸盐的强氧化剂。虽然这些物质有助于消灭细菌，但它们也可能对牙齿造成一定的影响。比如，具有刺激性的化学物质可能与人体发生化学反应。特别是，在治疗过程中，若充填材料超出根尖孔（即根管超充），可能引发根尖周组织的炎性反应，

Endodontic Materials in Clinical Practice, First Edition. Edited by Josette Camilleri.

甚至对根尖周骨质造成损害。

1.2 材料的生物学基础

牙本质的结构非常复杂，主要由蛋白质构成的基质和其中蕴含的有机磷灰石等生物矿物质组成。这种特殊的结构让牙本质很容易受到水解作用的影响，无论是酸性、碱性还是中性（pH为7）的环境下，水解都可能缓慢地进行[1]。牙本质的强度取决于其结构的完整性，所以，任何形式的水解都可能对其稳定性构成威胁。在临床治疗中，使用氢氧化钙或含氢氧化钙的材料常会导致根管断裂等问题，这是因为这些物质的高pH对牙本质产生腐蚀作用。同样地，使用次氯酸钠等氧化剂也可能造成类似的问题，它会不加选择地氧化牙本质中的有机成分。这种影响往往难以局限于特定区域，因为液体的渗透和扩散会使得影响范围扩大。因此，必须意识到这些治疗手段就是一把双刃剑，需要在短期效果和长期风险之间谨慎地权衡。这提示在选择治疗材料和方法时要格外小心，以保持牙本质的完整性和强度。

牙本质是牙体组织中一个很重要的部分，它由蛋白质和其他生物分子组成。在牙齿发育的时候，这些分子起着重要的作用。如果牙本质受损，这些分子就会被释放出来，它们可以帮助修复或再生牙齿。通常，在温和的条件下释放这些分子，它们会保持活性，也就是说，它们还能正常工作。脱矿化（就是从牙本质中去掉矿物质）可以让这些分子更容易释放出来。蛋白质这样的大分子释放得可能比较慢。在治疗时要小心高pH的化学物质，因为它们可能会破坏牙本质中的生物分子，特别是容易受水解影响的蛋白质。这时，牙本质的其他重要部分也可能受损。因此，需要寻找一种更温和的方法来释放这些分子，以便在治疗中取得更好的效果。但是，我们也要知道，用化学反应来破坏牙本质并释放这些物质的

过程，并不总是那么精确。例如，尿素可能溶解蛋白质，但同时也可能破坏其他重要的酶，使它们失去活性。虽然找到完美的方法可能很难，但可以根据具体的需要来选择或设计合适的方法。所以，在治疗过程中需要测试这些物质，看看不同的处理方法会怎样影响它们的释放速度和活性。这样，就能更好地在治疗中保护和利用这些生物分子，提高牙齿修复和再生的效果。

在牙齿治疗中，有时候会用到一些药剂，这些药剂可以使牙齿脱矿或者改变牙齿的结构。在使用这些药剂时，要考虑一个很重要的问题是：我们的目标是什么？

（1）如果我们的目标是和牙齿里的胶原蛋白（这是牙齿的一个重要成分）发生作用，就需要确保药剂不会破坏胶原蛋白的结构。胶原蛋白对牙齿的健康和修复非常重要。

（2）如果想要影响牙齿里的钙和磷（这些是牙齿硬度和结构的关键），就需要确保药剂不会破坏这些矿物质。这些矿物质对牙齿的硬度和结构非常重要。

所以，在选择治疗方法时，不能使用那些会破坏这些重要组成部分的药剂，因为它可能会破坏牙齿的重要结构，从而影响治疗的效果和牙齿的健康。需要选择那些能够保护牙齿重要成分，同时达到治疗目的的方法。

进行牙齿治疗时，我们不仅要保证治疗的效果好，还要确保整个操作过程是无菌的。但同时也需要注意，在治疗中所使用的药剂可能对牙齿造成负面的影响。有几个关键点需要考虑：

（1）了解药剂的化学反应：在选择用于牙齿治疗的药剂时，需要了解这些药剂在牙齿里会产生什么化学反应，这些反应对牙齿有什么影响。

（2）谨慎设计治疗方案：根据对药剂反应的了解，谨慎地选择治疗方法和材料，以确保治疗既有效又安全。

（3）持续评估治疗效果：在治疗过程中，需

要不断评估治疗的效果，确保治疗安全和有效。如果发现有不良反应，及时调整治疗的方案。

（4）寻找最佳平衡点：虽然找到完美的治疗方案可能很难，但作为医生，我们的目标是找到一个平衡点，既能有效治疗，又能尽量减少对牙齿的负面影响。

总之，在牙科治疗中，需要综合考虑治疗的效果、所用材料的安全性，以及可能的化学反应，以确保患者接受既安全又有效的治疗。

1.3 命名炒作："生物活性"与"生物陶瓷"术语滥用的探讨

从牙本质基质中释放出来的物质必须保持其生物学功能和活性，尽管这些物质在复杂的发育过程中是否能有效地保持平衡仍然需要进行研究。可以认为这些物质是能参加正常生物过程的、具有生物活性的天然物质。然而，在口腔领域，人们经常过度使用"生物活性"这个词。这一名词被用来描述几乎所有能引发生物反应的情况，导致它的真正含义变得不太清楚。换句话说，无论是在哪种情况下只要有生物反应发生，都会使用这个词。实际上，这类生物反应主要分为两种：一是简单的化学反应，二是更为复杂的防御性反应。

简单的化学反应就是指一些基本的化学变化，比如改变局部的pH。以一个例子来说明，材料成分的溶解可能会向周围组织液中释放大量钙离子，从而在特定条件下促使磷酸钙沉淀。这种过程是基于基础化学反应，与生物学过程本身无关，因此将原材料标记为"生物活性"在逻辑上是不合理的，但是这种做法在业界很常见。值得注意的是，一个经常使用的"生物活性"测试是将测试材料浸泡在超饱和的钙和磷溶液中，看是否在材料表面形成磷灰石沉淀。实际上，大多数材料在这种条件下都会产生类似的效果，因为

在这些条件下磷灰石的形成非常容易。这种测试结果常见于文献报道，但需要明确的是，生物体内的组织液通常不会导致磷灰石产生过饱和沉淀。对于化学反应的分析，仅仅依赖于计算得出的数值而忽略了化学物质的特性，尤其是它们与众多专门的蛋白质系统的相互作用，可能会导致误导性的结论。虽然高钙化（异位骨化）是一种真实的医学现象，但在日常生活中，我们并不会因为小伤口而在短时间内于局部发生钙化。举个例子，即使是在高度过饱和的磷酸钙溶液中，如果没有外部干扰，几天内也不会发生显著变化。然而，在体外研究测试中，简单的搅动就能迅速促使大量物质沉淀：在这种情况下，任何小的"种子"都能触发化学反应。这样的系统和所谓的"生物活性"测试之间并没有明显的化学相关性。这仅仅是一个简单的化学过程，与生物学本身无关。

复杂的防御反应是身体对外来物质或环境变化做出的自然反应，比如对有毒物质、渗透不平衡、界面层干扰（通过ζ电位或表面化学）、pH变化或其他异常条件的反应，以保护组织免受伤害。这种反应可能表现为包囊化、免疫反应等。然而，这种情况通常发生在刺激程度较低的情况下，例如在龋病缓慢进展的过程中。因此，仅仅因为一个材料引发了这种防御性反应，就把它称为具有"生物活性"，也不太合理。举例而言，甲醛、氧化锌丁酚、氢氧化钙等都可能引起防御反应，但并不应被简单地归类为具有"生物活性"。

因此，我们需要更准确地理解和使用"生物活性"这个词。同时，我们还需要对牙科材料的化学和生物特性进行更深入的研究。在口腔领域，有些材料可能会破坏牙本质的结构。在这个过程中会释放一些具有生物活性的物质，但仅凭这个原因就认为这些材料具有"生物活性"是错误的。这可能使得相关药剂看起来更具有临床价

值，但实际上是对其效果进行了夸大。这种夸大和错误的信息可能导致患者误解这些产品的真实效果。

不过，理论上确实存在一些可以被称为真正"生物活性"的材料。尽管目前市场上尚未出现这样的产品，但在原理上已经得到了证明，这些材料中含有促进人体自身生物反应产生的天然物质，例如促进骨骼生长或牙本质沉积，从而产生良好的临床效果。这些材料能真正促进修复或再生，更有效地促进自身生物反应，而载体材料本身是温和且安全的。

当讨论牙科材料时，我们要注意区分药物产品和非药物材料。药物产品的特点是能够调节或启动人体的自然生理过程。例如，一些材料可能包含药物成分，如阿司匹林，但这并不意味着整个材料就具有生物活性。换句话说，仅仅因为一个材料包含某种药物成分，并不能直接判定它就具有生物活性。同时，也要区分生物活性材料与药物产品之间的界限。像维生素D或褪黑素这样的补充剂，它们的作用与药物不同。而抗生素则明显属于药物类别，其作用机制和影响范围都与一般的牙科材料有所不同。总之，判断一个材料是否具有生物活性，关键在于其成分和作用机制，而不仅仅是它是否包含特定的药物成分。

在探讨牙科材料的化学特性时，我们必须明确区分它们是否真正涉及生物学过程。如果材料只引发简单的化学反应或防御性生物反应，而不涉及真正的生物学活动，那么称这种材料具有"生物活性"的说法就是不准确的。这常常是广告宣传的误导。只有当材料能够作为携带真正促进修复或再生的生物活性物质的载体时，称它们具有"生物活性"才是合适的。重复使用一个术语并不会使其变成事实，而科学应该建立在真实和严谨的基础上。

"生物陶瓷"这个名词中也存在类似的滥用现象。在口腔和其他医学领域里，我们经常听到"生物陶瓷"这个词。它实际上是指那些在化学上既非金属又非有机聚合物的材料。这个词的"生物"部分主要是描述它们在医学或牙科中的应用环境，并不表示这些材料本身具有特殊的生物属性。一般来说，选择这类材料是因为它们通常具有化学稳定性和良好的机械性能。但实际上，并没有材料真的能完全符合"生物"这一标签，除了人体自身的硬组织，比如骨、牙本质和牙釉质。即便对于自然硬组织使用这个标签，它也缺乏特别的实际意义。虽然用这个名词来描述类似贝壳等的物质可能还算合理，但这对于我们理解市场宣传中的实际价值并没有太大帮助。更奇怪的是，有些人甚至把"生物陶瓷"这个概念用在像水门汀和密封剂这样的材料上[2]。

在化学和牙科材料学中，术语的使用有时会导致误解。以"MTA"为例，这个词实际上是mineral trioxide aggregate（矿物三氧化物凝聚体）的商标简称，但它并没有真正解释这种材料的具体性质。它听起来像是一种特殊的矿物物质，但其实并不符合一般的"矿物"定义。《牛津英语词典》提到的"矿物"通常指的是非动植物来源的自然无机物。而MTA并不完全符合这个定义*。MTA的成分可能包括石膏，这也许解释了其名称中的"矿物"一词，但这并不是其主要成分。此外，"矿物"这个词通常用来指岩石，但MTA既不是岩石，也不是从岩石中提取的。而"骨料"一词通常是指用于混凝土中的粗粒材料，如碎石、卵石或矿渣等，但这显然不是MTA的含义（实际上，它在复合材料中更像是核心或填料）。因此，为了避免误解，在口腔医学领域使用"MTA"这一术语时需要更加慎重。

首次提及"MTA"的论文称其主要成分包括"三氧化钙硅酸氧化物"[3]，但这其实并不是一个真实存在的化学物质，也没有化学意义。该论

---

* The irony of having to refer to the 'mineral' of tooth tissue is not lost on me.

文中缺乏有关这种物质的来源、处理方法或分析的详细信息。随后的一篇论文提到"主要成分是三氧化钙和硅酸氧化物"，这表明作者对化学概念的理解不够深入，且文中存在明显的校对疏漏。但事实上，这两种化合物都不存在，也无法在化学上进行合理解释[4]。另一篇论文中提到"所有MTA在固化后分解为氧化钙和磷酸钙"[5]。然而，氧化钙不能在水的环境中保持稳定，自此之后也没有发现磷酸钙的存在。文中并未提及任何真正的三氧化物，而且无论是初始还是反应后的粉末中都不存在三氧化物。关于"骨料"一词，它似乎仅被用作"混合物"的代名词。因此，"MTA"可能仅指代"三种固态氧化物的混合物"，但实际上这也不准确。论文中提到的"三氧化铋"并不存在，实际使用的是Bi（iii）氧化物，更准确地说应称为"偏氧化物"。总的来说，这一讨论的重点是在科学研究和沟通中需要对使用的术语和描述进行更准确、精确的处理，这对于理解正在进行的工作和可能的结果非常重要。

在科学研究和临床实践中，准确命名和识别使用的材料非常重要。对于商标名称的过度通用化，比如持续将"MTA"作为一般性术语使用，是不恰当且可能导致误解的。商标的这种过度通用化不仅对品牌所有者不利，而且在教育、研究、保险和标准化等方面也会造成问题。因此，更合适的做法是使用一个能够准确概括材料特性的术语。例如，提出的"水硅酸盐水门汀"（HSC）就是一个好例子[6]。这个术语中的"水硅酸盐"部分指的是这种材料与旧式的硅酸盐水泥（这类水泥是通过与磷酸反应固化的）有所不同，HSC是通过与水反应来固化的。简而言之，"MTA"的持续使用可能反映了对化学的不够了解，也可能是惯性思维的体现。

在牙科治疗中，有时会用到一种叫作"水门汀"的技术。这实际上是一种叫作"水力凝固"的方法，就是用液体材料来填满根管。举个例子，就像用橡胶树脂锥把液体压进根管里。这个"水门汀"技术的名字来源于它利用液体传递压力的方式。从物理学的角度来看，这种方法是可行的[7]。其实，就连注射器也可以算是一种利用水力学原理的工具。但这里存在的一个问题是，根据水力学的基本原理，材料可能被挤压到管腔外。如何防止在填充根管时材料被挤压出根管外是值得思考的问题。然而，是否应该采用这种技术，仍需要由牙科专业人士来做出决定。

1.4　冲洗剂的相互化学作用与根管冲洗

在牙科治疗中使用冲洗剂时，要小心一些可能出现的问题。首先是一种叫作氯己定的根管冲洗剂。氯己定和含有EDTA（一种化学物质）的产品混合时，会产生一种可能会堵住侧副根管的物质，这对牙齿治疗来说是不利的。除此之外，氯己定还可能和其他冲洗剂，比如NaClO（漂白剂）反应，产生一些有颜色的氯化物和沉淀物。这意味着这些冲洗剂的混合使用可能会导致牙齿变色[8]。更严重的是，有研究者提出，这些化学反应可能产生对人体有害的物质，例如4-氯苯胺[9]。所以，在牙科治疗中使用不同的冲洗剂时，需要特别注意它们之间可能发生的化学反应。这些反应不仅可能没有帮助，反而可能带来负面影响。在使用不同的冲洗剂之前，进行适当的冲洗是非常重要的，以此减少任何潜在的风险。然而，清洗可能并不能完全消除这些风险，因为冲洗剂往往会深入根管的微小通路中。这就意味着，即使进行了根管冲洗，牙齿的深层组织还是可能对这些化学物质发生反应。这就是为什么有时牙齿会发生染色。即使是一些推荐的混合冲洗剂，例如HEDP和NaClO的混合物（第5章），也可能有氧化反应，但这方面的详细信息尚未得到充分阐明[10]。

在牙科和整个医疗领域，对所使用产品成分的深刻了解都是至关重要的。比如，在口腔治疗过程中使用的各种材料，了解这些材料的组成、特性以及在使用后的分解过程是非常重要的。如果不去深入了解这些信息，就有可能忽略对药物安全性的关注。但问题是，要找到这些材料的详细成分信息并不容易。很多时候，产品说明书里没有详细描写，安全数据表上也没有，因为只有那些已知有害的成分才需要被标出来。而且，生产这些材料的公司往往不愿意透露这些信息，他们认为这是商业秘密。在购买食品时，我们可以了解其成分，即使有些词汇是专业术语，这也能让我们避免摄入不适宜的物质。同样，我们也期望了解化妆品、香水或其他涂抹在身上的产品成分，药物也是如此。那么，为什么那些要放进患者身体里的牙科产品就可以不告诉我们全部的成分呢？由于人对不同物质的反应各不相同，不了解这些产品的完整成分可能会导致一些直接的不良反应。而且，由于牙科部分操作复诊时间长、牙科材料使用周期长，这就更增加了风险。如果生产商说我们不需要知道这些信息，因为他们觉得这些产品是安全的，这种态度是不对的。需要有法规来规定这些信息的公开，以保护患者的安全。

在化学领域，有时人们会误用"激活"这个词。比如有些人说"电化学活化水"，其实这指的是用电解的方式制造出来的一种水溶液，里面有各种不同的化学物质。但实际上，水本身并没有被"激活"成什么特别的状态。"激活"这个词应该用来描述让某样东西进入一个新的状态，比如在光敏剂里，通过使电子跳到新的位置，从而启动新的化学反应。比如说，加热可以让化学反应快一些，但这并不算是"激活"。同样，用超声波（就是高频声波）来振动某物也不算是"激活"。虽然超声波在所谓的"声化学"中有一些作用，但主要是通过机械方式，比如搅拌来

实现的，而不是真的引起了某种特定的化学反应。当我们谈论"活化能"这个专业术语时，要小心。这个词指的是开始化学反应所需要克服的能量障碍。超声波可能通过产生气泡来提供这种能量，但这并不常见（而且气泡也可能会破坏一些东西）。基于激光的技术也主要是通过机械作用，而不是真正的"激活"。另外，用搅拌棒或类似工具来搅动溶液加速化学反应也不算"激活"，因为这并不改变化学反应本身的速度。因此，在科学上，"激活"这个词的使用并不十分准确。

在根管治疗时，有时会用一些特别的液体来清除根管里由牙科工具留下的玷污层。但实际上，玷污层的组成与根管内的组织成分相似，包含了基质（一种胶类物质）和矿物质。所以，没有一种液体能同时溶解这两种成分：矿物质可以溶解掉，但基质需要用另一种方法来处理。

另外，从化学反应发生的角度而言，这些冲洗剂并不能很好地区分玷污层和根管的牙体组织，它们对两者的作用是相似的。在冲洗过程中，通过扩散作用，这些液体不仅存在于主根管壁，还可能通过侧副根管继续渗透至根管的深处。这个过程往往不能准确满足医生的操作需求，因为医生无法准确知道玷污层的厚度和它的变化情况。有时候，人们会说要用"合适的浓度"来避免过度反应，但其实反应的速度还受到时间、浓度、温度的影响。此外，不能假设根管内的玷污层是均匀厚度的，因为根管的形状是锥形的。总是需要妥协——特别是因为玷污层材料的范围未知且无法监控进展情况。基于实验室系列平均行为的方案无法告知个别病例的状况——平均谬误的一个例子：样本均值没有传达有关分布的信息，也没有传达有关最后行为的信息[11]。

在根管冲洗后，需要干燥根管。这是有道理的，因为游离液体本身可能会（机械）干扰后续过程，或甚至通过稀释或溶解产生化学干扰。所

以，在进行根管治疗时，医生需要灵活应对这些复杂的情况，尽可能地保证治疗效果，同时也要确保患者舒适。

在根管治疗后，需要把根管里的液体吸干。这很重要，因为如果有多余的水留在里面，可能会干扰后面的治疗步骤，或者会稀释掉一些药物，影响药物的效果。

但有个误解是，人们以为可以完全把水从根管中去掉。其实并非如此，因为牙齿的主要成分是蛋白质，而蛋白质自然就含有水分。如果我们把这些水分都去掉，牙齿的结构和性质会受到损害。牙齿的组织是可以被水渗透的，水分可以通过牙齿的小管道扩散到软组织和硬组织里，比如牙釉质和牙骨质。所以，在口腔里和周围的区域，水分的扩散和活性是很常见的。重要的是水的活性，而不仅仅是浓度。也就是说，可以预期的平衡条件是口腔和周围结构中所有扩散相邻区域的水活性相同。这就意味着，即使我们说"湿度"是100%，实际上这个说法并不完全准确。这个词更多是用来描述空气中的水蒸气饱和度，而不是能完全反映出牙齿里的情况。水分扩散所需时间取决于介质，即牙齿的成分。我们通常认为，在几周内，水分会在牙齿里达到一种平衡状态[12-13]。所以，任何因为水分而产生的反应（比如吸收水分导致的膨胀）都是不可避免的。可以尽量避免水分流动或扩散，但完全排除水作为反应物是做不到的。

在研究如何防止牙齿填充物脱落时，我们很关注充填材料和牙齿结合的牢固度。常说的"粘接强度"，其实很大程度上依赖于充填材料和牙齿的机械嵌合作用，就像两个不平整的表面互相嵌合一样[14]。这种情况下，可能用"保留性"这个词更合适，因为它意味着除了这种嵌合之外，没有其他的粘接作用。这就引出了一个问题：怎样测量出真实的粘接强度呢？在牙科研究中，经常用特殊方法处理材料，比如用仪器处理、砂喷

或酸蚀，来制造粗糙的表面。这样做看起来是为了让材料和牙齿更好地粘在一起。那么，是不是应该在光滑、没有经过特殊处理的牙齿表面上测试材料的黏附能力呢？通过这种方式，才能更准确地了解实际的粘接强度，测量结果也不会受到机械嵌合效应的影响。即使机械嵌合效应仍然存在，我们却能够专注探索如何提高材料的化学粘接特性，这在科研工作中将会非常有帮助。

在牙科领域，存在一种被称为剪切性能测试的方法，尽管这种测试目前被广泛应用，然而实际上这种测试并没有太多意义。因为测试方法各异，变量的控制不严格，导致其结果无法解释，对临床治疗也没有任何帮助。因此，轴向拉伸测试就成了唯一看似可行的方法。但在牙科中，也没有任何材料被证明会因为轴向拉伸的原因而导致失败。所以，这些测试结果的实用性也是存疑的。还有一种相关的测试叫作推挤试验，测试粘接界面剪切力，是一种用于评估牙科材料与根管壁之间粘接强度的实验方法。但实际上，在进行测试时，可能存在来自其他方向的应力，这不是测试本身设计的目的。这些附加应力和变形可能来自测试设备的不完美，或者在测试过程中由于材料的复杂性而产生。这些干扰因素可能导致测得的推出力受到扭曲，从而影响了对材料粘接强度的准确评估。因此，在解释推挤试验的结果时，必须谨慎考虑并意识到这些可能的外部干扰。

我们还需要区分两个概念：黏附和密封。密封可以通过薄薄的涂层实现，涂层其实并没有特别强的粘接力，它只是简单地覆盖在表面上。或者，密封可以来自一种会膨胀的材料，这种材料能柔软地贴合表面。想想O型环是怎么密封的，它只是一个有弹性的圈，不需要粘在哪里。所以，"密封"的好坏并不一定跟"粘接强度"有直接关系，虽然在牙科治疗中，密封能保持多久可能和粘接有关。在根管治疗中使用会膨胀的材料是

有风险的，因为根管本来就比较脆弱。我们需要考虑间隙的大小，虽然难以达到水分子大小的尺寸，但设置为大于细菌能进入的尺寸是至关重要的。这要求我们找到一个介于两者之间的尺寸。

有时人们使用一些国际标准化组织（ISO）里的方法，但这种做法有时候缺乏足够的深入思考。这不仅因为人们误解了这些标准的真正意义，而且还因为他们不太熟悉测试的复杂性，特别是在测试材料的机械性质这一非常严格的领域[15]。这些被称为"标准化"的方法原本是用于经济学的合理方式，用以确认产品的安全性和有效性，也就是作为一种质量控制方法。虽然说这些方法"快速且粗糙"可能有点过头，但它们并不一定适合更严谨的科学研究。因为制造商可能不愿意为这种测试支付费用，并且他们会在制定这些标准的委员会和国家机构中表达自己的意见。因此，对于提出的测试方法进行全面的评估非常重要，必要时还需要对其进行改进和详细说明，以避免错误，并提高测试结果在临床上的相关性和可解释性。没有被公认的完美无瑕的测试协议，所以做好这项工作是有难度的，同时也对进行测试的人提出了严格的要求。这种严格性很少被科研工作者重视及遵守。人们经常从文献中简单采用一些简陋的方法，仅仅因为这些方法以前被使用过，而没有更科学的依据。而且，这些方法有时还会被随意修改，看起来只是为了方便。这样一来，不同研究论文之间的可比性就消失了。

1.5 化学材料的命名

化学物质的命名历史极具研究价值，因为它反映了从早期探索世界运作方式开始的化学思维的演变。有些古老的名称，如"硫黄"，如今仅在文学中使用，而诸如"醋酸"等则保留在日常用语中。自19世纪起，化学界就一直在努力制定一套系统化的命名方法，最终由国际纯粹与应用化学联合会（IUPAC）制定了一套首选命名体系。这一系列努力的目的是为了确保我们能够准确无误地传递具体的化学物质的信息。我们知道，随着对化学知识理解和严谨性的提高，文献中的命名方式也在逐渐进步，因此我们需要通过某种方式来帮助我们解读旧的命名。然而，当我们浏览某些化学物质列表，例如乙二胺四乙酸（EDTA）时[16]，会发现一些问题。第一，商标名称被当作具有化学意义的名称使用（如"MTA"），这可能会导致产品停售后，未来解码这个词汇具有相当大的难度（我们必须接受商业产品总有一天会停止销售的事实）。许多相同的产品以不同的名称出售，例如EndoSequence、Totalfill和iRoot系列，研究人员可能会在比较这些产品时浪费许多精力，其实是没有必要的。第二，直接引用外文版本而不进行翻译或核查可能会导致混淆。第三，制造商在产品信息中使用的专业术语可能看似易懂，但如果你读一下某些预制食品或化妆品的成分，就会发现这些术语甚至可能让化学家感到困惑〔这也是欧洲食品安全局（EFSA）引入E编号系统的原因之一〕。第四，存在多种不同的命名系统。但在审阅牙科文献时，我们可以发现其他问题。制造商可能因商业原因而隐藏配方，而所使用的物质名称对于理解其化学、机械或生物属性（如相互作用和过敏反应）帮助不大。机械式地重复这些看似技术上正确的标签，反映出多方面的问题。在学术文献中，我们不时看到广告文案撰写人（他们可能不具备化学专业知识）用一种非专业的方式编写文本。遗憾的是，这些混淆的内容还常常通过研究论文得到传播。作为专业人士，我们承担着传递准确信息的重要责任。我们有义务对所引用的材料进行仔细检查，并以批判性的眼光审视它们，再据此撰写报告。在表述一种化学物质时，更为合理的做法是先确定物质的具体种类，并明确其国际纯粹与应用化学联合会（IUPAC）的标准名称，然后在文献中一贯地使用这个适当的化学术语。同一文本中对同一物质使用多个名称的做法，反映出对该物质的理解严重不足。因此，审稿人在审核文献时应当坚持语言的清晰性和准确性。

在牙科领域，我们使用的所有材料本质上都是一种权衡和折中。简而言之，实现所有理想特性（如化学、物理、机械、生物、经济和实用性）的完美结合是不可能的。我们通常需要在不同的属性间进行选择，有时为了某些优点而接受某些缺陷。达到完美状态几乎是不可能的，因为所有材料都完全严格遵循着物理学和热力学的规则。即使如此，探寻可能的改进或完善仍然是合理且必要的。这应基于合理的思考，而不是主观臆想。我们已在多个案例中看到过这种问题，如"树脂改性"的玻璃离子水门汀（GIC）。尽管GIC具备一些优良特性，但它脆弱且对湿度敏感，而光固化材料则强度高且对湿度不敏感。你可能会想，我们能否两者兼得？答案是不行。首先，要在一个给定体积中添加新的功能，就必须牺牲掉其他一些功能。很多时候，被添加的成分实际上取代了原有成分。因此，即使获得了某些优点，也必然伴随着其他方面的损失。其次，包含不同化学性质的竞争性反应意味着我们必须在反应速率和时机之间找到微妙的平衡，这是非常难以实现的[17]。这样的系统复杂而混乱，落入了两种极端之间。比如，GIC型玻璃用作树脂基质的核心的"复合材料"，并没有像预期那样有效[13,18]，那么为什么现在又出现了所谓的光固化HSC？在这个复杂且不确定的系统中，如果采用类似的论证方法，我们可能同样会得到不真实的结果。主观臆想是牙科领域的祸根。

在选择牙科材料的添加剂时，我们经常遇到一个问题：虽然选择看起来随机，但这些添加剂却经常被科研工作者研究和推荐应用于各种临床场景。例如，假设某种材料在特定用途上表现不

佳，我们可能会考虑添加另一种已知性能的强化材料。但这里的问题是，加入新材料实际上是在替换原有的成分，而且重要的是，这种复合材料只有在基质（胶合物）和填充物（如粉末）之间形成牢固的化学粘接，才能承受压力并发挥其应有的作用。如果没有这种粘接，材料就像是充满了空洞，效果就会大打折扣。这种情况已经在尝试增强银汞合金、GIC与氧化锆粉末，以及GIC与"神奇混合物"（银汞合金粉末）等3种材料中显现，但效果并不理想。现在又有人在HSC中添加"微硅"，但我们需要明确区分，那些加入的材料是否真的在起作用，还是仅仅用来稀释整体混合物。如果是后者，那么这种添加物实际上并没有提供任何额外的好处。另外，需要谨慎考虑添加药物活性物质，例如抗菌剂，因为它们会占据材料的一部分空间，从而影响材料的整体性能。因此，在设计和选择牙科材料时，我们需要基于科学和理性进行考虑。

在牙科材料研究中，当探索添加剂的合适比例时，研究者往往会尝试多种不同的配比。遗憾的是，当涉及重要的比率变化时，并没有考虑到其他更重要的比率的相应变化。为了确定一个没有统计学显著差异（即"P值大于0.05，无显著性"）的最大添加量，研究者常常采用t检验的统计方法。但这种做法在几个方面都存在问题。首先，任何影响材料固化反应或终结构的添加物，都会不可避免地导致材料性能的降低。其次，"未能检测到显著性"并不等同于"没有影响"的断言。这通常是由于使用小样本进行测试导致的弱效应和数据波动较大。研究的关键并非是添加物的重要性，而是因为"无显著性"就草率地认为添加物是安全的。实际上，只要样本量足够大，总能获得"显著"的结果。此外，这种测试方法因其逐个分析而非整体考虑，忽视了输入与输出之间的相关性，因此无法充分发挥其潜在的分析力量。此外，这种方法还因为没有进行多重

测试校正而不够准确。正确的做法应该是评估添加物的实际效果，然后根据需要和可接受程度来调整。简而言之，研究者需要更加谨慎和全面地考虑添加剂的使用，而不是仅仅依赖于表面的统计结果。

1.6 HSC的分类

当HSC材料的应用越来越广泛，市场上出现了很多不同种类的HSC产品。但很多产品仍然使用最初的、没有实际意义的标签，这导致了对这些不同产品性质和应用的混淆。目前市场上有许多HSC产品，因此建立一种系统的分类方法有助于正确选择产品。HSC是由硅酸盐体系与水反应而定义的（图1.1）。这个硅酸盐体系可能是复杂的硅酸盐水门汀（PC）混合物，也可能是简单的钙硅酸盐（CS）或相关化合物。因此，我们可以将HSC简单分为PC和CS两类。接下来的分类取决于这些材料是如何与水混合的。一些HSC需要和水混合使用，而另一些则是以非水溶性物质（如浆糊或糊状物）存在于非水溶性载体中。随后这些非水溶性物质会完全流失。在后者情况下，虽然固化依赖于周围环境的水，但其固化的化学过程本质上不受影响。值得一提的是，将这些产品称为"预混合"是不准确的，因为它们在使用前实际上并未与反应水混合。这种巧妙的产品呈现方式实际上更像是一种广告手段，而非严谨的科学描述，这导致科研工作者可能会被这个含糊的标签所误导。

在HSC的制作中，无论是否加入放射不透明剂，都不会改变它的基本特性。这些水门汀的关键特征是它依赖水的化学反应来固化，这一点不会因为添加剂的加入而改变，无论这些添加剂是否故意或偶然改变了固化速度或结果[20]。事实上，即便配方中包含其他添加剂，或因为任何原

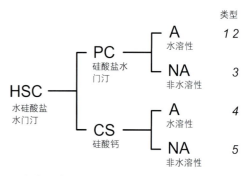

图1.1 在使用点上对HSC的基本分类。本书在其他地方用于临床目的的类型已被显示。类型1是该类的最初配方，不含任何添加剂。所有其他类型都含有一种或多种不同种类的添加剂，用于不同目的[19]。

因（比如调节固化速度）而调整配方，只要这个关键的水化学反应仍然存在，这些水门汀的基本分类就不会改变。尝试基于发展历史将HSC分为不同"世代"是没有意义的，因为这种分类缺乏逻辑性、一致性和相关性。目前，我们还没有找到真正能替代HSC的材料，所有这些替代品基本上都是基于CS的。

在市场上，一些产品被误标为HSC，但实际情况并非如此。例如，某些产品将PC粉末与光固化的树脂基质混合，实际上这只是一种填充的复合树脂，而非真正的HSC。将此类材料称作HSC或者暗示其为HSC是不合理且容易造成误导的，因为这类材料的固化机制并不依赖于水。同样，含PC或CS的材料，如果与含水杨酸的第二种粘接剂混合，并通过酸碱反应（而非水反应）固化，也不应被归类为HSC。这类材料在化学性质上更类似于传统的硅酸盐水门汀（通过磷酸反应固化）或者类似于氢氧化钙内衬材料（在初级反应中固化）。当水渗透进这种材料时，它会以常规的方式与剩余的成分发生反应并可能导致膨胀，但这并不是HSC的典型固化机制。因此，这些材料不应该被称为真正的HSC。

1.7 结论

从材料科学的角度深入探讨根管治疗的各个方面是非常有价值的，尤其是那些常被误用、忽略或错误理解的化学成分。对于不熟悉这一领域的人来说，面对这些复杂的问题可能会感到困惑和无助。然而，对于口腔医生来说，包括那些不直接参与临床治疗的教师在内，我们的最终目标都是确保患者的健康。因此，我们现在需要更加尊重基础科学和从事这些工作的科学家们，将科学知识应用于实践中，以此作为支撑我们服务患者的根本动力。

通过深入的批判性阅读和明智的思考，我们可以看到根管治疗中存在一些教条的、无根据的假设和主观臆想，即使这些观念可能出于好意。就像牙科的其他分支一样，根管治疗需要不断地接受质疑和挑战，遵循"nullius in verba"（不盲从权威）的理念。在这个过程中，我们应保持开放的心态，积极吸收合理的意见和建议，以推动学科的前进和发展。真正以证据为基础的牙科实践，正期待着您的贡献和参与。

2

保护牙髓活力的覆盖材料
Pulp Capping Materials for the Maintenance of Pulp Vitality

Phillip L. Tomson[1], Henry F. Duncan[2]

[1] School of Dentistry, Institute of Clinical Sciences, University of Birmingham, Birmingham, UK

[2] Division of Restorative Dentistry and Periodontology, Dublin Dental University Hospital, Trinity College Dublin, Dublin, Ireland

Endodontic Materials in Clinical Practice, First Edition. Edited by Josette Camilleri.
© 2021 Brian W. Darvell. Published 2021 by John Wiley & Sons Ltd.

2.1 简介

在牙科治疗中，保存活髓非常重要，尤其是处理那些因深龋未露髓或已露髓的牙齿时。保存牙根未发育完全的年轻恒牙的活髓尤其关键。传统上有几种治疗方法，比如盖髓术，部分活髓切断术或者完全牙髓切断术。近年来，随着对牙本质和牙髓再生能力的认识加深，以及新型水门汀材料如水硬性硅酸钙水门汀（HCSCs）的应用，这一领域的研究和治疗方法迎来了新的发展。本章节的目的是评估牙髓愈合的反应、活髓保存的适应证，以及在处理深龋洞和暴露牙髓时所用材料的特点。

2.2 保持牙髓活力

2.2.1 为什么要保留活髓

在口腔治疗中，对患者和医生来说，相对于复杂、有破坏性、耗时且昂贵的根管治疗（RCT），保持活髓显然是更好的选择。牙髓暴露后，保留全部或至少部分牙髓很重要，尤其是牙齿未发育完全或牙根尖尚未形成时[1]。与牙髓摘除术相比，采取更保守的方法来管理发炎的牙髓，是一种更基于生物学和微创的治疗策略，并且最近在社论和立场声明中得到了鼓励[1-2]。除了减少干预外，这种生物学概念还可以维持牙髓发育、防御和本体感觉功能[3-4]；通常认为VPT在技术上比RCT更容易执行[5]。从纵向角度来看，提倡不那么激进的牙科可以减少过度治疗并限制"恢复周期"的概念[6]，同时也提高治疗的成本效益[7]。最后，随着对再生牙髓治疗研究和兴趣的激增[8]、生物材料发展[9]，以及利用牙髓干细胞（DPSC）的治疗需求[10]，VPT已重新成为患者和口腔医生非常感兴趣的领域[11]。

2.2.2 牙髓刺激物

牙髓可以受到多种刺激，包括细菌、机械或化学刺激的影响[12]。通常，我们认为龋病是导致牙髓损伤的主要原因，尤其在儿童、孕妇和老年人中更为常见。即便是浅层的龋齿也可能引起牙髓的反应，但只有当龋病深入到距离牙髓0.5mm的范围时，牙髓的炎症反应才会显著增强[18]。因此，在达到这一阶段之前，牙髓的损伤通常是可逆的。这说明，在去除龋坏的牙本质并填充合适的修复材料后，牙髓能恢复正常。但是，微生物对牙髓的刺激不仅限于龋病引起的感染。细菌可以通过修复材料与牙体组织之间的微小缝隙侵入牙髓[19]，这是引起牙髓炎和牙髓坏死的另一常见原因。修复材料的不完整或不适当的应用可能会造成微小裂缝或缺陷，为细菌提供了进入牙髓的通道[20]。现在，用衬垫材料来防止微渗漏已不再是推荐的做法[21]，但使用牙本质粘接剂和复合树脂材料的分层充填可以降低细菌侵入的风险[22]，特别是在牙本质剩余厚度足够的情况下。

在过去的50年里，人们对于牙科材料对牙髓刺激性的看法有所改变。过去认为这些材料对牙髓产生毒性进而导致牙髓坏死，但现在有些专家认为微生物污染和微渗漏才是引起持续性牙髓炎症的主要原因[20,23-24]。虽然如此，有研究表明在牙科修复和治疗中使用的一些材料可能对牙髓更为友好。一些材料的生物相容性更高，对牙髓组织的影响较小，从而减少了引起不适或其他问题的可能性[25-26]。其中，有研究指出一些充填用树脂材料可能对牙髓细胞产生不良影响。此外，HCSCs对牙髓有积极的生物反应[9]，因此有学者建议在深龋治疗中，去除龋坏组织后使用HCSCs作为衬垫材料[27]。除此之外，一些非微生物的刺激因素，比如漂白程序，尤其是诊所内使用的高浓度漂白技术，可能导致一些患者出现牙髓敏感或炎症反应[28]。一般而言，这种刺激通常是可逆的，且不会导致严重的后果[29-30]。

2.2.3 牙髓暴露后的愈合

在牙齿发育期间，牙本质细胞首先形成原发性牙本质，而后在牙齿的自然使用过程中缓慢形成继发牙本质（第三期牙本质）。当遇到外界刺激时，如龋齿或外伤，牙本质细胞会在刺激相应的牙髓组织外层形成第三期牙本质[31]。第三期牙本质的形成取决于刺激的强度，可以是反应性牙本质或修复性牙本质形成（图2.1）[32]。反应性牙本质是在轻微刺激下产生的一种修复性牙本质，而修复性牙本质是在更强刺激下导致牙本质细胞死亡后所形成的新生牙本质[32-33]。在细胞层面，修复性牙本质是由牙髓中的前体细胞转化并形成新的牙本质样细胞后产生的[1,32-33]。虽然这是目前公认的理论，但也有研究强调了其他细胞（如成纤维细胞）的作用[34-35]。这些细胞的分化受到来自牙本质基质与牙髓细胞释放的生长因子和其他生物活性分子的影响。尽管从教学角度来看，反应性和修复性牙本质形成过程在牙髓暴露时被分开考虑，但实际上这两种过程很可能是同时发生的。

炎症也是促进修复过程的一个重要因素[39]。牙本质细胞不仅参与将感觉刺激从牙本质传递到牙髓，而且在细胞防御中扮演着重要的免疫角色[40]。实际上，接触硅酸钙水泥（如MTA）的矿化细胞会释放一定水平的炎症介质，比如白细胞介素-2和白细胞介素-6。这表明，在推动再生过程中，一定程度的炎症是必要的[41]。

牙本质组织中包含了许多被矿化"封存"的生物活性成分。在发生龋病或外伤时，这些成分会被释放到牙髓中[38,42]。牙本质去矿化，或者与如MTA[43]、CH[44]等材料接触时，会释放出大量的生物活性分子，包括转化生长因子-β（TGF-β1）家族成员。这些分子能激发一系列复杂的分子反应，促进牙髓的修复[36,44]。不同的材料在释放牙本质基质成分方面有不同的效果，这突显了材料对生物反应的影响[46]。

在活髓治疗（VPT）中，使用能促进愈合过程的生物基牙科材料非常重要[47]，其他方法包括使用特殊的冲洗液来增加从牙本质释放有益于受损组织修复的生物活性分子[48]。在过去10年中，

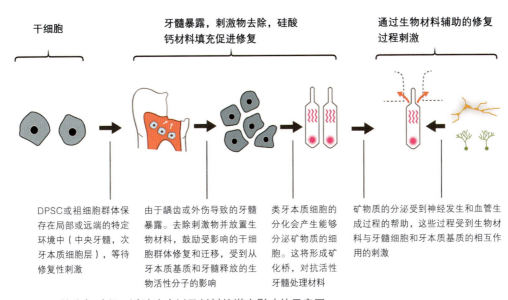

图2.1 对牙髓暴露后的修复过程、活髓治疗以及材料的潜在影响的示意图。

HCSCs在活髓治疗的效果被证明比传统材料CH更好[9,49]。HCSCs的作用机制与CH相似，但它们与牙髓细胞和牙本质细胞外基质的交互作用更高效[50]。这两种材料的作用机制较为广泛，缺乏针对性（图2.1）[49,51]。

2.2.4 牙髓炎的分类及评估牙髓的炎症状态

准确评估牙髓的炎症状况对于成功进行活髓治疗（VPT）至关重要。与外伤引起的牙髓暴露相比，由龋病引起的情况通常治疗效果更差[52-53]。一般情况下，牙髓炎分为可逆性牙髓炎和不可逆性牙髓炎两种[54-55]。但随着VPT的发展，也有临床医生尝试对有临床症状，诊断为不可逆性牙髓炎的患牙行牙髓切除术。学者们提出了新的分类方式，以更准确地描述牙髓的实际状况[2,27]。新的分类系统尝试更详细地描述牙髓炎的程度，如"轻度"、"中度"和"重度"[2]，但它们是否能有效取代现有的分类系统还不确定。牙髓的状况通常是在疼痛史、临床/放射性检查和牙髓测试之后确定的。遗憾的是，这些临床体征、症状和测试通常不够具体，无法准确反映牙髓的病理状态[56-57]，虽然最近的研究显示可逆性和不可逆性牙髓炎的临床表现与牙髓的组织结构有强相关性[34]。

可逆性牙髓炎可能不会引起患者明显不适，或者仅仅表现为对温度刺激时产生尖锐性疼痛，并且这种疼痛在去除刺激后会迅速消失。如果出现自发痛和夜间痛，这通常表明牙髓炎症已不可逆[1,57]，即使去除刺激，疼痛仍会持续。然而，患者的症状并不总是可靠的，有时甚至可能误导医生，因为多数不可逆性牙髓炎实际上可能无症状[54,58]。在早期阶段，显示不可逆性牙髓炎症状的牙齿通常发生于在龋损下方的冠部牙髓有明显损伤时，而根部牙髓大多不受影响[1,34]。如果不进行治疗，局部不可逆性牙髓炎会逐渐发展，最终导致整个牙髓炎症并坏死。虽然治疗决策主要基于

患者的症状，但目前的检测手段并不能准确判断牙髓炎是可逆还是不可逆[59]。因此，开发基于牙髓生物标志物的更精确的检测方法非常重要[1]。

2.2.5 牙髓暴露是否是一个预后不良因素

在成熟牙齿中，因为外伤导致牙髓暴露，进行盖髓术或牙髓切除术的结果通常是可预测的，并且成功率与RCT相似，超过90%[60-61]。但是，如果因为龋病而导致牙髓暴露，由于牙髓组织长期遭受细菌侵袭，VPT的成功率就变得不那么确定了，报道的成功率为20%[52,62]～80%[11,63]。这种成功率的显著差异表明治疗由龋病引起的牙髓暴露具有相当的难度。比较不同盖髓剂的相关研究充满挑战，因为这些研究的数据存在较大的差异。一些研究侧重于患者的症状和牙髓诊断[11]，而其他研究则包括了龋病和外伤性牙髓暴露的混合样本[64]。

在处理深龋患牙时，虽然大家一致认为需要清除洞壁边缘的龋损，但对于是否要移除覆盖在牙髓上的所有龋坏牙本质，意见则不尽相同[63,65]。对于具有深龋病变的牙齿，其对敏感性测试的反应在正常范围内，建议选择性（或部分）去除龋齿和避免牙髓暴露，而不是非选择性（或完全）去除龋齿和随后的暴露风险[1,62,66-67]。这种深龋的管理策略可以作为间接牙髓治疗在一次就诊中进行，或者作为分步去龋技术在两次就诊中进行[21]。有少数随机对照试验调查恒牙的龋齿管理策略，但先前发表的一项试验的最近5年结果[66]表明，与非选择性（完全）去龋技术相比，选择性（部分）去龋和分步去龋增加了仍然有活力的牙齿数量[62]。然而，假设牙髓暴露是主要问题，这两项研究都没有令人信服地表明这一点[62,66]。其他相互矛盾的前瞻性研究表明了相反的结果，在牙髓治疗环境中对暴露于龋齿的牙髓进行保守治疗的成功率很高[63]、全科实践环境[68]和大学环境中调查具有不可逆牙髓炎体征及症状的牙

齿[11]。所有这些研究都使用了HCSCs，例如MTA和Biodentine，但值得注意的是设计并未随机化。

目前来看，通过显微镜在无菌环境中精细处理牙髓组织，并且适当修复暴露的牙髓部位，牙科可能会实现与RCT相当，甚至更好的效果[62−63,69]。

2.2.6　牙齿独有的软组织因素

炎症是一种生物体对于损伤的生理性反应，出现多形核白细胞和慢性炎症细胞通常意味着活髓治疗（VPT）失败。肿胀也是炎症的一种表现，但牙本质−牙髓复合体的特殊结构以及其周围一圈坚硬的牙本质的存在，阻止了牙髓的肿胀。此外，牙髓暴露后，牙本质无法再起到保护作用，牙髓组织变得对材料或细菌的不良影响更加敏感[70]。炎症也在愈合过程中推动软组织的反应，特别是在放置盖髓剂后[39]。CH对牙髓的轻度刺激会促进其修复。如果盖髓术成功，那么几天后，坏死组织区域下的炎症细胞数量会减少，牙髓细胞在盖髓剂的作用下会完成增殖和迁移，形成新的胶原[71]。与CH相比，HCSCs对牙髓的刺激更小（图2.2）[9]。然后，牙髓开始形成第三期牙本质，

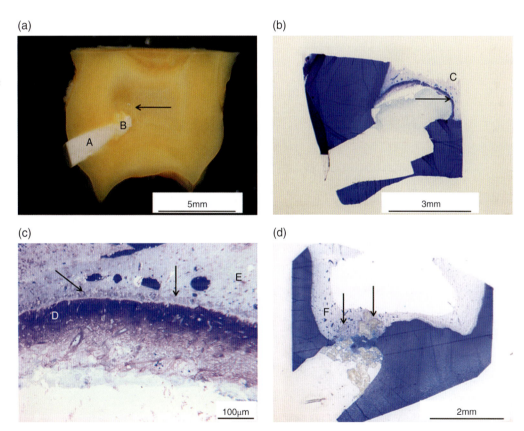

图2.2　盖髓术的组织学反应。（a）一颗人类上颌第三磨牙近中半部的巨观照片，展示了修复材料A和ProRoot MTA盖术材料B在1个月时的残留物。注意明显的硬组织桥（箭头）。（b）在a中1个月MTA盖髓术标本的组织学切片的光学显微照片。注意矿化的屏障（箭头）横跨裸露牙髓C的整个宽度。（c）从a和b中放大的光学显微照片。立方细胞（箭头）排列在硬组织屏障D上。注意牙髓E中没有炎症细胞。（d）1个月时硬化的氢氧化钙水泥Dycal的选定连续切片的光学显微照片。充血的血管显著，有炎症细胞。注意牙髓F中Dycal颗粒（箭头）的存在。来源：图片改编自Nair, P.N, Duncan, H.F., Pitt Ford, T.R., Luder H.U.。Histological, ultrastructural and quantitative investigations on the response of healthy human pulps to experimental capping with mineral trioxide aggregate: a randomized controlled trial. Int. Endod. J. 2008; 41(2): 128−50。

牙本质细胞形成并分泌矿化基质[72]，形成一种硬组织桥，这种桥梁保护牙髓并隔离感染区附近的软组织。

2.3 保持牙髓活性的临床程序

2.3.1 管理未暴露的牙髓

尽管目前已进行了大量研究以寻找理想的牙齿修复材料，但尚未找到真正永久性的修复材料[73]。一旦牙齿被破坏，就必须进行修复，这会让牙齿进入一个不断重复的修复过程[74]。每次进行牙齿修复时，牙髓都会受到影响，变得更加脆弱。

在进行活髓保存操作时，需要注意几个可能伤害牙髓的因素：牙科车针产生的热量、过度脱水牙本质以及在牙齿修复中使用的强腐蚀性药剂。这些都可能导致牙髓不必要的医源性损伤。

预防总比治疗好，所以在去除牙组织和选择修复材料时要格外小心，避免对牙髓造成伤害。特别是在处理未暴露的牙髓时，预备窝洞最关键的因素是剩余的牙本质厚度和有无水冷却的过程[75]。这些操作中产生的热量被认为是对牙髓组织最有害的因素[76]。在窝洞预备的过程中，还需要注意其他可能对牙髓造成伤害的因素，包括酸蚀处理[77]以及修复材料的选择[78]。

修复未暴露牙髓的深龋洞时，为了保存牙髓活力而采取的任何治疗方法都叫作间接盖髓。这种方法通常在以下情况下使用：由于龋病、外伤或牙体预备不当导致仅有一薄层牙本质覆盖在牙髓上。简而言之，间接盖髓是指在靠近牙髓的一薄层牙本质上覆盖一种材料，目的是激发牙髓产生积极的生物反应，帮助牙髓自我修复。

2.3.2 为避免牙髓暴露而进行的牙齿预备

在进行预备窝洞的处理时，应使用橡皮障隔离牙齿，并全程维持无菌操作。可以使用浸有次氯酸钠（0.5% ~ 5%）的棉球对腔体进行消毒。通常使用无菌圆形钻头和刮刀进行微创去龋[79]，但也有其他自限性化学机械方法（例如Carisolv凝胶）被推荐用于深层龋病损害的处理[80]。不论使用哪种技术，都应从腔体的周边去除龋病组织，直至硬的牙本质（即非选择性去除），只在腔体的牙髓侧留下软的或皮革状的牙本质。由于临床无法准确评估牙髓上方的剩余牙本质厚度（RDT），建议使用基于生物学的生物材料。理想情况下，应在进行最终修复之前，先在牙本质屏障上常规应用HCSCs或GIC（图2.3）[1,27]。

2.3.3 处理暴露的牙髓

如果发生了牙髓暴露，采取橡皮障隔离和无菌操作是非常重要的，以防止细菌感染，提高治疗的成功率[12]。建议在整个过程中使用放大设备，以便清除所有软化的牙本质，并检查牙髓组织，判断炎症程度。在处理牙本质时，应使用无菌的钻头和锋利的牙科工具。去除牙髓组织时，应使用高速钻头和水冷却系统[81]，进行牙髓组织面的消毒，控制出血。理想情况下，应使用次氯酸钠（0.5% ~ 5%）或氯己定（0.2% ~ 2%）充分浸湿的棉球来实现止血和消毒[64,82-83]。如果5分钟内无法控制出血，应考虑移除牙髓组织（部分或完全牙髓切断术）。对于有不可逆性牙髓炎迹象和症状的情况，可以进行完全截断冠髓，直至根管开口，按前述方法止血[84]。这种方法对于没有放大设备的普通医生来说，可能比部分牙髓切除或直接盖髓更简单。理想情况下，应该直接在牙髓组织上使用HCSCs，并立即进行最终修复，以防止进一步微渗漏[61,83,85]。如果完全牙髓切断后出血仍无法控制，且牙齿可修复，应进行牙髓摘除和根管治疗（RCT）。活髓治疗（VPT）有4种不同方法：直接盖髓术、部分活髓切断术、（完全）牙

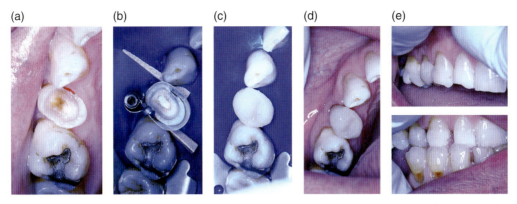

图2.3 间接盖髓术过程的口腔内照片。（a）严重破损的右上第一前磨牙的术前图像，显示有一个深层病变，但牙髓未裸露。（b）用Biodentine薄层进行的间接盖髓术，与覆盖牙髓的牙本质相接触，保留最大量的结合牙组织，以进行直接复合树脂修复。（c）直接复合树脂修复。（d）完成修复的咬合视图。（e）复合树脂修复的颊面视图。来源：Phillip: Tomsen。

髓切断术和牙髓摘除术。

2.3.3.1　直接盖髓术

此方法适用于因龋、外伤或牙体预备导致的牙髓暴露。当牙体预备过程中发生机械露髓，露髓孔直径小于2.5mm，暴露的牙髓组织一般不会被感染，此时能看到组织面出血。直接盖髓是指直接在暴露的牙髓上覆盖一种材料，目的是促使牙髓产生积极的生物反应，从而促进修复性牙本质的形成并维持牙髓活力。如果牙齿没有症状或症状比较轻微，就可以使用这种治疗方法（图2.4）。

2.3.3.2　部分活髓切断术

如果牙齿因龋病、外伤或牙体预备不当，出现了牙髓组织暴露和出血，说明牙髓可能发炎了。出血的多少可以作为判断炎症程度的指标。部分牙髓切除是指移除一小部分表面的冠状牙髓组织，然后直接在牙髓上覆盖一种材料，以激发牙髓产生积极的生物反应，从而保护自身。在这种治疗方法中，通常会每次移除大约2mm深的牙髓组织，然后尝试按之前描述的方法止血。如果

止血没有成功，就需要重复这个过程（图2.5）。

2.3.3.3　完全牙髓切断术

当牙本质因龋病、外伤或牙体预备不当，出现了牙髓组织大范围暴露并且出血时，说明牙髓可能有炎症或感染。如果在牙髓表面无法成功止血，就需要进行这个治疗。完全牙髓切断是指完全截掉冠部牙髓直到根管开口处，然后直接在剩余的牙髓上覆盖一种材料，目的是促进牙髓产生积极的生物反应，从而帮助牙髓组织的修复（图2.6）。

2.3.3.4　牙髓摘除术

牙髓摘除也被认为是活髓治疗（VPT）的一种方法。当诊断牙髓已经无法存活，例如因为严重的炎症或感染，或者无法止血，或者牙髓可能坏死时，可能需要进行牙髓摘除。研究显示，如果牙髓摘除和RCT在同一次就诊中完成，其成功率会更高。在进行这个程序时，医生应该谨慎控制根管的工作长度。牙髓摘除是指从根管系统中完全移除牙髓，然后进行根管治疗（图2.7）。

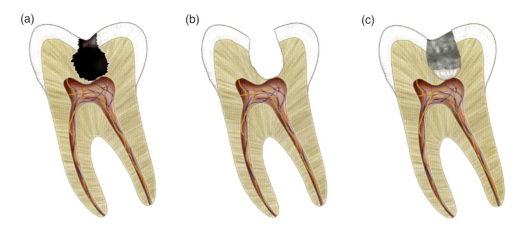

图2.4 直接盖髓术。（a）深层龋病病变延伸至牙髓。（b）龋坏暴露于窝洞准备后的牙髓。（c）在最终修复后，直接与牙髓接触的硅酸钙材料。

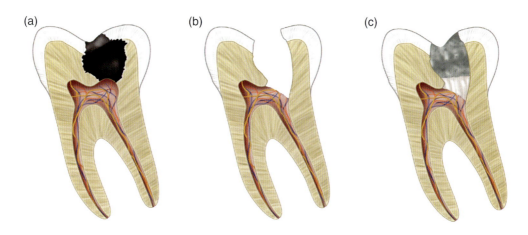

图2.5 部分活髓切断术。（a）深层龋病病变延伸至牙髓。（b）移除表面牙髓组织，特别是在发炎的区域。（c）在最终修复后，直接与牙髓接触的硅酸钙材料。

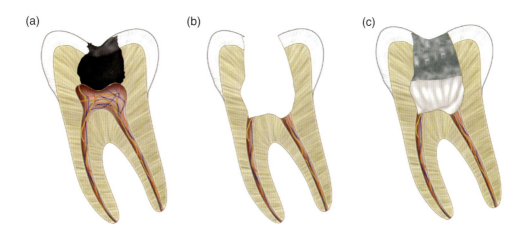

图2.6 完全牙髓切断术。（a）深层龋病病变延伸至牙髓。（b）移除牙髓冠部的整个部分。（c）在最终修复后，直接与牙髓残根接触的硅酸钙材料。

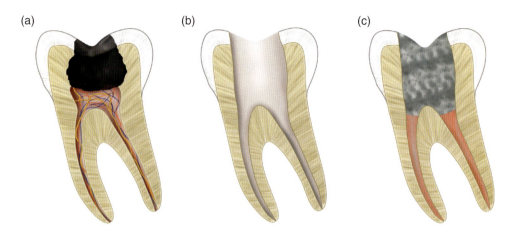

(a)　　　　　　　　　(b)　　　　　　　　　(c)

图2.7 牙髓摘除术。（a）深龋病病变延伸至牙髓，导致不可逆的改变。（b）在根管充填之前，完全清除牙髓组织并清理和准备根管系统。（c）在最终修复后，使用牙胶尖填充根管。

2.3.4 未成熟牙髓

在未成熟的恒牙中，活髓治疗（VPT）尤其重要，这些牙齿的根部尚未完全形成，根部结构脆弱。成功维持牙髓活力将使得根部形成继续进行，这个过程被称为根尖成形。实际上，在现代牙髓病学中，"根尖成形"这个术语很少使用，首先是因为它经常与根尖闭塞混淆，其次是因为它仅指盖髓术：在具有未成熟根部结构的牙齿中进行的部分或完全牙髓切除程序。在未成熟牙齿上进行的VPT最常见于前牙受伤后的治疗，出于实际原因，可能更适合进行部分或"Cvek"牙髓切除，其中去除部分暴露的牙髓组织并放置盖髓材料[60]。根尖敞开的患牙将有更多的血液供应和牙髓细胞供给，可能会实现更成功的愈合[86]。然而，年龄与VPT的预后之间并没有明显的相关性[64,87]。

2.4 活髓治疗中使用的材料

2.4.1 材料的作用

为了确保活髓治疗（VPT）的可预测性和成

功性，需要仔细选择材料。对材料本身的要求较高，因为其环境的特殊性，它必须与有血液供应的活体组织、硬的牙体组织以及其他修复材料接触。历史上，在VPT中使用过许多不同的材料，包括金箔[88]、水溶性氢氧化钙[89]、商业制备的氢氧化钙[90]、甘草酸/抗生素混合物[91]、树脂粘接剂[92]、皮质类固醇/抗生素混合物[93]、异丁酰基氰基丙烯酸酯[94]、树脂改性GIC（RMGIC）[95]，以及最近的HCSCs[96]。

在活髓治疗（VPT）中使用的任何材料的根本目的都是为了维持牙髓活力，使其能够继续行使牙齿的正常稳态和保护功能。由于牙髓具有形成牙硬组织的能力，即产生反应性或修复性牙本质，所选择的材料应该促进这种反应，以增加牙髓与任何腔体最深部分之间的牙本质厚度（图2.2）。在牙髓上方产生更厚的矿化组织层可以很好地保护牙髓，使其免受未来有害刺激的影响。任何盖髓材料还应具有抗菌性质，因为众所周知，没有微生物存在，牙髓坏死不会发生[12]。

用于活髓治疗（VPT）的材料应具有以下特性：

• 抗菌活性。

• 形成防细菌的紧密封闭，并预防微渗漏。

- 促进第三期牙本质形成和控制硬组织屏障形成。
- 生物相容性（预防过度刺激并避免引起严重炎症反应）。
- 放射性。
- 临床操作便利性。
- 在随后覆盖VPT使用的材料时，能抵抗位移力。
- 不引起牙齿变色。

没有任何一种材料具备所有这些特性，但近年来在这方面已取得了显著进展。这一部分将考虑近期使用的盖髓剂。

2.4.2 氢氧化钙

多年来，人们尝试了多种材料作为盖髓剂，它们的成功率各有不同。然而，一代又一代的临床医生依然回归使用氢氧化钙，这种材料至今还被视为金标准[9]，可能仍然是全世界牙科诊所中最常见的材料之一。这种材料已经使用了超过100年[97]，并在此期间进行了大量的研究[71,90,98-103]。实际上，对于直接盖髓采用氢氧化钙的研究表明，在非实验性的牙髓暴露情况（由于龋病或外伤引起）中，可以获得80%～90%的临床成功率[87,104]。

关于氢氧化钙的作用机制仍有相当大的争议；许多动物研究显示，在50%～87%的治疗牙齿中观察到了组织学上的牙本质桥形成[89,105-108]，但在人类中这种效果的可预测性较低[9,109-110]。有研究表明，氢氧化钙的作用与其腐蚀性质有关；它的pH高达11～12，最初会引起组织刺激和表层坏死（称为凝固坏死区）[98]。

在临床应用中，氢氧化钙要么以纯粉末形式与水溶液（水或生理盐水）混合，要么更常见的是作为商业可用的硬化型伤口敷料/衬里材料，如Dycal（Denstply Caulk，Milford，DE，USA）或Life（Kerr，Boggio，Switzerland）。Dycal和Life通过酸碱反应固化，形成钙水杨酸螯合物，尽管它们使用不同的固化激活剂（分别是丁二醇双水杨酸酯

和水杨酸甲酯）。两者都显示出显著的钙释放。

研究表明，与商业制备品相比，水溶性悬浮液会引起更广泛的坏死区域[89]。在一项对恒河猴进行的组织学研究中[89]，使用商业制备品时，材料界面处发生了伤口愈合，但对于用生理盐水制成的氢氧化钙膏，修复组织的形成与材料本身有一定距离，留下一个持久的空缺区域。硬化型材料导致的腐蚀性损害较少，看起来坏死区被吞噬细胞吞噬并被肉芽组织所替代[90]。在一项对人类进行的较新研究中[111]，使用氢氧化钙盖髓1周后，发现有中度炎症浸润，组织结构混乱，血管充血，且没有形成硬组织屏障的迹象。1个月后，大多数样本显示炎症反应减少，有细胞外基质成分分泌和部分硬组织修复的证据。这与早期报告一致，即靠近氢氧化钙的硬组织愈合不可预测，且在整个伤口区域不完全，存在许多隧道缺陷[112]。

氢氧化钙诱导硬组织修复的机制并不完全清楚[113]。有人认为，表面的坏死层将活体组织与伤口隔开，使牙髓能够自我修复[71]。还有观点认为，是氢氧化钙在牙髓旁边创造了一个钙离子超饱和的环境，从而促进了硬组织的愈合，但这个假设被推翻了，因为研究显示形成矿化硬组织桥的钙离子来源于下方组织而非盖髓材料本身[114-115]。还有提议认为，组织可能对由氢氧化钙释放的羟基离子所创造的高pH环境有积极反应[116]。毫无疑问，氢氧化钙的高pH环境带来的杀菌特性，为牙髓的存活创造了有利条件[12,117]。即使在有意用细菌感染暴露的牙髓后再用氢氧化钙盖髓的情况下，依然在高比例的病例中形成了牙本质桥[107-108]。这表明氢氧化钙的杀菌特性是该材料的一个重要特性。与HCSCs一样，氢氧化钙已被证明能够溶解牙本质中封存的生长因子，这被认为是启动修复事件序列、导致第三期牙本质形成的机制[44]。

尽管许多研究已经证明氢氧化钙在牙髓愈合中的成功，但许多临床医生对于在盖髓术中使用氢氧化钙持怀疑态度。一项对123例因龋病而进

行的氢氧化钙盖髓术的5年和10年回顾性分析显示，5年组中有45%的病例失败，10年组中有80%失败[52]。在另一项对248颗牙齿进行的回顾性分析中，随访时间为0.4～16.6年［平均（6.1±4.4）年］，发现整体存活率在13.3年后为76.3%[118]。在60岁以上患者中进行的盖髓术与40岁以下患者相比，结果明显不那么理想。

所有形式的氢氧化钙，包括硬化型品种，都容易溶解。这对长期修复成功构成了挑战，因为即使是最好的修复材料也不可避免地会发生一些微渗漏。在银汞合金修复下，Dycal在70%的病例中被证明相对柔软[119]；此外，它还会发生显著的位移[120]，因此尽管它具有杀菌作用，但并不维持久的密封，无法防止细菌微渗漏[121]。

2.4.3 树脂基粘接剂

树脂基系统最初在20世纪90年代中期被提出用于牙髓盖髓[122]，并在接下来的10～15年里广泛用于临床。最初的非灵长类动物研究表明，使用粘接系统处理的机械暴露导致牙髓愈合[123-124]。在未感染的机械性露髓的灵长类动物研究中也显示了积极的结果，表明树脂基系统导致的愈合反应与当时的黄金标准氢氧化钙获得的结果相似[125-126]。随后进行了更多模拟真实情境的研究，例如对感染的牙髓进行盖髓。这些研究代表了最为常见的临床情形，因为大多数暴露牙髓的情况是由深层龋齿引起的，或在没有使用橡皮障隔离的情况下进行治疗所致[127]。2005—2008年，7项临床体内研究比较了树脂基系统和氢氧化钙的组织学反应，研究涉及16～40颗牙齿。所有研究均显示，与使用树脂基系统相比，使用氢氧化钙的组别反应结果更好，无论是使用酸蚀冲洗还是自酸蚀系统[128]。

由于其具有细胞毒性效应[129]，树脂基粘接系统并不适用于活髓治疗（VPT）。在湿润环境（即牙髓的开放伤口）下，获得紧密的细菌屏障具有

挑战性，这可能导致聚合过程的降低[130]。未聚合的材料在伤口处可能含有高比例的有毒成分，而树脂中的某些成分可能减弱牙髓的免疫反应，导致微生物清除率下降[131]。因此，曾经得到广泛认可和使用的树脂基粘接剂并不适用于VPT[1]。

2.4.4 HCSCs

第一种临床可用的HCSCs是MTA，它由Mahmoud Torabinejad在20世纪90年代开发[132-133]，现在被广泛认为是处理需要与牙髓[9]或牙周组织[134]软组织接触的牙髓病问题的首选材料。它最初被开发作为一种封闭根管和牙周组织之间的密封剂，但后来发现与牙髓组织接触时也具有生物相容性，并展示出作为治疗性盖髓材料的潜力。第一种商业可用的MTA是ProRoot MTA（Dentsply Tulsa Dental，Tulsa，OK，USA）。它最初的灰色版本在前牙的VPT中使用时会导致美观问题。因此，开发了一种白色版本，并在2001年获得了美国食品药品监督管理局（FDA）批准。然而，后来发现，ProRoot MTA的两种版本都会导致牙齿变色，因此不建议在美学区域使用[135-136]。MTA由硅酸盐水门汀（三钙硅酸盐、二钙硅酸盐、三钙铝酸盐、硫酸钙，以及灰色版本中的四钙铝铁酸盐）和氧化铋组成[137-139]。

这种材料有一些缺点，限制了它在临床上特别是在活髓治疗（VPT）中的使用。这些包括它可能导致牙齿结构变色[135-136]，它的沙状质地，以及其较长的固化时间。MTA Angelus（Angelus Soluções Odontológicas，Londrina，Brazil）是第一个解决固化时间问题的材料；它不含硫酸钙[137-138]，使其固化时间缩短到10～15分钟[139-140]。由于ProRoot MTA和MTA Angelus基于硅酸盐水门汀，是从天然原材料制成的，可以设想它们可能含有砷、铅、铬等重金属的量[138,141-142]。为了防止这种污染，其他制造商使用纯实验室级材料。采用这种方法制造的

HCSCs有Bioaggregate（Innovative Bioceramix Inc.，Vancouver，Canada）和Biodentine（Septodont，Saint Maur des Fosses，France）。Bioaggregate主要由三钙硅酸盐组成，添加了磷酸钙、二氧化硅，以及作为放射性增强剂的钽氧化物。Biodentine粉由三钙硅酸盐作为核心材料，也含有二钙硅酸盐、碳酸钙（填充剂）、氧化铁（着色剂）和氧化锆（放射性增强剂）[143]。它与其他HCSCs不同之处在于，其液体相含有活性成分，即氯化钙（加速剂）和水溶性聚合物（减水剂）[144]。制造商估计其固化时间为9~12分钟[145]，但实际上可能更长。

制作可操作的HCSCs混合物需要添加比水化反应所需更多的水。这会导致系统中出现孔隙，随着水分在水化过程中被消耗，孔隙随时间减少[146]。通常，总孔隙空间等同于最初的水粉比；因此，增加水粉比会增加孔隙空间[146-147]。水泥表面与其周围液体之间的离子交换导致从表面释放出多种不同的可溶离子到水性环境中。

要被认为是临床上成功的盖髓剂，材料应具备前文提到的一些重要特性。自从引入以来，HCSCs已经经历了广泛的体外和体内分析[148]。它的抗菌和抗真菌效果结果不一，对一些兼性菌有抗菌效果，但对严格厌氧菌无效；然而，同一研究显示，测试中并行使用的氧化锌-丁香酚基材料对两类细菌都有生长抑制作用[149]。使用单菌株和多菌株细菌及真菌培养液的评估显示，MTA在两者中都抑制了真菌和微生物的生长[150]。灰色MTA在较低浓度下抑制血液链球菌的生长量与白色MTA相似，表明它可能具有更强的抗菌活性[151]。已有尝试通过将HCSCs与氯己定（浓度为0.12%[152]和2%[153]）而非水结合使用来增强其抗菌特性，这两种方法都被证明是成功的，但其他作者对它们在生物相容性[154]和物理特性恶化[153]方面的实用性表示怀疑。尽管体外微渗漏研究经常受到质疑[155-157]，它仍是判断材料在给定临床情境

中创建防细菌渗透屏障能力的主要方法。许多不同的体外技术已用于比较HCSCs与在相同临床情境中使用其他材料的密封能力，其中HCSCs在染料渗漏[158-159]、液体过滤[160-161]和细菌渗透研究[149,162-163]方面表现出比银汞合金、Super EBA（乙氧基苯甲酸）和中间修复材料（IRM）更优的性能。

MTA在与动物[164-168]和人类[9,109,169-170]的牙髓伤口接触时，已被证明具有极好的生物相容性。对人类牙齿进行的医源性暴露的组织学研究在无菌条件下进行，比较了用MTA盖髓和用氢氧化钙盖髓的牙齿。值得注意的是，用MTA盖髓的牙齿显示出更厚、更优质的修复性牙本质形成，炎症更少，愈合更可预测[9,109,170]。然而，HCSCs的工作机制尚不完全清楚，已被证明能诱导牙髓修复的关键阶段，即牙髓细胞增殖[171]、迁移[168]和分化[172]。对用MTA盖髓长达11周的牙髓伤口进行的免疫组织化学分析显示，与MTA直接接触的牙本质细胞表达DSPP和Ⅰ型胶原蛋白。这些细胞还显示出牙本质分泌的迹象[173]。Biodentine已被证明能诱导牙髓细胞释放TGF-β1，暗示这种作用诱导修复性牙本质形成[174]。MTA的表面在与合成体液接触时被报道能形成羟基磷灰石[175-176]。这种被生物学接受的表面层允许细胞/材料良好的黏附，并在与其他材料比较时提供了更优越的密封特性。

HCSCs显示了作为活髓治疗（VPT）剂所期望的许多特性，已清楚证明其具有生物相容性，甚至是生物诱导性。它与局部组织液体在水化表面层的相互作用是这一特性的关键方面。灰色和白色MTA都能释放多种不同的阳离子。在体外与体内的凝固和固化阶段，这将改变相邻的局部组织液体。这些液体能与牙本质相互作用，并能溶解牙本质细胞外基质（dECM）[43]，其中包含强大的信号分子，如TGF-β1、肝细胞生长因子和肾上腺髓质素（图2.8）[177-178]。这些可溶的dECM成分的释放导致细胞事件，如增殖、细胞归巢和牙髓干细胞的分化[177-178]，这对组织修复和再生至关重

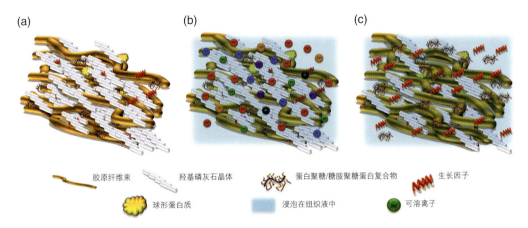

胶原纤维束　羟基磷灰石晶体　蛋白聚糖/糖胺聚糖蛋白复合物　生长因子

球形蛋白质　浸泡在组织液中　可溶离子

图2.8　（a）牙本质的示意图，包括纳米尺度上的无机和有机成分。（b）牙本质浸泡在组织液或局部与HCSCs相互作用的细胞外渗出物中，具有独特的离子组成。（c）牙本质与可溶性的HCSCs成分之间的离子交换，导致羟基磷灰石晶体破坏，从而溶解并释放出来自dECM的生物活性分子，包括非胶原蛋白、糖胺聚糖和生长因子（图中的成分比例不准确）。

要。这样的假设是解释HCSCs旁边发生的积极反应性和修复性牙本质生成反应的合理解释。

2.4.5　树脂基HCSCs

为了解决HCSCs固化时间长的问题，开发了一种可光固化的HCSCs。其中一个被广泛研究的产品是TheraCal LC（Bisco，Schaumburg，IL，USA）。它由硅酸盐水门汀、锶玻璃、熏制硅石、钡基放射性增强剂和光活化的树脂（由Bis-GMA和聚乙二醇二甲基丙烯酸酯组成）混合而成[179]。虽然TheraCal被称为HCSCs，但硅酸盐水门汀成分需要从周围环境吸收液体，这一过程可能受到限制[180]。TheraCal通过光聚合来固化，但由于树脂的孔隙度决定了水泥固化所需的液体，其水化反应较慢。有些有机成分没有在材料安全数据表上说明[181]。从TheraCal中渗出的氢氧化钙很少[182]，或比其他CSC少[183]。TheraCal的pH与Dycal相似[184]，但无论是短期还是长期，都比ProRoot MTA低[185]。

已经有多项实验室研究比较了TheraCal和其他活髓治疗剂。研究表明，TheraCal对牙髓细胞有毒性[186-187]，并且与Biodentine相比，它引起的炎症更

严重，生物活性也更低[187]。这项研究的作者甚至认为，TheraCal不适合直接与牙髓接触。

与传统的HCSCs相比，TheraCal在直接接触牙髓时效果不佳[188]。在对犬进行的部分牙髓切除研究中，与ProRoot MTA相比，TheraCal在90%的病例中引起了牙髓炎症[188]。另一项对人类第三磨牙部分牙髓切除的研究比较了TheraCal、ProRoot MTA和Biodentine。结果显示，使用TheraCal的情况下，66.67%的病例出现了材料下方牙髓组织混乱，22.2%的病例整个牙髓受影响。大多数接受TheraCal治疗的病例中牙本质桥出现断裂，研究者认为Biodentine和ProRoot MTA在长期保护牙髓方面更可靠[189]。

根据目前有限的研究，TheraCal似乎不适合作为直接接触暴露牙髓的活髓治疗剂。它可能更适合用作间接牙髓盖髓剂，但目前支持这种用法的证据不多。

2.4.6　GIC

GIC是由弱聚合酸和碱性质的粉末玻璃之间的酸碱反应形成的。固化发生在浓缩水溶液中，

最终结构包含未反应的玻璃颗粒，这些颗粒作为填充物，增强了材料的性能。为了提供可控制的固化时间并尝试减少对湿度的敏感性，开发了RMGIC[190]。表面上，它们是GIC和树脂复合材料的混合体。

传统上，这些材料并不被认为是直接与活牙髓组织接触的首选，主要因为它们具有细胞毒性。相较于树脂改性配方，传统GIC通常表现出较小的毒性[191-192]。由于它们能够化学键合到牙齿结构上，提供了极好的、隔绝细菌的密封环境[193]，并且当用于深龋近髓患牙时显示出良好的生物相容性[75]。

当RMGIC与CH在牙髓未暴露的深龋患牙中进行比较时，一项定量的系统性综述未能证明在牙髓反应方面任何一种剂型具有优越性[194]。尽管从组织学角度来看，短期内RMGIC显示出更多的损害，但这种情况随时间减少，RMGIC和传统GIC最终表现相似[195]。

Activa Bioactive基底/衬里材料（Pulpdent，Watertown，MA，USA）于2014年推出。它具有复合材料的机械强度、美观和物理性质，以及增加的钙、磷和氟的释放和再充能力。Pulpdent声称它是一种光固化的树脂改性钙硅酸盐，但这有些误导——它更像是一种RMGIC[196]。这种材料有3种固化机制：GIC（酸碱反应）、光固化复合树脂和自固化复合树脂；然而，有建议称自固化反应并未发生[197]。这种材料的生物活性基于一种机制，即pH的变化导致大量钙、磷和氟的释放和再充能[198]。虽然该材料被建议用于间接和直接牙髓治疗，但目前还缺乏足够的证据支持其直接接触牙髓使用。

因此，GIC被认为是间接牙髓盖髓剂，而不适合直接放置在牙髓上。一项高质量的随机对照临床试验显示，当以这种方式使用时，它在治疗具有可逆性牙髓炎的深层龋病方面与Biodentine一样

有效[27,199]。同时，欧洲牙髓病学会（ESE）推荐使用GIC或HCSCs作为间接牙髓盖髓剂[1]。

2.4.7　用于活髓治疗的实验性试剂

为了提高VPT的临床效果，研究了一些在其他组织再生领域显示出前景的实验性疗法。由二氧化硅、氧化钠、氧化钙和五氧化二磷组成的生物活性玻璃在生物材料学中已经得到了良好的研究[200]。最初，这种玻璃用于修复骨折，以刺激身体自身的再生能力。生物活性玻璃在正常生理环境中溶解，并激活控制成骨作用和生长因子产生的基因[201]，从而促进与自然骨骼等效的骨生长[202]。已有尝试评估生物活性玻璃作为盖髓材料[203]，但它们从未比对照组显示出明显更高的成功率[204]。

Emdogain是一种源自未萌出的猪牙胚的珐琅基质衍生物，其中含有各种分子量的珐琅蛋白。它在治疗由牙周病引起的骨下缺损时，已证明在再生牙周组织方面非常成功[205]。然而，对于牙髓组织的证据则不那么令人信服：到目前为止进行的、有限的动物和人类研究显示，它最多和氢氧化钙或MTA一样有效[206]。

在牙齿发育过程中，牙本质中储存了许多不同的生长因子和自然发生的生物活性信号分子[178]，这些被考虑用作牙髓盖髓剂[207]。骨形态发生蛋白-2（BMP-2），TGF-β超家族的一个成员，已经被FDA批准用于临床骨移植[208]，并且已知能诱导牙髓干细胞（DPSCs）分化成牙本质细胞表型[209]。然而，很少有其他重组细胞因子超越动物研究阶段，成为临床试验的候选物。含有纤维母细胞生长因子-2（FGF-2）的明胶水凝胶和胶原海绵已用于大鼠上颌第一磨牙的切断牙髓表面[210-211]；FGF-2从水凝胶中的控制释放诱导了牙髓组织和类似骨牙本质的硬组织在缺陷区的再

生。体外研究显示，这些自然发生的生物活性信号分子的使用具有巨大的潜力[38]。

药理抑制剂的治疗性使用，用于调节细胞染色质上的表观遗传"标记"，也被证明可以改变矿化反应。针对DNA甲基化[212]和组蛋白乙酰化的抑制剂被证明能促进类牙本质细胞分化和矿化组织形成[51,213]。染色质上的组蛋白尾部乙酰化由组蛋白去乙酰酶（HDAC）和组蛋白乙酰转移酶控制，HDAC抑制剂（HDACis）的改变会促进基因表达和细胞表型的变化[214]。将HDACis应用于大鼠和人类牙髓干细胞（DPSC）培养物，增强了矿化过程，并伴随着与牙本质细胞分化和矿化相关的基因上调，如TGF-β1、BMPs和DSPP[213,215-216]。除了直接调节细胞过程外，HDACis还诱导了来自牙本质的生物活性DMC释放[45]。最后，一项体内研究分析了在产前小鼠体内注射曲古他汀A（TSA）后牙本质-牙髓复合体的发育，并强调与对照样本相比，牙本质细胞和牙本质厚度的增加[217]。

2.4.8 活髓治疗后的牙齿修复

使用MTA的一个主要缺点是其固化时间较长，这使得单次就诊完成牙齿修复比较困难。因此，在选择进行牙齿的最终修复时，可以考虑进行复诊。如果选择单次就诊，建议在未固化的MTA和临时修复材料之间使用湿性屏障，例如放置GIC，以防止在进行最终修复时材料被冲洗掉。相较于其他HCSCs，Biodentine具有更短的固化时间，因此在活髓治疗（VPT）中被认为是一个优秀的选择。它的优势还包括比其他HCSCs更高的抗压强度，可以作为临时材料，甚至作为中间修复材料[145]。复诊时，待材料硬固之后，可以去除上方一部分材料，为最终的复合树脂材料留出修复空间。

2.5 临床结果和实际操作

2.5.1 活髓治疗效果评估

VPT的效果应在6个月后临床评估，并在1年时增加放射学检查。如果1年复查时患牙未见明显的愈合指征，观察期应延长至4年[1]。牙齿应对牙髓活力测试有反应，但在复查期间牙髓活力测试结果可能表现为敏感或迟钝。值得注意的是，进行了部分牙髓切除的患牙对牙髓活力测试可能仍有反应，但进行了完全牙髓切除的患牙则不会有反应[218]。不应有疼痛或其他症状，且在放射性影像中应有持续性牙根发育的证据，以及无尖周炎[219]。成熟恒牙以轻微至可逆性牙髓炎症状为标准的成功治疗结果表明，使用HCSCs行盖髓术在80%～90%的病例中是成功的[63,68,82]。然而，成功率可能受到龋洞位置（邻面、咬合面）[79]、深度[66]以及操作者经验[52,63,69]和材料[66,68]的影响。其他因素，如患者年龄[83,85,196]和暴露面积[53,118]，并未与成功率之间表现出明显相关性。最新的研究表明，在表现为不可逆性牙髓炎的患牙中，完全牙髓切除术与牙髓摘除术具有相似的成功率[11,84,220-222]。尽管如此，目前缺乏使用标准化材料、冲洗剂、龋病深度等在这一领域的前瞻性对照试验；未来仍需对此领域进行更多相关的研究。活髓保存治疗的首要目标是促进未发育完全的患牙生理性根尖孔形成和牙根发育完成。

2.5.2 变色

活髓治疗（VPT）引起的牙冠变色并不意味着治疗失败[219]。但是，对患者来说，牙齿变色可能是一个值得关注的问题。最初的MTA是灰色的ProRoot，后来被更具美观的白色产品取代。对于牙髓病学的很多应用，比如根尖成形和穿孔修复，

MTA的变色风险并不是关键问题。但是，在牙冠部分与牙髓细胞接触的情况下，变色就成为一个问题了（图2.9）。值得注意的是，即使是白色的ProRoot MTA也会导致牙齿变色[135]，特别是在使用次氯酸钠等漂白剂[223]或接触血液[224]时。这种变色是由于放射性增强剂氧化铋与胶原蛋白和次氯酸钠反应，形成沉淀，导致着色[225]。其他含水硅酸钙材料使用了不同的放射性增强剂，如氧化锆，在Biodentine处理的牙齿中减少了颜色变化[226-228]。所有HCSCs材料都有可能导致牙齿变色，尤其是在有血液存在的情况下。但是，与ProRoot MTA相比，新一代材料引起的变色明显更少[229]，可能是因为去除了氧化铋。然而，这也可能导致放射性降低。Biodentine的放射性通常被报告低于国际标准[230-231]，在X线下难以与牙本质区分开。

2.5.3 凝固时间和操作性

ProRoot MTA在临床上的局限性之一是凝固时间过长[232-233]，这个过程需要数小时。因此，生产商声称采用该材料，患者需进行两次就医，增加了医生和患者的不便。新型HCSCs材料，包括MTA Angelus、Biodentine和如TheraCal LC这样的树脂改性钙硅酸盐，宣称具有显著更短或即时的凝固时间，有助于一次就诊完成治疗。值得注意的是，Biodentine需要比生产商宣传更长的时间才能达到初步凝固[145,230]；然而，它仍然比ProRoot MTA快得多。有报道称MTA Angelus和Biodentine的凝固时间相似[234]。尽管光固化的HCSCs材料提供了即时凝固的特性，但已经证实其对细胞具有毒性，因此不建议将其用作直接覆盖髓的材料[187]。MTA的配方和制备要求相对复杂，这可能增加了临床操作的复杂性。其粉末与液体的混合需要准确的比例，而搅拌和搅拌的过程对于获得适当的一致性至关重要。这使得在现场混合MTA成为一个需要经验和技巧的步骤[232,235]，而Biodentine则被认为更容易混合和使用[234]。最近的一项基于问卷的研究调查了Biodentine和MTA在根管治疗中的应用。研究结果显示，许多医生倾向于避免使用任何钙硅酸盐材料，其中包括Biodentine和MTA。调查结果指出，这种趋势的原因主要包括成本、缺乏相关培训以及在材料处理方面的困难[236]。

2.6 结论

在现代牙髓病学的理念中，维持牙髓健康至关重要。成功的活髓治疗是代替根管治疗的一种微创、基于生物学基础且技术要求不高的替代方法。因此，选择性去龋、分步去腐技术、盖髓术和牙髓切除术都是医生重要的治疗手段。HCSCs的使用为这些治疗提供了新的思路，是目前临床使用的首选材料。尽管确切的机制仍有待阐明，但盖髓材料，如氢氧化钙和MTA，似乎能够刺激dECM释放生物活性分子，促进牙本质生成。尽管这一领域的未来可能涉及分子诊断生物标志物测定和有针对性的第三代生物材料，但目前需要进行前瞻性的随机试验，以支持有前景的初步临床数据。

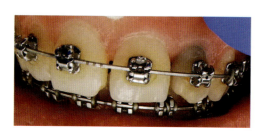

图2.9 在使用含铋氧化物的HCSCs材料进行部分牙髓切除术后，1年后上颌左侧侧切牙变色了。来源：Henry F. Duncan。

3

年轻恒牙牙髓坏死的治疗
Treatment of Immature Teeth with Pulp Necrosis

Paul R. Cooper[1], Henry F. Duncan[2], Matthias Widbiller[3], Kerstin M. Galler[3]

[1] *Sir John Walsh Research Institute, Department of Oral Sciences, Faculty of Dentistry, University of Otago, Dunedin, New Zealand*

[2] *Division of Restorative Dentistry and Periodontology, Trinity College Dublin, Dublin Dental University Hospital, Dublin, Ireland*

[3] *Department of Conservative Dentistry and Periodontology, University Hospital Regensburg, Regensburg, Germany*

目录

Endodontic Materials in Clinical Practice, First Edition. Edited by Josette Camilleri.
© 2021 Brian W. Darvell. Published 2021 by John Wiley & Sons Ltd.

3.1 简介

　　龋病、牙齿创伤以及发育异常（如牙内陷）是导致年轻恒牙发生牙髓炎、牙髓坏死乃至根尖周炎的常见原因。在年轻恒牙中，尽管牙冠已经萌出口腔，但牙根的发育仍需约3年时间才能完成。此时期的根管特征包括根尖孔较大且开放，形似喇叭口；根管壁较薄，且冠根比例失衡，这些因素均增加了牙根断裂的风险。因此，对于尚未失去牙髓活力的年轻恒牙，应优先考虑活髓治疗（Vital Pulp Treatment，VPT）[1]。对于已经失去牙髓活力的年轻恒牙，治疗的主要目的是彻底清除感染源并尽可能保留患牙。目前，常用的治疗方法包括应用矿物三氧化物凝聚体（Mineral Trioxide Aggregate，MTA）进行根尖屏障建立和根尖诱导成形术。将MTA与HCSCs混合使用，能够促进根尖周组织的骨愈合并在材料附近诱导矿化组织形成[2-5]。关键在于通过根管内血运的重建，促进愈合过程。根管内的血凝块是此过程的起始点。因此，根尖诱导成形术不仅有助于根的生长和增厚，还能增强年轻恒牙的牙本质壁，从而有效降低根折风险。

　　在20世纪60年代，Nygaard-Østby基于对动物和患者的研究，提出了一个重要发现：根管充满血液能够促进组织的再生[6]。在咬合创伤学领域，早期研究发现年轻恒牙脱落再植30天后可以形成新的血管网络[7]。基于这些发现，"血运重建"这一概念首次被用于描述牙髓坏死的年轻恒牙病例。随着技术的发展和治疗预期的提高，"牙髓再生术"应运而生[8]。这一术语涵盖了根管内新生组织的形成，但并不特指其具体类型[9]。相对而言，"牙髓再生术"则是一个有目的性的手术过程，旨在修复和促进组织的愈合[10]。影像学的观察表明，组织重建的定义相对广泛，包括根尖孔未闭合、根尖闭合、根管狭窄、根的长度和厚度增加、根管闭塞以及牙根的形成等[11-15]。影响再

生结果的因素众多，包括非手术依赖因素，如患者的个体解剖结构、根的发育阶段、病因、损伤类型、感染和炎症程度以及患者的愈合能力等。此外，术者因素，如疾病的诊断、操作的精细化（包括药物和材料的使用方法、浓度与作用时间）、消毒的彻底性等，同样会影响治疗结果。尽管临床医生必须考虑这些非手术依赖因素，并为每个病例制订系统化的治疗方案，但这些因素通常无法改变患牙的最终结局。相比之下，在手术过程中，术者需要深入理解药剂和材料的特性及其对细胞与组织的影响。为了更全面地理解材料与组织反应之间的相互作用，以及这些相互作用对愈合过程、炎症反应、生长因子信号传递和潜在表观遗传影响的研究，本章将深入讨论这些主题。

　　尽管当前的临床治疗方案能够诱导组织的修复，但牙本质-牙髓复合体再生仍然需要持续深入的研究。牙髓再生的组织工程技术已被广泛应用于体内外的实验研究，并已证实牙髓再生的可能性。随着越来越复杂的支架材料的开发以及牙本质衍生的生长因子的应用，我们有理由期待在不远的将来，这些技术能够在临床上得到应用。此外，为了在牙髓病的治疗中实现成功的再生，必须系统地研究治疗方法、使用的材料，以及它们与组织间的相互作用。

3.2 根尖诱导和根尖闭合

　　若未对龋坏进行及时有效治疗，微生物会深入牙齿，侵入牙髓组织，引发不可逆性牙髓炎、牙髓坏死，甚至根尖周炎[16]。对于牙髓坏死的恒牙，通常采用RCT进行治疗。但是，对于牙根尚未完全形成、牙本质壁薄且根尖开放的年轻恒牙，常规RCT的操作将面临挑战[17]。此外，失去活力的年轻恒牙与成熟恒牙相比，更容易受到伤害并且更易发生牙根断裂[18-19]。从生物学的角度出发，治

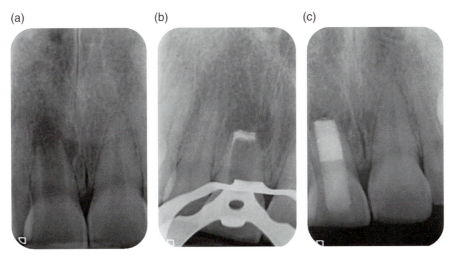

图3.1 牙髓坏死的年轻中切牙的MTA根端闭合。（a）年轻中切牙根尖低密度影，根管宽。（b）MTA封闭根尖。（c）剩余充填热牙胶和树脂基复合材料CEJ。注意：相对薄弱的牙本质壁，特别是在颈部区域，容易牙折。来源：Paul Cooper, Henry F. Duncan, Matthias Widbiller, Kerstin M. Galler。

疗年轻恒牙时，要尽可能减少甚至不使用根管器械，但仍需要实施与常规RCT相当水平的消毒并清除坏死组织。传统的治疗方法是通过根尖诱导成形术，使用流动性氢氧化钙（CH）诱导根尖处形成矿化屏障。在此过程中，通过化学机械手段消毒并去除坏死组织，干燥根管，促进根尖闭合，并用流动性CH糊剂填充，小心地将其放置于根尖上以保证与根尖组织的良好接触。通常CH会在1个月后更换，之后每3个月更换一次，直到顶端屏障形成。这种屏障一般是质量较差的牙骨质样组织，可通过X线观察并用纸尖轻轻触诊以确认其存在。整个过程通常需6~18个月完成，完成后用热塑性牙胶填充根管。然而，从实用角度来看，这种方法耗时[20]，成本较高，且难以预测性地创建矿化屏障[21]。特别是在长期使用CH后，年轻恒牙的牙根断裂风险显著增加[18]。因此，根尖闭合技术，包括在根尖放置HCSCs基质[22-23]，相比于长期CH治疗，在短期内更受青睐。这种材料的使用将治疗时间缩短至1~2次，降低了患者依从性差而增加牙根骨折的风险（图3.1）。尽管放大镜或操作显微镜在治疗中并非必需器械，但至少在初始阶段，它们有助于像使用CH那样进行根尖诱导。

理想情况下，HCSCs的放射性不透明度应高于牙本质，用根管塞或专门的MTA载体轻轻放置HCSCs，直至达到工作止点，即放射学根尖5mm的厚度[23]。在随后的就诊中，在热塑性牙胶充填前，可以使用湿棉球或纸尖暂时封闭牙齿。如果使用HCSCs，还可采用单尖法。与传统使用CH的根尖诱导成形术相比，使用MTA进行根尖闭合的治疗效果更佳[24-25]。然而，这两种技术都未设计用于诱导根的长宽延伸[26-27]，因此它们的预后通常较差[28]。因此，维持牙髓健康或刺激新生物组织发育的策略至关重要，不仅要推广微创解决方案，还要保留或恢复牙髓生成第三期牙本质和对有害刺激做出反应的能力[29]。

3.3 再生

近几年来，牙髓再生治疗已被确认为根尖封闭的一种有效替代方法。足够的证据显示，这两种治疗方法在保持牙齿存活和成功率方面的效果相似[2]。21世纪初期的一项病例报告首次指出，通过刺激根管出血并以MTA覆盖血凝块，可以有效地促进牙髓再生，而非仅仅诱导根尖屏障或使用

MTA封闭根尖。对这种未成熟恒牙的手术后随访显示，牙根得到了完全形成，X线片上可见牙根增厚[15,30]。这些发现引发了广泛关注，并促使人们探讨是否可以通过这种方法促进牙髓再生。随后的病例报告和队列研究进一步证实了这一点。研究表明，根管内可能存在间充质干细胞，而刺激出血可诱导这些干细胞从根尖乳头流入根管，进而分化形成新的牙髓和管状牙本质[31]。然而，基于动物研究和对人类牙齿修复组织的分析，这种内在变化更多的是治疗结束后的修复反应，而非真正意义上的再生反应[32-34]。

3.3.1　适应证

无论是否伴有根尖周病变，牙髓再生治疗适用于牙髓坏死的年轻恒牙。再生治疗成了根尖屏障术的一种有效替代方法。最近的研究根据Cvek的理论指出，在牙根发育的第1～第3阶段（即根尖开放，根发育在1/2～2/3的阶段），牙髓再生更优选。而在第4阶段（根尖几乎完全成形时），不论是采用牙髓再生还是MTA封闭都是可行的[35]。对于需要进行桩冠修复的牙髓坏死的年轻恒牙，再生治疗可能不是最佳选择，此时应使用MTA封闭和根管填充物进行填充。从技术角度来看，牙髓再生技术相比放置MTA来说操作上更为简便，但它要求患者具有较高的依从性。尽管在麻醉下进行，刺激出血的过程可能引起患者的不适甚至疼痛。这一点在治疗选择和患者沟通时需要特别注意。

3.3.2　步骤

欧洲牙髓病学会（ESE）和美国牙髓病学会（AAE）都对牙髓修复治疗的步骤提出了建议。虽然两者之间存在细微差异，但个例治疗细节不

是成功的关键，而在于临床医生对整个治疗步骤的理解以及对不同组织和细胞情况的适应性理解。治疗通常分为两部分进行。第一部分涉及准确的诊断、使用橡皮障、髓腔制备，以及使用1.5%～3.0%的次氯酸钠（NaClO）和生理盐水进行冲洗，再辅以17%的EDTA进行消毒。在处理根管壁时，应尽量减少甚至避免使用器械。CH可以作为根管内的药物和临时修复材料，以提供一个密封的环境。此外，使用生理盐水和EDTA可以降低NaClO对根尖周组织的细胞毒性。

在早期的病例报告、观察和临床研究中，抗生素曾被用作根管内治疗药物。但鉴于可能引发的致敏反应、细菌耐药性以及有限的可移动性，目前不再建议常规使用环丙沙星、甲硝唑、米诺环素或头孢呋肟等抗生素糊剂。在进行下一步治疗之前，患处的炎症应已得到有效缓解。

第二部分是在第二次就诊时，医生将再次清理根管，并使用17%的EDTA冲洗，然后干燥根管。此时，不可再使用次氯酸钠（NaClO），因为它可能会干扰EDTA的作用，即在牙本质表面暴露胶原蛋白和牙本质衍生生长因子[36]。根管内的出血通常是通过机械方式刺激根尖周组织引起的，应当达到牙釉质–牙骨质交界处（CEJ）以下。此步骤可以选择性地使用胶原材料。随后，使用HCSCs覆盖血凝块，并进行永久性的修复。治疗后建议进行定期随访。对于该步骤的更多细节和具体操作，建议参考欧洲牙髓病学会和美国牙髓病学会的相关指南[37-38]。

3.3.3　结果

迄今为止，针对牙髓再生治疗的证据已相当丰富。这些证据不仅包括病例报告、病例系列、实验室和动物研究，还包括了回顾性和前瞻性的队列研究[14,39]，以及随机对照临床研究[13,40-42]、系

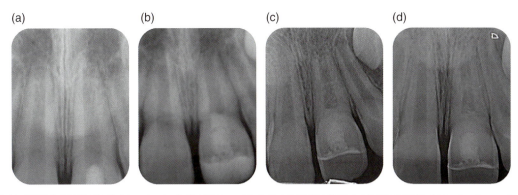

图3.2 牙髓坏死的年轻恒牙的恢复。（a）术前X线片。（b）液压硅酸三钙出血后术后X线片（Biodentine，Septodont，Saint Maur des Fosses，France）。（c）随访12个月。（d）随访24个月。无法观察到根形成。牙齿对冷测试有反应。来源：Paul Cooper，Henry F. Duncan，Matthias Widbiller，Kerstin M. Galler。

统综述和Meta分析[2,43-44]。根尖封闭和牙髓再生在存活率和愈合率上显示出相似性。尽管在两种手术后都可以观察到根尖闭合，但只有在牙髓再生后才能看到根的长度和厚度增加。然而，这一发现并不常见，且结果难以预测（图3.2）。临床研究显示，与CH根尖诱导成形术相比，根尖封闭和牙髓再生的成功率更高[26]，而前两种模式的结果则相似[14,27]。值得注意的是，牙髓再生后可能出现复发性炎症[34-45]，其中消毒不足被认为是主要原因。动物研究表明，在牙髓再生后的根管中可能存在细菌，虽然这可能不会在根尖周病变中表现出来，但也不会导致根的延长和增厚[46]。

3.3.4 禁忌证

最初，对牙髓再生治疗的期望非常高，人们希望通过成牙本质细胞从顶端乳头的干细胞分化并形成管状牙本质来实现牙本质–牙髓复合体的真正再生。然而，动物研究和对再生治疗后拔除的人类牙齿的分析显示，根管中可能形成异位组织，如纤维组织和牙骨质附着或骨长入时，这表明治疗过程中存在失败的可能性[32-34]。Diogenes等

区分了患者、临床医生和科学家的预期结果，并提出了不同的观点[10]。如今，再生治疗的主要目标被认为是消除炎症的体征和症状，以及根尖周病变的愈合[38]，这在91%~94%的病例中呈现良好结果[2,43]。此外，牙齿变色风险也是一个关注点，这可能是由于手术过程中使用不同的冲洗剂和材料引起的。为了解决这个问题，严格选择材料变得至关重要，例如使用不变色的管内药物和不含氧化铋的HCSCs作为放射遮光剂，以及通过使用牙本质粘接剂将牙本质密封在通腔中，以防止颜色变化[47-48]。

由于牙髓再生是一种较新的治疗方法，当前尚缺乏明确的治疗结果，临床实践方案仍在持续演进之中。这意味着即使是微小的变化也可能导致治疗步骤的调整。欧洲牙髓病学会在其立场声明中明确指出了这一点："随着新证据的不断涌现，我们的立场声明将在适当的时间间隔内进行更新。因此，本文所提供的信息可能随之发生变化"[37]。这种情况强调了在牙髓再生领域中，持续关注最新研究和临床指南的重要性，以确保治疗方法始终基于最新的科学证据。

3.4　材料要求

3.4.1　材料及应用

治疗年轻恒牙面临着一系列挑战。由于冠根比例不协调、根管壁薄弱以及根尖开放，进行根管充填尤为困难，主要是因为缺少可以作为停止点的固定根尖。因此，传统的根尖诱导成形法（见3.2）旨在通过长期应用CH在根管末端诱导形成矿化组织屏障。这种机械屏障的形成有助于实现根管的有效封闭和根充填材料的稳固压实，同时避免材料挤压到根尖周组织。

在根管治疗中使用的CH是一种白色无味的粉末物（pH约12.5），它在与水接触时会分解成钙离子和羟基离子。CH可以与多种溶剂混合使用，包括水溶性物质（如水、生理盐水等）以及黏性溶剂（如甘油、聚乙二醇等）和油性溶剂（如硅油、橄榄油、丁香酚等）[49-50]。与CH粉末混合的不同载体会影响所得糊状物的物理和化学性质。通常情况下，水溶性载体由于其低黏度，可以实现较快的离子释放。相比之下，更黏稠的载体则会延长离子释放的时间。黏性CH制剂可以在根管中保持数月，其pH稳定，离子释放缓慢，但可能由于副作用和有限的抗菌活性而影响其效果[49-50]。需要注意的是，长期应用CH可能会导致牙本质的机械弱化，增加年轻恒牙牙颈部折裂的风险[18,51]。此外，根尖闭合所需的时间较难预测（6～24个月），且在治疗过程中可能发生微渗漏或细菌污染[49,52]。含有铋基放射性的CH配方可能导致牙齿变色，因此在选择材料时应避免使用这类配方[53-54]。

近年来，使用MTA的根尖封闭技术已被证明是年轻恒牙治疗的首选方法。在这种方法中，MTA被放置于年轻恒牙的开放根尖顶端，以创建一个人工屏障，从而允许立即进行根管封闭。与CH诱导的根尖化相比，MTA根尖封闭的治疗时间

似乎更短，从而提高了患者的依从性，并减少了上述CH使用的缺点[25,55]。通过立即使用粘接剂密封根管系统，可以防止年轻恒牙潜在的根折裂风险[56]。MTA是一种类型1的HCSCs，主要由硅酸盐水门汀和氧化铋组成，能够在潮湿环境中凝结。其主要成分硅酸三钙和硅酸二钙在与水反应时生成水合硅酸钙和氢氧化钙[57]。然而，MTA的原始配方也存在一些显著的缺点，包括较长的固化时间（长达3小时）、处理困难、成本高昂，以及可能导致牙齿变色[58]。

为了解决MTA存在的缺点，近几年里，HCSCs的配方已经得到了改进。制造商避免使用天然原料（如硅酸盐水门汀）从而减少了由微量元素或其他不需要的物质造成的污染风险[58-59]。相反，他们采用了纯实验室级硅酸三钙，这种材料展示出与MTA相似的水化模式，并且同样能形成CH[60]。此外，由于存在牙齿变色的风险，不透射线的氧化铋被取代[58,61]。氧化铋与牙齿结构[62]和血液[63]中的胶原蛋白相互作用，并且与作为冲洗剂的次氯酸钠[64-65]相互作用，形成深棕色/黑色沉淀物，渗透牙齿结构[62]。氧化锆和氧化钽已被用作替代品，但它们的射线不透性较低。这些放射性不透光剂在固化反应中是惰性的，不会像氧化铋那样从胶结物中渗出[58]，因此具有更低的变色风险。在混合液体中添加氯化钙或亚硝酸钙可以加速凝固，同时添加水溶性聚合物以改善其处理性能[58]。HCSC制剂在临床上能以粉末-液体套装、预封装和其他输送系统的形式提供。最近，光固化水门汀制剂的开发旨在通过快速且明确的固化过程来简化应用。然而，光固化产品通常基于树脂，这意味着水门汀的水合化和氢氧化钙的释放受到聚合作用的限制[66-67]。

此外，树脂基材料的使用在牙髓治疗中受到限制，因为它们的树脂成分可能不利于与关键组织的接触，这可能会对细胞的活力和生物活性产生不良影响[68-69]。其他添加剂（如磷酸钙和微硅）

虽然已被尝试使用，但它们可能会影响CH的形成并损害生物相容性[70]。使用CH和MTA治疗年轻恒牙牙髓坏死的效果已被充分记录。尽管根尖封闭治疗相比CH根尖化有若干优势，例如更低的根折风险和更短的治疗时间，但系统综述并未发现这两种方法在临床成功方面存在显著差异[55,71]。对于年轻恒牙的髓质坏死，牙髓再生是一种新的基于生物学的替代治疗方法。在此方法中，通过诱导根管出血形成血凝块，将血凝块作为一种生物支架引导修复组织的内生长。这种再生方法不仅可以促进根尖周病变的愈合，还可以促使脆弱的牙根进一步发育，从而提供生物学和机械学上的优势[51,72]。在这种特殊应用中，HCSCs可用于覆盖根管内的血凝块，然后在使用粘接剂复合修复体密封通道腔之前进行操作。与根尖封闭治疗相比，生物活性粘接剂接触的是基于纤维蛋白的松散凝血细胞和血细胞，而非有血管化和结构化的结缔组织。因此，这种应用可能需要具备不同质量的生物活性材料，包括在生物学和机械学方面的考量。

3.4.2 生物要求

3.4.2.1 生物活性

生物活性是指材料与组织间的相互作用，能够引发所需的生物反应，例如生物矿化、羟基磷灰石的形成、抗菌作用或免疫反应[73]。因此，在CH根尖化治疗中，目的是刺激重要的根尖周组织，以促进矿化屏障的形成。当CH与结缔组织接触时，其高pH会引起表层的凝固性坏死。这种轻度的局部炎症反应会促使根尖周的细胞开始形成破骨膜或类骨组织[49]。值得注意的是，MTA和其他类型的HCSCs通过水解硅酸三钙和硅酸二钙，也能形成CH[58,74]。因此，HCSCs的生物活性可以部分归因于类似于CH的机制，只要其环境反应在进行，这种活性就会持续存在。然而，光固化制剂的快速固化反应可能会对材料的生物活性造成损害[66,68]。

3.4.2.2 与组织液的反应

生物活性材料的另一个重要方面是碳酸磷灰石与体液或组织接触时在材料表面的沉淀现象。在体外实验中，将材料浸泡在模拟体液（SBF）中，即类似于血清的溶液中，也观察到了类似的现象。在HCSCs的凝固反应过程中，水解和离子交换会导致CH的形成，从而创建一个碱性环境[58,75]。在这个基本的pH条件下，无定形硅酸钙水合物凝胶层在硅酸钙颗粒表面形成，并吸收周围流体中的钙离子[76]。然而，水门汀中结合的Ca^{2+}可能在之后重新释放，并与来自含磷酸盐溶液的HPO_4^{2-}发生反应。这会导致无定形磷酸钙的产生，最初在溶液中形成，在水门汀表面附近致密化，最终沉积在硅酸钙水合物层上。随着时间推移，这些成核的磷酸钙会成熟为碳酸磷灰石[76]。由于碳酸磷灰石是在骨、牙骨质和牙本质中发现的主要生物矿物，因此在HCSCs的细胞相容性和生物活性潜能中起着关键作用[75,77]。在体外环境中，SBF是对人体血液或血浆的模拟，通常含有饱和的钙和磷酸盐离子[76]。

当外来物质植入人体后，该物质的表面会立即被来自血液和组织液的蛋白质所包裹。不同于生物惰性材料，它们通常会被纤维组织所包裹，生物活性材料则创造了一个独特的界面，能够与宿主组织进行生物学和机械学上的相互作用[76-78]。虽然HCSCs的体外生物活性已得到证实，但关于它们在体内的生物活性潜力的数据相对较少。然而，近期的研究表明，在体外和体内条件下，HCSCs的临床表现可能存在差异[76,79-80]。

3.4.2.3 Dentine基质蛋白的释放

另一个能够引起生物反应的机制是通过水硬性硅酸钙骨水门汀（HCSCs）与牙本质形成紧密界面，从而释放牙本质基质中的生物活性分子。这种界面可以通过局部脱矿来溶解其信号分子[81-82]。牙本质是细胞因子、生物活性蛋白和生长因子的丰富来源，这些成分在牙本质形成的过程中已经矿化[83-84]。一旦被释放，这些生物分子可以对各种类型的细胞产生影响，并促进牙髓细胞分化成类似成牙本质细胞的表型[85-87]。类似于MTA，固化的HCSCs的可溶性成分具有碱性pH，能够释放钙离子，进而导致牙本质基质成分（DMCs）的释放[88-89]。这些因素可能对治疗年轻恒牙的修复和再生过程产生显著影响。

3.4.2.4 血凝块

HCSCs可被广泛应用于各种牙髓治疗策略和环境中。它们不仅可用于根尖封闭与骨或结缔组织的直接接触，还可在恢复治疗期间用于覆盖牙釉质-牙骨质交界处（CEJ）上的血凝块。因此，局部条件及其邻近组织可能会影响HCSCs的材料设定和碳酸磷灰石的形成过程。然而，目前关于HCSCs行为的文献还相对较少。在与血液或可吸收的胶原塞接触时，HCSCs通常被放置在血凝块上，作为水门汀应用的基底。在这种情况下，通过化学和微机械评估正畸牙齿的硅酸盐水门汀，结果显示多孔水门汀表面主要富含碳酸钙而非CH或磷灰石[80]。值得注意的是，碳酸钙产品在生物活性中的具体作用还有待进一步确定[90]。此外，血液的污染可能会影响HCSCs的抗菌特性，这对临床应用具有相关性[91]。因此，需要进一步的研究来明确这些材料在再生环境下的具体行为。同时，开发具有最佳性能的材料，用于这一特定目的，既是可取的，也是必要的。

3.4.3 机械要求

3.4.3.1 对显微硬度的影响

尽管HCSCs的凝固反应是液压性质的，依赖于潮湿的环境，但在应用地点的不必要液体污染可能会影响修复材料的机械特性。实际上，在血清或组织液存在的情况下，HCSCs的凝固反应可能会失败，导致显微硬度降低，这是根尖封闭治疗中常接触到的环境[92-93]。同样，在牙髓再生治疗中，不可避免的血液成分也可能损害HCSCs的机械特性[58]。已有研究表明，血液对MTA的污染可能会降低其抗压强度和显微硬度[94-95]。除了机械性能外，HCSCs与牙本质的黏附性也非常重要。在根尖封闭和牙髓再生治疗中，与牙本质表面的充分结合对于稳定年轻恒牙、防止微泄漏和污染至关重要[72,96]。

HCSCs通过牙-材料界面的矿物交换和沿牙本质小管的形成与牙本质相互作用[97]。这些界面间隙通常由磷酸钙沉积填充[98]。此外，HCSCs碱性水合产物使得牙本质界面和管状牙本质上的胶原蛋白发生变性。虽然矿物相互作用的确切机制还需进一步研究，但某些实验室条件可能会影响这些界面[98-99]。相较于传统的MTA，新型HCSCs与牙本质的结合更为牢固[100-101]。其更好的均匀性和更小的颗粒尺寸可实现更深层的渗透，通常会减少粘接失败的可能性，而MTA的黏附模式则占主导地位[100]。值得注意的是，HCSCs应用前使用的冲洗液会影响其与牙本质的结合。例如，使用MTA时，氯己定和EDTA可能会影响微机械黏附；然而，生理盐水和次氯酸钠（NaOCl）能够保证足够的粘接强度[100,102-103]。同样，使用CH的根管敷料会增加粘接强度，而抗生素则会显著降低粘接强度[101]。在放置HCSCs过程中，超声搅拌能够实现更好的边缘适应，从而增强附着力[104]。长期接触CH糊剂会改变牙本质的抗折性，同样，HCSCs与矿化牙本质的长期接触也可能对胶原基质产生不良影响[105]，进而降低弯曲强度[106]。处理要求（如流动性和凝固时间）和环境因素（如湿度、现有液体和牙本质的解剖特征）是影响HCSCs临床应用的重要因素。因此，开发新型和定制化的水门汀制剂将有助于克服这些缺点，改善临床效果。除了根据需求驱动的材料设计外，还需考虑调整冲洗、根管内敷料和应用方式等治疗参数。因此，使用CH作为药物和以生理盐水或次氯酸钠作为最终冲洗液似乎有利于实现最佳牙本质黏附。

3.4.3.2 变色

从临床角度来看，牙冠变色是牙髓治疗中的一个主要缺点，尤其从患者的角度来看，这会严重影响治疗的美学效果，进而影响整体治疗结果。因此，对于根尖封闭和牙髓再生治疗材料来说，避免牙本质染色并保持自然牙齿颜色是一项关键要求。HCSCs的变色因素众多，包括材料成分、血液污染、与冲洗液的混合，以及环境因素等。如前所述，氧化铋是原始MTA配方中的不透光添加剂。氧化铋无论浓度多少，都可能在与胶原牙本质成分反应时引起牙齿变色[62,81]。尽管还有其他因素，但新配方的HCSCs避免了使用氧化铋，从而成功减少了牙本质染色的风险[58,81]。此外，血液对MTA的污染会导致血液成分残留在牙齿的多孔结构中，使牙齿变黑。新开发的材料拥有更少的孔隙，降低了接触血液时的变色风险[107]。同样，次氯酸钠在牙本质小管中的残留也可能影响颜色变化，尽管这些变化的确切化学性质仍不完全清楚[61,64,81]。通常，光和氧会影响铋化合物，导致深棕色沉淀物的形成，使牙齿变色[108-109]。据报道，在使用不含铋的次氯酸钠或氯己定（CHX）配方冲洗时也可能导致牙本质变色，但程度较轻[61,81]。

这些生物活性HCSCs通常作为堵塞材料放置在根管内，但有时会达到影响美观的区域，特别是在牙髓再生过程中，封闭材料可能位于牙釉质–牙骨质交界处（CEJ）水平。为了防止变色，材料配方中应避免使用氧化铋。在使用水门汀之前，应仔细去除冲洗剂的残留物，并尽量避免血液污染。此外，对于冠状牙本质表面，可以先用粘接剂密封，然后用不透明的树脂复合材料覆盖[47-48]。

3.5 愈合过程和细胞反应

3.5.1 生物学方面

"原发性牙本质形成"是一个术语，用于描述牙本质在发育过程中的形成。据研究报道，牙髓周围的成牙本质细胞以每天约4μm的速度沉积牙本质，一直持续到牙根的形成完成。这些成牙本质细胞通过其细胞突起与牙本质紧密相连，这些突起在整个牙齿的生命周期中都存在于牙本质小管中。牙髓在牙齿萌出后仍然非常重要，它对于支撑牙齿具有关键作用。牙髓中最丰富的细胞类型是成纤维细胞，它分泌出一种相对柔软的海绵状组织基质。此外，牙髓内还存在着复杂的神经和血管结构，通过牙根进入牙齿，并在外周区域形成更细小的分支，与周围的组织和细胞紧密相互作用，为牙齿提供敏感性和必要的营养供应，以保证牙齿的活力。牙髓内还存在着一些干细胞群落，这些干细胞不仅有助于任何修复和再生过程，而且还能够分化成其他组织细胞类型[110-111]。这些干细胞的存在增强了牙髓在牙齿健康和再生中的重要作用。

在牙齿的整个生命周期中，牙齿周围的成牙本质细胞持续形成继发性牙本质。据报道，这个过程发生的速度相对较慢，每天约0.4μm。值得注意的是，牙髓组织内的细胞被证明能够检测到感染细菌、疼痛刺激和温度变化，并对此做出反应。实际上，这些刺激可以引起第三期牙本质的形成，这代表了牙齿对自然创伤的愈合反应[112-113]。第三期牙本质的形成可分为两种类型（图3.3）。在相对轻微的牙齿损伤后，如龋病的早期阶段，原始成牙本质细胞重新激活，并以加快的速度分泌反应性牙本质。新形成的牙本质与原本的初级和次生牙本质呈管状连续。若牙齿损伤较重，例如由快速进展的深龋病变造成，原始成牙本质细胞可能在受损区域下方死亡。然而，如果疾病和

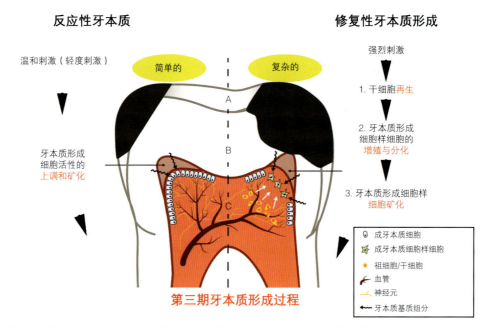

图3.3 第三期牙本质形成过程示意图。反应性和修复性牙本质形成过程中分泌细胞的来源不同。反应性牙本质形成是一个相对简单的过程，由现有的成牙本质细胞进行时，一个相对温和的刺激导致它们的合成和分泌活性的上调。修复性牙本质形成涉及一系列更复杂的事件，严重的刺激导致原成牙本质细胞死亡，在生物活性分子（包括牙本质基质成分）的影响下，祖细胞或干细胞分化为成牙本质细胞样成牙本质细胞后被取代。（A）牙釉质；（B）牙本质；（C）牙髓。

组织损伤在临床干预后得到控制，牙髓内的干细胞/祖细胞可能被招募到受损区域，并在那里分化为新的成牙本质细胞。这些细胞以相对较快的速度沉积第三期牙本质基质，形成临床上称为牙本质或矿化桥的结构，部分修复牙齿的硬组织，以隔离任何进一步的细菌侵入。这两种第三期牙本质形成过程的复杂性不同（图3.3）。反应性牙本质形成过程相对简单，只需上调存活成牙本质细胞的活性；而修复性牙本质形成则涉及多个细胞间的复杂相互作用，包括招募、分化和激活[114-115]。值得注意的是，第三期牙本质的沉积速率被报道为每天约4μm，与原发性牙本质形成过程相似[116]。

几十年的研究已经揭示了初级牙本质形成和第三期牙本质形成过程之间的许多相似性。这两个过程都是由类似的生物活性分子阵列发出信号并驱动的。许多这样的分子在形成过程中被隔离并结合在牙本质内部[84,116-117]。值得注意的是，这些生物活性分子可以通过不同的处理从牙本质的非活性形式中释放出来，包括细菌性龋病和某些修复材料（如氢氧化钙和HCSCs）的催化作用[88-89,118]。当这些分子被释放时，它们通过修复性牙本质形成机制刺激病变或修复区域下的牙本质或矿化桥的形成。研究表明，牙髓干细胞不仅可以被这些生物活性分子激活，而且在变化过程中，这些分子的许多种类会导致干细胞"迁移"到修复部位，并刺激其数量的增加，促进受伤区域的修复。此外，显而易见，这些生物活性分子还可以激励"归巢"的干细胞分化成类似成牙本质细胞的细胞，并促进其牙本质合成和分泌活动的上调[1]。值得特别注意的是，最近的研究还表明，当这些生物活性分子（包括几种生长因子）由于创伤区域产生的侵袭性环境而降解时，它们在正常信号传递方面比较有效[119]。

神经肽和神经营养因子由成牙本质细胞产生，与牙齿内的神经网络系统（Raschkow神经丛）有紧密联系。成牙本质细胞的起源可以追溯到颅神经嵴的细胞[120-122]。这些细胞在牙齿的发育和功能中扮演着重要的角色，尤其是在牙齿对外界刺激的感知和反应方面。它们不仅参与牙本质的形成，还参与对疼痛、温度和其他感觉刺激的调节，从而影响牙齿的健康和功能。

事实上，已有研究证明，一些神经肽在牙髓疾病的发病机制中起着重要作用。这些研究检测了降钙素（CT）、降钙素基因相关肽（CGRP）、神经肽Y（NPY）、P物质（SP）和血管活性肠多肽（VIP）等分子在牙本质-牙髓复合体中的存在和功能[123]。然而，其中一些神经肽被发现能够刺激牙本质的再生形成。SP、CGRP、VIP和NPY可能是牙髓血管生成的新型调节因子，而CGRP和CT已被证明能够促进牙骨质的沉积[124-125]。此外，针对神经生长因子（NGF）和脑源性神经营养因子（BDNF）的研究表明，这些神经营养因子在牙齿发育过程中的牙髓细胞和成牙本质细胞中表达[122]。NGF与牙本质形成和牙齿修复有关，研究显示它可能直接促进成牙本质细胞的分化[126-128]。神经胶质细胞系衍生生长因子（GDNF），作为转化生长因子β（TGF-β）超家族的一种，已被证明在牙髓细胞和前期牙本质细胞中表达[122,129]。GDNF参与牙组织细胞的分化，并促进培养牙髓细胞的存活和增殖[130]。

在感染性疾病的进展中，牙髓内的分子反应过程与体内其他部位的类似，主要涉及细胞和组织识别感染源并努力将其消除。实际上，牙髓内的成牙本质细胞和牙髓细胞核心（包括成纤维细胞、神经细胞、内皮细胞、干细胞和常驻免疫细胞）表达了能够检测微生物成分的一系列受体，例如脂多糖（LPSs）、脂磷壁酸（LTA）以及细菌DNA等。其中，Toll样受体家族（TLR1～TLR9）是最典型的模式识别受体家族。微生物配体与这些受体结合后，会激发下游信号传导，触发关键的转录调控途径，如涉及NF-κB和MAP激酶的通路[131]。这些途径导致一系列抗菌肽（AMPs）和炎症调节细胞因子的释放。研究已经表明，病变牙

髓中的细胞因子水平升高，这些细胞因子调控免疫细胞的聚集、渗出、激活、分化和抗体产生。在牙髓中，许多细胞因子如白细胞介素IL-1α、IL-1β、IL-4、IL-6、IL-8和IL-10以及组织坏死因子（TNF-α）发挥着重要作用，这些因子根据各自的水平和表达模式协调免疫反应的许多方面[132-133]。只有在感染被移除（例如通过临床程序）后，这些细胞因子的水平才会恢复到稳定状态。如果由于感染或宿主反应失调而导致的炎症水平持续较高，将会导致牙齿内部存在慢性炎症，限制组织自我修复机制的能力和激活。

牙髓炎症是一把双刃剑：炎症反应通过激活免疫细胞功能和相关的抗菌活性来消除入侵细菌，但同时也可能对宿主组织造成损伤。炎症细胞必须降解组织以穿过它，而许多抗菌过程也会对宿主细胞和组织造成压力。特别是中性粒细胞，作为对抗感染的第一道防线，释放组织降解酶（如基质金属蛋白酶MMPs）和产生活性氧（ROS）以杀死细胞外病原体。值得注意的是，尽管ROS的释放可以造成显著的组织损伤，但它还能通过激活促炎信号机制，如p38-MAPK和NF-κB通路，进一步刺激细胞因子的释放[134-135]。最近的研究发现，被称为中性粒细胞胞外陷阱的细菌杀死和遏制机制，包括ROS触发的装饰有AMP的细胞DNA的释放，也可能无意中导致细胞损伤。这一过程可能会加剧牙髓的炎症反应，并引发牙髓细胞死亡，这取决于这些毒性分子的局部组织水平[136-137]。近几十年来，慢性炎症阻碍宿主组织内修复和再生的情况越来越明显。达成的共识是，牙髓愈合只有在去除感染细菌和显著调节炎症过程后才能发生[138-140]。体内外的研究都证明了这种关联，并强调了许多促炎介质的相互效应[141]。值得注意的是，在相对较低的水平下，细胞因子如TNF-α和TGF-β，以及ROS和细菌成分如LPS，可以刺激牙本质细胞介导的修复。然而，在慢性感染性炎症中，当这些相同的分子以相对较高的

水平存在时，它们会在牙髓中产生有害影响，包括诱导细胞和组织坏死。此外，干细胞分化直接受到几种促炎介质的调控[131]。如果没有适当的临床干预，牙齿可能会因急性感染和慢性炎症而脱落。漏诊可能会导致牙髓坏死，需要通过RCT保持牙齿功能。然而，这种治疗是破坏性的且昂贵，并可能缩短牙齿的寿命[142]。RCT是一种常见的程序，但10%~50%的病例会失败，尤其是在普通口腔临床中[143]。失败通常归因于化学机械清创术的低效率和某些患者对治疗的不良反应[144]。

3.5.2 矿化

在牙髓坏死的年轻恒牙中，牙本质–牙髓复合体再生的治疗策略涉及支架、形态因子和干细胞或祖细胞群的结合使用。作为细胞为基础的组织工程策略的一部分，这些干细胞群可从根尖周组织和循环血液中"归巢"进入坏死的根管系统，或者被直接置于空的根管内，以取代牙本质和牙髓细胞。这些生物策略在替代根管系统关键组织的临床转化最近引起了广泛关注，特别是以"再生根管"的形式[8]。尽管被称为"再生"，但研究显示，在牙髓再生手术后，根管内存在一系列矿化组织沉积，包括"牙骨质样"、"骨状"和"牙本质样"组织[34,145-146]。如果根尖周组织，包括Hertwig's上皮根鞘和牙乳头，在组织重建前保持健康状态，生物组织再生是有可能的[34,145-146]。然而，如果根管中含有坏死物质，且顶端没有牙髓组织残留，则形成的是骨样纤维组织，而不是新的牙髓组织[34]。尽管其他细胞（如成纤维细胞）能够产生矿物质，但干细胞是最为可靠的，其分泌发生在修复性牙本质细胞分化成成牙本质细胞、其他能够产生骨的细胞类型，或根管内形成牙骨质样结构后[147]。

干细胞是牙齿再生矿化过程的重要组成部分，因为它们具有自我再生的能力，并能够分化

成多个组织谱系[148-149]。牙齿和牙齿中心生态位中的各种干细胞群（图3.4）可能在促进修复程序与牙科组织工程中扮演关键角色。这包括牙髓干细胞（DPSCs）、根尖牙尖乳头干细胞（SCAPs）、人类牙周韧带干细胞（PDLSCs）以及如人类骨髓基质干细胞（BMSSCs）和造血干细胞（HSCs）等集中干细胞群[150]。这些迁移的干细胞在牙本质[151]和其他细胞[152]释放的生长因子影响下，能够调节和分化成包括血管、神经和矿物质分泌细胞在内的一系列组织，或者被用于植入"掺杂"支架材料中[153]。这些多功能的干细胞因其在牙齿再生中的关键作用而受到高度关注，它们在牙髓修复和再生的研究与应用中提供了新的可能性。

牙髓干细胞（DPSCs）主要位于牙髓的中心区域[154]，在修复性第三期牙本质的形成中扮演着关键角色[155]。这些细胞在前期牙本质细胞死亡后，具备迁移、增殖和分化成成牙本质细胞的能力。虽然DPSCs不是牙髓坏死后的主要干细胞群，但它们能够在炎症挑战下存活。在不可逆牙髓炎和早期坏死状态中，只要有一些关键组织在根尖区域保持活性，DPSCs就有可能分化成骨/牙本质谱系[156]。此外，生长因子如基质细胞衍生因子–1和碱性成纤维细胞生长因子在体外条件下增强了DPSCs的迁移能力，而另一种生长因子，骨形态发生蛋白7（BMP-7），则诱导了成骨分化。这突出了不同生长因子在口腔再生过程中的独特和互补作用。

结合牙髓干细胞（DPSCs）后，SCAPs成为形成主根的另一个重要细胞来源[157]。在牙髓坏死后，由于牙髓血供的损失，SCAPs的聚集或者从血液系统迁移的DPSCs的聚集变得更加重要[158]。在根尖牙周炎期间，SCAPs保持活性和干细胞特性，并可在生长因子的影响下进行成骨和血管生成分化[159]。趋化生长因子，如基质细胞源性因子–1、TGF-β1、血小板源性生长因子（PDGF）和碱性成纤维细胞生长因子，刺激SCAPs的迁移，

图3.4 与牙髓再生和牙组织再生有关的干细胞定位的示意图。

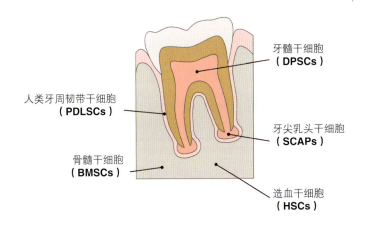

牙髓干细胞
（DPSCs）

人类牙周韧带干细胞
（PDLSCs）

牙尖乳头干细胞
（SCAPs）

骨髓干细胞
（BMSCs）

造血干细胞
（HSCs）

而TGF-β1则显著增强矿化反应[151]。从转化的角度看，移植到根管中的SCAPs能在牙本质管壁形成有血管化的髓样组织和新的牙本质样组织，至少在生物模型中是这样[160]。相比之下，PDLSCs可能无法直接促进牙本质牙髓的再生，因为它位于骨和牙骨质之间，主要参与骨和牙骨质的形成[160]。然而，在血管重建过程中，增加根牙本质壁的厚度和长度，并诱导牙骨质刺激根尖闭合时，PDLSCs的聚集可能是关键因素之一。

最后，BMSSCs由于能够沿着中胚层谱系分化成成骨细胞、脂肪细胞和软骨细胞，可能成为牙髓再生的有效细胞来源。实际上，在牙细胞归巢模型中，干细胞因子（SCF）被发现能够增强BMSSCs的细胞迁移、增殖和成骨分化[161]。同时，血管生成和新生血管对血管内皮生长因子（VEGF）极为重要，它对星状细胞的存活和迁移至关重要，并且通过上调CXCL12刺激骨髓源性内皮细胞和血管周围细胞（包括CXCR4阳性细胞）的聚集[162-163]。体外和体内研究均表明，人重组VEGF处理能强烈诱导内皮前体细胞，这强调了牙源性生长因子在吸引BMSSCs到根管损伤部位的重要性[164]。这些发现提供了关于牙髓再生治疗策略的新见解，尤其是在使用BMSSCs作为再生牙髓治疗的重要组成部分。

研究表明，牙本质和前期牙本质中含有大量的信号分子，这些分子在调节牙齿组织的再生过程中起着重要作用。牙本质的细胞外基质（ECM）成分，包括胶原蛋白和非胶原蛋白（NCPs），已被发现含有丰富的、具有生物活性的调节分子。其中一些重要分子为磷酸化蛋白，如牙本质唾液蛋白（DSP）、牙本质磷蛋白（DPP）、骨唾液蛋白、牙本质基质酸性磷蛋白1、骨桥蛋白和基质细胞外磷酸葡萄糖蛋白等。这些蛋白的成员被归类为小整合素结合配体n-连接糖蛋白（SIBLINGs），它们的Arg-Gly-Asp（RGD）三联体结构域在信号传递中发挥作用，并作为矿化过程的成核因子[165-168]。例如，DSP和DPP这类分子被认为是牙本质的关键标记[169-170]。

3.6 未来方向：组织工程

3.6.1 组织工程的原则

组织工程的核心概念包括将感受态（干细胞）细胞与支架材料结合起来，作为支持三维组织形成的结构基质，以及使用生物活性分子来促进细胞增殖和分化。其目标是改善甚至恢复病变组织或器官的结构和功能。虽然目前的临床程序主要致力于诱导组织修复，但组织工程的概念更多地涉及对细胞行为的调控，并允许牙本质-牙髓复合体的真正再生。干细胞的存在已在恒牙[111]和乳牙[171]的牙髓、牙周韧带[172]、牙滤泡[173]、根尖乳头[157]以及根尖周组织[159,174]中得到证实。因此，有多种来源的干细胞可以用于潜在的口腔再生治疗。在牙本质-牙髓复合体的再生方面，来自牙髓的间充质干细胞和根尖乳头的干细胞显得尤为重要，而根尖周组织的干细胞则展现出特别的潜力。

在组织工程中，选择合适的支架是关键步骤之一。随着技术的高度复杂化，已经发展出用于特定应用的仿生和定制制造材料。支架的功能已从原先迟缓的、被动的细胞载体和单纯的传递载体，转变为具有诱导性和指导性的矩阵。这些支架能够在多个方面控制材料行为，通过其刚度、降解率和模式、生物活性基序或控制生长与分化的信号，引导预期的细胞行为。

用于牙髓组织工程的材料已经包括胶原[175-176]、聚乳酸-羟基乙酸共聚物（PLGA）[177]、壳聚糖[176,178]、聚乙二醇[179]和自组装肽[180]等。最近，复合材料的开发受益于不同类型材料的优势结合，例如聚己内酯与生物活性玻璃的组合[181]、海藻酸盐/明胶水凝胶的生物打印[182]，以及富含壳聚糖的纤维蛋白水凝胶[183]。此外，将牙髓或牙本质基质作为一种支架材料本身，也已成为研究焦点[184-186]。

生物活性分子和基质在细胞的趋化、黏附、增殖、分化和矿化过程中的细胞信号传递方面尤其重要。特别是与牙髓发育和再生相关的生长因子家族，如转化生长因子β（TGF-βs）[187-189]和骨形态发生蛋白（BMPs）[190-192]，在这一过程中发挥着核心作用。其他分子如牙本质基质蛋白-1[193]、地塞米松[194]和β-甘油磷酸盐[195]也被发现能刺激牙髓细胞的分化与矿化。

鉴于细菌感染和牙髓炎症的问题，抗菌分子和调节炎症反应的因子对牙本质-牙髓组织工程的影响可能特别显著。尽管添加外源性信号分子是促进细胞增殖、分化和组织形成的有效方式，但仍存在关于其最佳浓度和可能不良副作用（如肿瘤发生）的问题。另一种选择是利用牙本质基质中已存在的内源性生长因子。

3.6.2 牙本质基质蛋白和表观遗传的影响

3.6.2.1 牙本质基质组成

牙本质是生物活性牙本质基质成分（DMCs）的储存库，这些分子在发育过程中储存在牙本质基质中。这些包括生长因子、趋化因子、细胞因子和组织蛋白酶等因子[196-199]，在龋病过程或牙齿创伤后释放，这些因子对促进再生过程至关重要[197,200-201]。冲洗液、药物、生物材料和药理抑制剂，如EDTA[202-203]、MTA[88]、CH[118]、组蛋白去乙酰化酶抑制剂[204]和牙科粘接剂[205]，已被证明能够促进DMCs的释放。此外，分离出的生物活性分子在诱导反应性[202]和修复性牙本质形成[206]，包括硬组织桥形成[190]方面发挥重要作用。作为化学机械消毒方案的一部分，冲洗液可能释放一系列DMCs，包括有利于细胞迁移、增殖和分化的生长因子[203]。实际上，使用17%的EDTA溶液冲洗可以从dECM中释放出TGF-β家族成员[118]。另一方面，次氯酸钠可能对干细胞的存活和分化产生不利影响，因此建议在细胞归巢过程中，最终冲洗应始终使用17%的EDTA[207]。在活髓治疗中，盖髓材料如MTA[88]和CH[118]与牙髓细胞及牙本质基质直接相互作用，强调了其在促进牙髓修复过程中的协同反应[206]。

3.6.2.2 生长因子和分子调制器

dECM含有丰富的生物活性分子，这些分子在生物利用时具有驱动牙组织再生的潜力。几十年来的研究已经证明了它们的治疗潜力，以及利用其再生能力的可能途径。特别是，TGF-β1被发现是在dECM中具有显著作用的生长因子。动物研究模型和使用海藻酸盐水凝胶载体系统的体外牙培养已证明了TGF-β1自发诱导第三期牙本质形成的能力[116,208]。当牙髓组织试图保护自己免受感染并进行修复时，其信号通路相对复杂。最近的研究（如高通量测序研究）旨在深入了解其分子反应。数据表明，在疾病期间，主要激活的是与炎症相关的组织过程，而与修复相关的分子事件似乎只在相对较低的水平上被激发[209]。已鉴定出一些以前未报道的、与牙科疾病相关分子的差异表达，特别是肾上腺髓质素（ADM）被确定为炎症和牙齿组织修复的候选调节因子。ADM先前被报道具有抗菌和免疫调节活性，并促进血管生成和矿化组织修复过程[210-211]。下游的特征性研究表明ADM在牙齿组织发育中的作用。它被定位于dECM中，在那里它可以在牙齿的后期被释放，在组织防御和修复事件中发挥作用[212]。利用特征良好的临床样本挖掘高通量转录数据，可以帮助我们理解炎症和再生之间的联系，并为未来的临床开发确定新的分子靶点。

3.6.2.3 表观遗传学影像

表观遗传学在牙髓相关研究中的应用正在迅速增加，有助于我们了解炎症、衰老等环境因素如何影响基因表达，以及表观遗传学调节在疾病进展和组织再生治疗中的潜在益处。这为识别新型牙髓炎症诊断标志物，以及在再生牙髓病学领域应用基于表观遗传学的治疗提供了新的机会[213]。通常，表观遗传学涉及非编码RNA领域〔例如微小RNA（miRNAs）和长链非编码RNA（lncRNAs）〕，以及通过甲基化和乙酰化过程对DNA相关蛋白的修饰。这些调控类型已被证明不仅在控制干细胞的自我更新方面发挥作用，而且还调节牙髓，以及全身矿化组织修复和炎症过程[214]。

长链非编码RNA（lncRNAs）和微小RNA（miRNAs）通过与DNA和RNA等互补的核酸序列结合，调节基因表达和随后的翻译。最近的研究通过比较它们在患病和健康牙齿中的表达谱，突出了它们在牙髓生物学中的潜在重要性。研究数据显示，与健康牙髓组织相比，炎症牙髓中有752个lncRNA的表达显示出显著差异[215]。同样，miRNA的表达也在牙髓炎中发生了变化，与健康牙髓组织相比，有36个miRNA在病变组织中的表达显著不同[216]。值得注意的是，许多在牙髓中表达差异显著的非编码RNA与免疫和应激反应有关，这一发现强调了它们在牙髓疾病机制及其可能的治疗策略中的重要作用。

DNA甲基化过程涉及将甲基团转移到DNA中的胞嘧啶碱基上，从而产生5-甲基胞嘧啶。在人类中，这一过程主要受到4种DNA甲基转移酶（DNMT）的调节[217]。与此相反，DNA的乙酰化是由组蛋白乙酰转移酶平衡的，该酶添加一个带负电荷的乙酰基，削弱了DNA和组蛋白残基之间的相互作用。组蛋白去乙酰化酶（HDACs）则负责移除这个乙酰基。这两种过程共同调节DNA的可及性，进而影响细胞和组织中的基因表达谱。

表观遗传修饰剂的潜在治疗应用包括针对DNA甲基化、DNA甲基转移酶抑制剂（DNMTis）和组蛋白乙酰化的靶向治疗。实际上，已有研究表明组蛋白去乙酰化酶抑制剂（HDACis）在特定浓度下能促进牙髓细胞培养中的矿化和修复过程，并且能够释放具有生物活性的牙本质基质衍生成分[204]。HDACis和DNMTis都有潜力通过较低剂量来影响细胞和组织过程，从而增强第三期牙本质的形成。这种方法可能为开发局部的、成本效益高的、生物诱导的修复材料提供新的机会[204,213]。这类研究强调了表观遗传修饰剂在牙科治疗和组织再生中的应用潜力，为未来的研究和临床应用提供了新的方向。

迄今为止，只有一项研究报道了一种特定的DNA甲基化抑制剂（DNMTi），5-aza-2'-脱氧胞苷，对牙髓细胞的修复性矿化诱导作用[218]。该研究的数据表明，这种化合物促进了成牙本质细胞样的矿化细胞表型的诱导。此外，临床研究已经揭示了DNA甲基化模式的变化与牙髓炎症之间的关联，同时使用牙髓细胞培养的体外研究已经展示了DNA甲基化酶在细菌诱导的炎症过程中的潜在作用。这些发现进一步强调了表观遗传过程在牙髓炎中日益重要的作用[219-220]。

在牙髓再生领域，对组蛋白去乙酰化酶抑制剂（HDACis）的作用和应用进行的研究日益增多。实际上，已有一些体外研究中使用HDACis对牙髓细胞进行培养，这些研究的数据表明，这些化合物能够促进祖细胞的迁移，并刺激它们分化成成牙本质细胞样的矿化细胞表型[221-223]。尽管这表明了表观遗传学方法在再生牙髓病学中的应用潜力，但目前只有一项体内研究检测了HDACis对牙髓的影响。该研究的结果表明，与对照组相比，HDACis刺激了牙本质沉积的增加，并促进了相关的成牙本质细胞数量的增长[222]。

3.6.3 基于细胞工程的牙髓组织工程

目前普遍认为，在干细胞移植到根管后，牙髓组织工程是可行的[36,177,224-226]。最近的临床研究也证实了将干细胞移植到牙髓摘除术后的根管中的可行性[227-228]。在牙髓再生的临床干细胞移植程序中，支架材料的选择被认为是次要的，因为干细胞形成牙髓组织的固有能力可以得到有效利用。然而，基于细胞的牙髓组织工程存在一些问题，如高成本和遵循良好制造实践（GMP）指南对细胞存储和扩展设施的要求。考虑到临床情况，这种方法尚不足以在临床推行，因此提出了一种无细胞的替代方法，即使用细胞归巢进行牙髓再生。在这种情况下，支架材料与生长因子结合使用，以聚集局部组织驻留干细胞，并吸引它们填充支架、增殖、分化和生成三维组织[229]。值得注意的是，干细胞可以从牙髓切除术后残余的重要牙髓组织中聚集，如果牙髓组织丢失，也可以从根尖周区聚集[159,174]。细胞通过趋化性迁移到支架后，将降解材料，并用同源ECM取代它。

在这一过程中，支架起着关键作用，应针对这一特定应用而定制。事实上，已经开发出具有良好细胞相容性的支架材料，可插入或注射到根管中[183-184,186,230-232]。

3.6.4 临床治疗方法及未来展望

除了在活化过程中通过机械破坏根尖组织来激发血凝块形成外，还有使用血源性制剂的方法。通常从手臂静脉提取的血液经过处理和过滤后，可以分离出富血小板血浆（PRP）或较新的富血小板纤维蛋白（PRF），随后将其插入根管中。尽管PRP和PRF都是基于纤维蛋白的制剂，含有血小板衍生生长因子（PDGF），但据报道，PRP释放这些因子的速度更快。与此相反，不需要抗凝处理的PRF含有更多的生长因子，并显示出较慢的释放动力学[233]。目前，使用PRP或PRF的临床结果与相对简单的血凝块诱导方法相比还存在一些争议。一项临床病例系列报告了使用PRP增加根尖部厚度的效果[39]，而动物实验则显示在根管内形成异位组织，但没有进一步增厚根尖部[234-235]。一项对血小板浓缩物活化程序的系统回顾指出，尽管相关数据较少，但得出的结论是这些制剂显示了一定的积极效果[236]。

组织工程方法已在临床研究中进行了测试。例如，在乳牙中自体干细胞移植到未成熟的切牙并出现牙髓坏死后，X线片和锥形束计算机断层扫描（CBCT）结果显示牙根形成完成[228]。同样，将自体牙髓干细胞移植到成熟牙齿中患有不可逆牙髓炎的成年患者时，通过CBCT检测到的矿物质证明了功能组织的发展[227]。近年来，再生的概念也被应用于完全根形成的牙齿。病例报告[237]、病例系列[238]以及随机临床研究证实了良好的临床和放射学结果，包括与RCT的比较[40]。组织学研究表明，成熟根中新形成的组织通常表现为纤维结缔组织和骨样组织的混合[239]。很明显，牙髓修复和再生的研究和临床方法正在逐渐趋于一致。在不久的将来，再生根管手术的适应证有望拓展，这将为患者带来显著的益处。

3.7 结论

虽然处理年轻恒牙牙髓坏死仍然是一个挑战，但使用MTA进行根尖化和再生治疗已成为一种成熟且操作便捷的治疗方式。随着生物活性材料的广泛应用，基于牙髓病学的生物学和再生方法变得越来越多样化。这一发展得到了近期科学研究的支持，这些研究深入探讨了潜在的细胞和分子机制，同时也见证了新型支架材料的开发和生物活性分子的应用。这些进展为未来的组织工程策略奠定了基础，同时也为优化患者治疗提供了新的可能性。

4

根管治疗器械及根管治疗技术
Endodontic Instruments and Canal Preparation Techniques

Laurence Jordan[1-3], Francois Bronnec[4], Pierre Machtou[5]

[1] *Faculty of Dentistry, Paris University, Paris, France*

[2] *Chimie ParisTech, PSL Research University, Paris, France*

[3] *Rothschild Hospital AP–HP, Paris, France*

[4] *Private practice, Paris, France*

[5] *UFR d' Odontologie, Paris Diderot University, Paris, France*

目录

4.1 分类和组成

根管预备的目的在于清理和消毒根管，为成形后的根管准备空间，并最终进行根管充填。为此，开发了专用的根管治疗仪器。在预备过程中，主要遇到的问题是牙本质碎屑的产生，这可能导致治疗过程中的误差。本章专注于介绍根管预备所用的器械及其构成。根据ISO 3630-5[1]，表4.1展示了根管预备器械的分类，而表4.2则提供了这些器械发展的时间线。

4.1.1 历史

自19世纪下半叶起，最初的根管治疗器械是由钢琴线制成，主要用于移除根管内的组织残留物。1904年，Kerr Manufacturing Company（Romulus，MI，USA）推出了首批根管治疗器械：K型扩孔锉（K型锉）和K型扩孔钻（K型钻）。1940年，瑞典公司Sendoline与瑞典医生Gustav Hedström合作开发出了第三种根管器械——H型扩孔锉（H型锉），形状类似木螺钉。多年

表4.1 根管预备和清洗仪器的分类（ISO 3630-5）

组	规格	类型
1	手用器械	拔髓针，K型锉，H型锉
2	电动器械	G钻，P钻
3	电动镍钛仪器	Profile，ProTaper，Race
4	发动机驱动，适应根管解剖结构	SAF，XP-Shaper/Finisher
5	发动机驱动往复式器械	WaveOne，Reciproc
6	超声器械	

表4.2 不同代根管成形器械发展时间线

时间	发展	详细信息
1904	K型扩孔锉，扩孔钻	Kerr公司的首个根管器械
1959	标准化	
1976	规范28	美国牙科协会
1988	手用镍钛锉	
1991	机用镍钛	被动的放射式，单一锥度，单一的横截面
1999—2001	机用镍钛	主动切割尖端，可变锥形，螺旋切割边缘
2007	热牙胶充填	M线
2008	第二代热牙胶	预弯锉
		改变横截面
		往复式：WaveOne，Reciproc
		结构变更：SAF
2010—2018	镍钛的未来发展	第二代热处理：CM（Coltene），蓝色/金色（齿纹）
		电动技术（Coltene）
		塑形（FKG）

来，这些锉和钻主要由碳钢制成，编号从1到6，编号越大代表尺寸越大。然而，各家公司的生产方式各不相同，导致不同品牌的器械之间缺乏统一标准。

1955年，Ingle首次提出了对根管治疗器械进行标准化生产的重要性[2]，并于1958年在美国费城举办的第二届牙髓病学会议上正式提出了这一构想[3]。他提出的标准化方案明确规定了器械尖端（D1）和切削部分顶部（D2）的尺寸（图4.1）。尽管起初遭到多数公司的抵触，瑞士的Maillefer却勇于接受这一挑战，开发并制造了第一套此类器械，很快便在市场上占据了领先地位。1961年，Ingle发表了一篇开创性文章《利用新设计的仪器和充填材料的标准化牙髓技术》[4]，标志着牙髓病学领域的一个重要转折点。Ingle主张用不锈钢代替易腐蚀的碳钢，通过增加0.08锉和从110到140的较大锉来完善仪器的标准化，并实施颜色编码系统。此外，他还提出了新的标准化技术，将新型器械与充填材料进行有效配合。值得注意的是，当时业界更为关注的是充填材料的使用，而非器械的清洁和消毒效果。

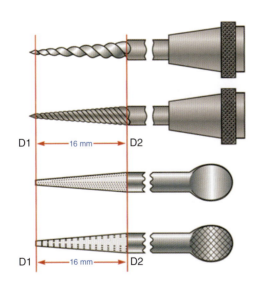

图4.1 Ingle的第一个标准化提案。来源：Ingle, J.I., Bakland, L.K., Baumgartner, J.C.Ingle's Endodontics, 6th ed., chapter 26 C:Svec, T.A.: Instruments for cleaning and shaping, p.821, 2008, PMPH USA, New Haven, Connecticut, USA。

1976年，美国牙科协会（ADA）牙科材料和设备理事会正式批准了根管锉和钻的第28号规范[5]。此规范详细界定了多种牙髓治疗器械的规格，包括Hedström锉、锉和拔髓针，以及其他相关器械。这些规范涵盖了器械的材质（主要是碳钢和不锈钢）、尺寸、检验和测试程序，包括器械的直径、锥度、尖端长度、抗断裂性、刚度和抗腐蚀性等关键参数。随后，国际牙科联合会（FDI）、世界卫生组织（WHO）与ADA共同成立了一个委员会，作为ISO的一部分，旨在基于ADA的初步工作建立国际标准。ADA/ANSI的第28号规范和ISO规范每5年更新一次，以保持与时俱进。2019年的根管器械规范，即ISO 3630-1[5]，进一步明确了根管器械的一般要求和测试方法，包括尺寸、设计特征的公差、颜色编码、包装等细节[6]。

20世纪80年代末，牙科界开始探索使用镍钛（NiTi）合金来制造根管锉，这一新材料被认为比传统的不锈钢锉具有更高的柔韧性和扭转抵抗力[7-8]。然而，镍钛锉也存在一些限制，如较少的切割量和在无预兆的情况下容易断裂的问题。此外，由于其高柔韧性，传统的归档运动方式可能不再适用，因为这可能导致器械在根管内的锥形锁定效应。随后，为了克服这些限制，开始使用发动机驱动的仪器，以提高镍钛锉的效率和扩大其锥度范围。

在20世纪90年代，Quantec和Profile系统的引入标志着牙髓治疗技术的一个重要发展。这两个系统采用了放射状刃设计，这在当时是一个创新。特别值得一提的是，由B. Johnson开发的Profile系统，它是首个推广根向预备技术的系统。随后，在2001年，ProTaper系统的推出进一步革新了这一领域。ProTaper以其独特的锋利边缘和可变锥度的设计而闻名，这意味着其工作部分的锥度可以根据需要进行增加或减少，为根管治疗带来了更多灵活性和更高效率。

随着对镍钛合金性能的深入研究，牙科器械

的发展迈入了一个新阶段[9]。2007年引入的M-Wire技术，作为首次应用于镍钛合金的热处理方式，显著增强了器械的柔韧性和抗循环疲劳性[10]。紧接着，Twisted锉的推出开启了利用特殊热处理技术改善镍钛合金性能的新篇章[11]。从2010年起，牙科器械领域见证了一系列创新，包括新型往复运动成形技术（如WaveOne和Reciproc）、自调节锉（SAF），以及新型镍钛合金（如CM线）的应用[12-14]。此外，蓝色和金色热处理技术的引入，以及电动器械的发展，进一步提升了器械的性能和应用范围。最近，FKG提供的镍钛形状记忆技术（如XP Finisher和XP Shaper），以及新型热机械处理镍钛合金，标志着这一领域的持续创新和进步[15-18]。

4.1.2 合金

4.1.2.1 碳钢与不锈钢

钢是由铁和碳制成的合金。碳钢是第一个用于生产K型锉和K型钻的合金。与不锈钢相比，它具有较高的碳含量（通常高达其重量的2.1%），这使其越来越强。它的主要缺点是对腐蚀的敏感性：在暴露于水分，甚至空气中的水蒸气时，它可能会生锈和腐蚀。因此，它不能使用高压灭菌，与次氯酸钠接触也很容易腐蚀。与不锈钢相比，它的延展性较差[19]。

如今，大多数手用器械都是用不锈钢制造的。不锈钢器械对破裂的抵抗力更大，但对扭矩的阻力较小，因此容易在压力下变形[20]。G钻和P钻也是用其制造的。

不锈钢具有较高的铬含量，在钢上形成了不可见的层，可防止腐蚀和染色。铬层为材料提供了光泽。奥氏体不锈钢是最大的不锈钢家族。在300个系列中，含有18%铬、8%~10%镍和0.12%碳的304型，主要用于加工手术器械。

4.1.2.2 镍钛合金

镍钛合金由于其独特的性质，在牙科器械制造中占有重要地位。它最初由美国海军军械实验室的工程师Buehler在1959—1963年开发，并以"镍钛诺"为商标。这种合金因Buehler在寻找导弹头锥的金属间化合物时意外发现其形状记忆特性而闻名[21]。到了1972年，正畸医生George Andreasen[22]首次将镍钛合金引入牙科领域，而在1988年，Harmeet Walia提出了使用镍钛合金制造牙髓手工器械的想法[8]。镍钛合金在牙髓病学中的应用以及其在其他行业（如汽车、航空航天和医疗设备）中的广泛使用，展示了它在技术和医学上的多功能性[7,23]。

4.1.3 制造与标准化

K型锉和K钻由未加工的不锈钢丝制成，将其磨成0.02锥度的方形、三角形或菱形胚料。将金属丝的一端锁定，然后逆时针旋转，将坯料的边缘变成多个切割边缘。相比之下，H型锉是由圆形不锈钢坯料微磨而成的。同样，所有镍钛合金仪器，无论是手动操作还是发动机驱动，都是磨削的，因为合金的超弹性使它们无法扭曲。

4.1.3.1 不锈钢仪器标准化

根据Ingle[4]，标准化如图4.2所示：
- 所有器械工作长度一致，从尖端1mm处的直径D1到16mm处的直径D2。
- 使用公制编号来确定D1处的仪器尺寸，每个仪器从尺寸15到60增加0.05mm，从尺寸60到110增加0.10mm。后来添加了尺寸0.08、0.06和110~150，以及颜色编码。
- 活动部分的锥度均匀，为0.02，在D2处直径增加0.32。
- 活动部分的每个直径的公差限制为±0.02mm。
- 颜色编码：白色、黄色、红色、蓝色、绿色和

颜色		ISO编号	ISO编号	ISO编号
粉红色	▨	6	——	——
灰色	■	8	——	——
紫色	■	10	——	——
白色	□	15	45	90
黄色	■	20	50	100
红色	■	25	55	110
蓝色	■	30	60	120
绿色	■	35	70	130
黑色	■	40	80	140

图4.2 根管器械的标准化：尺寸、ISO编号和颜色编码。

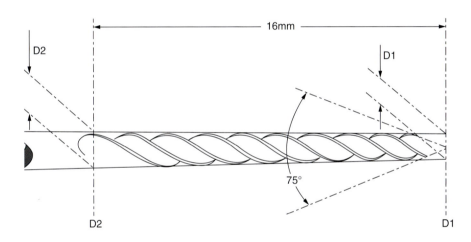

图4.3 工作端。

黑色，尺寸从15到40，然后对后续器械重复。后来为0.08和0.06尺寸添加了灰色和粉色。

- 标准长度：21mm、25mm和31mm。

Ingle最初提案的两项修改现已实施[6]：

- 在距离尖端D1 3mm的D3进行额外测量。
- 锥体尖端形状规格：对于标准仪器，尖端的角度为75°±15°（图4.3）。

对根管器械标准化的现状进行了研究[24]，根据ISO 3630-1[5]，所有测试器械的尺寸都在公差范围内。1992年，在法国巴黎举行的第二届国际牙髓病协会联合会（IFEA）会议上，Schilder提出了

Profile系列29.02手锉（Tulsa Dental），其尖端直径之间的增加恒定29%。不同于标准化仪器之间0.05的经典算术尖端尺寸级数，几何级数提供了尖端直径的逐渐增加，从而在最需要的地方有更多的小尺寸仪器，而在大尺寸仪器中则更少。

4.1.3.2 根管器械的设计：术语和定义

关于根管器械的设计，存在许多术语和定义。根据第三版ISO 3630-1；2019年牙科规范-根管器械-第1部分[5]，一般术语和定义包括（图4.4）：

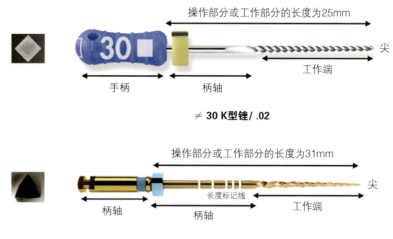

图4.4 器械组成。来源：Courtesy Dentsply Sirona/Maillefer。

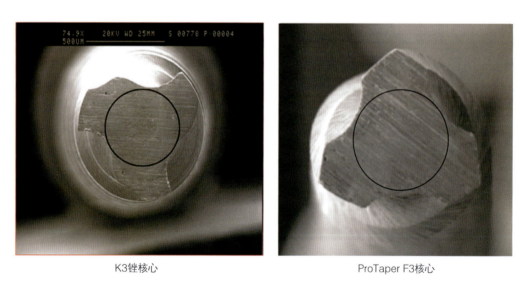

K3锉核心　　　　　　　　　　ProTaper F3核心

图4.5 核心。来源：Courtesy Kerr Endo and Dentsply Sirona/Maillefer。

- **标准器械**：在整个可用尺寸范围内工作部分长度具有0.02mm/mm均匀锥度的根管器械。
- **锥度器械**：尺寸由尖端尺寸决定的根管器械，其工作部分具有除0.02mm/mm长度外的均匀锥度。
- **非锥形器械**：沿长轴呈圆柱形的根管器械。
- **非均匀（可变）锥度器械**：一种沿其工作部分具有多个锥度的根管器械。
- **形状器械**：一种根管器械，其工作部分有连续变化的轮廓。
- **提示**：仪器中用作尖端的部分，其形状由制造商决定。
- **工作部分**：仪器中具有切割表面的部分。
- **轴**：器械中手柄或柄与工作部分之间的部分。
- **柄**：旋转、振荡或往复式器械的一部分，设计用于安装到手机的卡盘中。
- **操作部分**：器械从尖端到手柄或柄的部分。根管器械长度有21mm、25mm和31mm可供选择。

对于根管器械的其他组件，也提出了定义[25]：

- **核心**：锉的圆柱形中心部分，其圆周由凹槽的深度勾勒出轮廓并以凹槽的深度为边界（图4.5）。

- **凹槽**：仪器工作表面上的凹槽，用于收集碎屑（从根管壁上去除的组织和牙本质碎屑）。其深度、宽度和表面形状可根据特定仪器而变化（图4.6）。

- **放射基底**：旋转器械的外围部分，保持平坦和光滑，以便将器械置于根管空间的中心。其标准动作限制了医生的侵略性并为器械提供了外围阻力（图4.7）。

- **切割或前缘或刀片**：凹槽后面直径最大区域（图4.8）。

- **节距**：前缘上的一点与相邻前缘上的对应点沿工作表面的距离。螺距越小，螺纹越紧，螺旋角越大。大多数锉具有沿活动表面变化的可变螺距（图4.6）。

- **螺旋角**：切削刃（刀片）与锉长轴形成的角度。它有助于从凹槽中清除碎片。螺旋角可以是固定的，也可以沿着活动部分变化；在后一种情况下，称为"可变螺距"（图4.6）。

- **前角**：垂直于锉长轴切削锉时，前缘与锉半径形成的角度（图4.7）。

- **切削角（或有效前角）**：垂直于切削刃切削锉时，切削刃（前刃）与锉半径形成的角度。它是锉切削能力的最佳体现。它可以是正值、中性值或负值（图4.7）。

- **尖端设计**：锉活动部分的锥体远端。金字塔形刀尖可提供出色的切削效率，但可能过于激进（图4.8）[26]。刀尖被描述为切削、非切削或半切削，但三者之间不存在明显的区别。

1985年，Roane等[27]提出对尖端进行修改，以消除其与第一个工作刃之间的过渡角（图4.8），从而避免侧穿和过预备。3种不同的手工技术和一种机械化技术的比较表明，使用改良尖端的根管预备明显优于使用传统（未改良）尖端的根管预备[28]。

4.1.3.3　根管治疗器械的物理性能：术语和定义

根管治疗器械的物理特性也有许多定义：

- **应力**：材料受到外力作用时，单位面积抵抗变形的力（以N/mm²表示）。

- **拉伸强度**：材料或结构承受使其拉长的负载的能力。

图4.6　凹槽、边缘、螺距和螺旋角。来源：Dentsply Sirona/Maillefer。

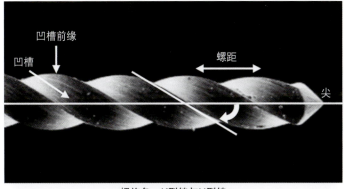

螺旋角：K型锉与H型锉

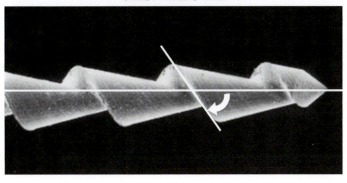

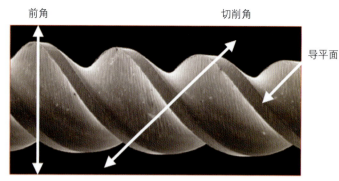

前角　　　　　　　　切削角

导平面

导平面器械：ProFile

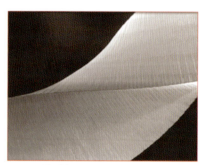

锋利切削器械：ProTaper

图4.7 导平面、前角和切削角。来源：Dentsply Sirona/Maillefer。

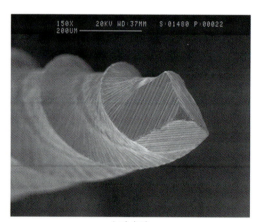

主动尖端
(Protaper Retreatment D1)

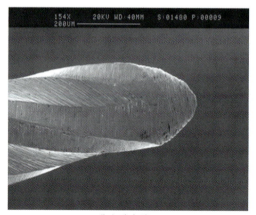

非主动尖端
(Protaper Universal F3)

图4.8 主动尖端（ProTaper Retreatment D1）和非主动尖端（ProTaper F3）。来源：Dentsply Sirona/Maillefer。

- 屈服强度：材料在不发生永久变形的情况下能够承受的应力。
- 应变：材料在应力或负载作用下原始尺寸（变形）的变化。
- 弹性极限：弹性固体在不发生永久变形的情况下可以承受的最大应力。

- 塑性变形：去除超过材料弹性极限的负载时出现的永久变形状态。
- 塑性极限：材料达到最大塑性变形并断裂的点（断裂点）。
- 超弹性：对施加应力的弹性（可逆）响应，由晶体的奥氏体相和马氏体相之间的相变引起。

它在形状记忆合金中得到体现。

• 形状记忆合金（SMAs）：一类加热到一定温度以上时可以恢复明显永久应变的合金。

4.1.4 根管清理及成形器械

清理及成形器械根据其制造材料、作用方式和形状分为6组（表4.1）。

4.1.4.1 第1组：手用器械（K型锉、H型锉、拔髓针、扩孔钻）

4.1.4.1.1 K型锉（ANSI/ADA规范第28号） 不锈钢K型锉（图4.9）是最常用的根管成形器械[20]。传统上，它们是通过扭转0.02锥度的正方形制造的不锈钢丝，当尺寸为30～140时，通常使用三角形横截面，以获得更好的灵活性和切割效率。此动作会产生紧密且几乎平行的切削槽；如此，高工作效率赋予了器械力量和灵活性。事实上，小的K型锉具有抗屈曲性，因此被认为是狭窄根管预备和初预备的最佳工具[29-30]。

最广泛的探查根管技术涉及使用半旋转技术。此动作的向内压力有堵塞根管的倾向，应注意轻触并经常冲洗。对于根管预备，应首选允许细微根尖进展的半旋转运动。West主张预先弯曲一个小的K型锉，并让它沿着根管，轻轻接触第一个阻力[31]。在这个阶段，运动的路线（即锉撤回时）进行360°旋转，以减少根管干扰[32]。重新插入时，锉刀通常会被动地移得更深。

对于根管成形，K型锉主要用于锉磨动作和推/拉动作。这种进出运动会切掉根管壁上的碎屑，这些碎屑会堆积在器械前面，导致根管堵塞。在大根管中，通常提倡圆周锉削运动。K型锉也可用于铰孔运动，但由于其负前角，效率低于扩孔锉[33]。在这种情况下，应注意不要锁定锉，因为逆时针旋转再次解锁会增加器械快速断裂的风险[34]。

Flexofiles锉（Dentsply-Sirona/Maillefer）上的K型锉方形横截面已修改为三角形，K-Flex（Sybron Endo/Kerr Dental）上的K型锉修改为菱形横截面（图4.9）。两者都更加灵活并且具有更好的切割效率。K-Flex菱形横截面的钝角为钻探碎片提供了空间，而Flexofiles锉的Batt尖端使其非常平衡[35]。

Flexicut锉（VDW）与Flexofile S锉在设计上相似。K Flexofile-Golden中型锉系列具有中等尺寸，能够在器械之间实现更平缓的过渡，特别是在较小尺寸的器械中。这些器械采用三角形横截面和Batt尖端设计，作为之前提及的Profile Serie 29.02（Tulsa Dental）的替代品。它提供多种包装选项，尺寸范围为12～37，长度为21mm、25mm和31mm。Dentsply Sirona/Maillefer还提供采用无菌泡罩包装的不锈钢器械（Ready Steel系列）以及配备符合人体工程学的舒适硅胶手柄的器械（Senseus系列）。

C+锉（Dentsply Sirona/Maillefer）专门用于定位根管孔口和疏通钙化根管。这些锉具有ISO尺寸06、08、10和15，并配有金字塔形尖端。在最后的3mm顶端，它们具有4%的锥度，以增强抗弯性能[29-30]，而其余部分则保持0.02的锥度。C+锉被认为是一种非常积极的工具，其使用通常限于再治疗病例。

Senseus Profinders是不锈钢K型锉，其锥度从尖端到活动部件末端0.02逐渐减小至0.01，旨在用于狭窄根管的初始探查过程。它们具有符合人体工程学的硅胶手柄，可保证手指舒适度和65°尖端，并有两种长度（21mm和25mm）和3种尖端直径（10mm、13mm和15mm）可供选择。

C-Pilot锉（VDW）（图4.9）是用于狭窄根管初步疏通的理想工具。它们是标准的K型锉，但经过了特殊的硬化处理以增强抗弯曲性[30]。这些锉提供06、08、12.5和15号，以及3种不同长度（19mm、21mm和25mm），并有18mm、19mm、

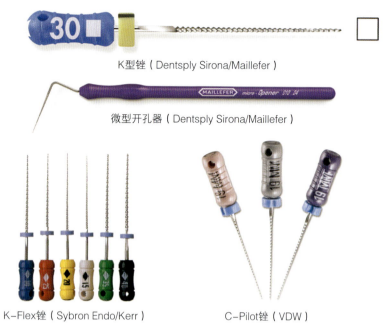

K型锉（Dentsply Sirona/Maillefer）

微型开孔器（Dentsply Sirona/Maillefer）

K-Flex锉（Sybron Endo/Kerr）　　　　C-Pilot锉（VDW）

图4.9 K型锉。来源：Dentsply Sirona/Maillefer、Sybron Endo/Kerr、VDW。

20mm和22mm的测量标记。C锉（Dentsply Sirona/Maillefer）在设计上与C-Pilot锉相似，但只提供06、08和10号，并没有长度标记。

　　微型开孔器（Dentsply-Maillefer）（图4.9）是弯曲200°的不锈钢K型锉，并连接到长硅胶手柄。它们有ISO尺寸10/04、10/06和15/04，在显微镜下使用，无需手指阻碍，以帮助定位和穿透隐藏或钙化的根管。

4.1.4.1.2　K型钻（ANSI/ADA规范编号28）　这些不锈钢扩孔钻（图4.10）具有三角形横截面，边缘锋利。它们的制造过程与K型锉相同，但扭曲要少得多。这样会产生更少的螺旋（大约是锉刀数量的1/2），因此螺距更长，螺旋角更短：K型钻为20°，而K型锉为40°。扩孔钻通过扩孔动作来切割牙本质（即穿透以与根管壁接触），顺时针旋转1/4到1/2以接合牙本质，然后在退出时进行切割[20]。Schilder的成形技术描述了一种不同的使用模式，在治疗中退出时使用预弯扩孔钻，以创建锥形根管预备体[32]。

4.1.4.1.3　H型锉（ANSI/ADA规范第58号）　H型锉（图4.10）具有单螺旋横截面形状[36]。它们看起来像木工，由不锈钢圆形0.02锥度钢丝微铣削而成。器械在车床上旋转，沿其长度切割出连续的螺旋线。因此，H型锉的核心比其外径小得多，使其成为一种易断的仪器。由于其正前角，H型锉在牵引拉力方面非常有效[33]，但切勿在有阻力和断裂风险的情况下旋转它们（图4.7和图4.10）。Buchanan提出的Safety Hedström锉（Sybron Endo/Kerr，Romulus，MI，USA）是对传统H型锉的修改。它采用扁平边缘设计，带有非切割、安全端头，有助于防止弯曲和扁平根管中的根尖区域过预备。

　　微型清创器（Dentsply-Maillefer）弯曲的H型锉上有16mm长的工作部分，并带有长硅胶手柄（图4.10）。它的尺寸有20/0.02和30/0.02。与微型开孔器一样，旨在在显微镜下使用，通过拉动或圆周动作去除再治疗病例中的牙髓残留物和糊剂或充填材料的残留物。

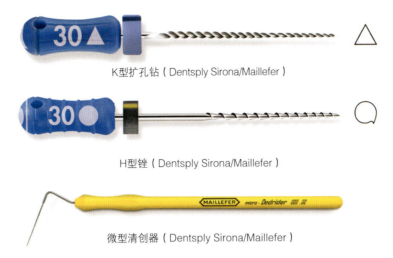

K型扩孔钻（Dentsply Sirona/Maillefer）

H型锉（Dentsply Sirona/Maillefer）

微型清创器（Dentsply Sirona/Maillefer）

图4.10 K型钻和H型锉。来源：Dentsply Sirona/Maillefer。

4.1.4.1.4 机加工K型锉和H型锉

Flex-R锉（Miltex）是一种机加工不锈钢K型锉，具有改进的圆形尖端，旨在与平衡力技术一起使用（图4.11）。尖端和第一工作刃之间的过渡角被去除，以降低根管侧穿的风险[28]。在活动部分，小尺寸的凹槽具有较小的深度，以便在较大的凹槽中提供更大的强度和深度，从而提高柔韧性。

MMC和MME（Micro Mega-Coltene）是机加工不锈钢K型锉和H型锉，主要用于初始根管预备和后续扩大。

Nitiflex/Sureflex锉（Dentsply-Maillefer）是镍钛合金加工的K型锉，尺寸为15~60，长度为21mm和25mm。特殊的核心几何形状和横截面在整个尺寸范围内逐渐变化，赋予Nitiflex/Sure Flex锉独特的线性灵活性，该灵活性在整个范围内实际上是恒定的。特殊合金、特殊设计和特殊加工程序赋予它们出色的长期锐度疲劳和疲劳强度[37]。大尺寸非常适合平衡力技术[38]。

Unifile锉（Dentsply Sirona/Maillefer）最初由McSpadden设计，是H型锉的第一次改良。它采用双H型锉设计，长度为21mm和25mm，尺寸为10~80，符合ISO标准。它采用与H型锉相同的

磨削工艺加工而成，但凹槽深度较浅，芯部更重要。它是一种较硬的器械，可用于拉动或铰孔操作。Dynatrak系统安装在Giromatic手机上，是机械化版本[25]。

S型锉（Sendoline）具有S截面和双刃，具有出色的切割效率。与Unifile锉不同，S型锉具有薄的圆柱形芯部，这是由于沿活动部分的凹槽深度不断增加而产生的。它既可以用于锉削，也可以用于铰削。有名为镍钛S型锉的镍钛版本。

4.1.4.1.5 拔髓针和锉（ANSI/ADA规范第63号）

拔髓针（图4.12）是最古老的根管治疗器械，早在19世纪中期就已生产。它由一种无孔的软钢圆形坯料制成。倒刺用于沿着长轴以一定角度切割倒钩，然后将其抬高。主要用于摘除牙髓组织，但应谨慎使用。决不能用于弯曲或狭窄的根管，只能用于直根管和大根管2/3的冠状根管。它首先被旋转以接合牙髓，然后被拉出以将其整体移除。也可以用来去除棉花颗粒或纸屑。"鼠尾锉"如今已不再使用。历史上，它被用来扩大根管，对管壁进行纵向锉削。与倒钩拉刀相比，它的倒钩更短、更钝。

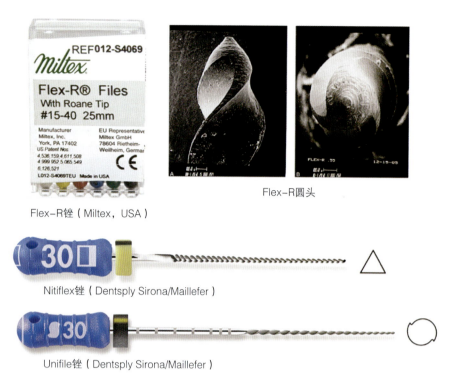

Flex-R锉（Miltex，USA）

Flex-R圆头

Nitiflex锉（Dentsply Sirona/Maillefer）

Unifile锉（Dentsply Sirona/Maillefer）

图4.11　Flex-R锉（Miltex），带有圆形尖端。来源：Reproduced from Ingle, I.I., Bakland, L.K., Baumgartner, I.C. Ingle's Endodontics, 6th ed., chapter 26 C: Svec, T.A.: Instruments for cleaningand shaping, p.821, 2008, BC Decker Inc., Hamilton, Ontario; Nitiflex锉and Unifile锉（Courtesy DentsplySirona/Maillefer）。

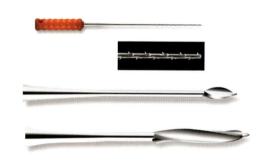

图4.12　拔髓针、G钻和P钻。来源：Dentsply Sirona/Maillefer。

4.1.4.2　第2组：发动机驱动锁扣式器械

该组中的各种器械类型如图4.12所示。其中包括G钻和P钻，它们都是低速运行的。G钻和P钻是安全的侧面切割工具。有美式足球形切割头，横截面为U形，径向刃口安装在长、光滑、柔性的轴上，轴连接在闩锁式刀柄上。有6种仪器，编号从1到6，尺寸分别为0.5mm、0.7mm、0.9mm、1.1mm、1.3mm和1.5mm，长度分别为32mm或

28mm。它以低速（800～1200r/min）使用，主要用于重新定位根管孔口并形成通往根管的直线通道。只应用于弯曲根管的直线部分，并且始终在向外提拉时使用。另一个方法是在治疗的情况下去除牙胶。当施加过大的力或在对根管的入射角较差的情况下，一个安全特点是靠近柄部的钻头轴会断裂。它可以从小到大以后退的方式使用，也可以从大到小以向下的方式使用。

与G钻相比，P钻或铰刀具有长边切削孔，但具有相同的横截面和相同的安全、非切削的尖端。它有0.7mm、0.9mm、1.1mm、1.3mm、1.5mm和1.7mm 6种尺寸，主要用于根上空间的预备。

4.1.4.3　第3组：发动机驱动镍钛器械

这些仪器如图4.13～图4.15所示。这里只介绍那些具有一些创新功能的产品。得益于镍钛合金的引入，20世纪90年代初，牙髓病机械化器械

迎来了新生。第一批镍钛旋转仪器是Quantec和ProFile系统。由McSpadden推出的Quantec系统，是第一个采用25/0.06、17mm长开孔器和一系列具有不同尖端尺寸和锥度的镍钛锉的系统。然而，当时的使用模式提倡传统的塑形技术，将所有器械（从小到大）放置在工作长度上（见图4.13和图4.14中的顺序）。相比之下，W.B. Johnson的Profile系统采用了冠向技术，器械更精简。

4.1.4.3.1　04和06锥形系列（Densply Sirona/Maillefer）

1994年推出，参考根管锉的工艺，镍钛器械应运而生（图4.13）。其主要特征是具有辐射状支撑平台的U形横截面。这种类型的横截面为根管锉提供了极好的灵活性，辐射状支撑平台应增加外围阻力，保持锉在管内居中，并降低螺纹效果。由于有放射状的平台，这些仪器以滑行的方式工作。可提供尺寸为20～80和锥形为

5%～8%的孔口整形器（OSs），建议采用具有细小提拉动作的冠向下技术：孔口整形器位于冠方，06号锥度位于中间，04和02锥度位于根尖区域。

4.1.4.3.2　Quantec系统（Sybron Endo/Kerr）

该系统提供了广泛的锥度和尖端型号（图4.14）。横截面具有双螺旋槽设计，具有较大的辐射状支撑平台和平台后面的缓冲区域，以减少摩擦。稍微修正的切割角度提供了效率。如前所述，Quantec系统最初采用传统序列启动，后来被冠向系统取代。

4.1.4.3.3　K3镍钛旋转Endo锉系统（Sybron Endo/Kerr）

于2002年引入（图4.14）。与Quantec锉系统不同的是，K3系统具有3个刀刃横截面，具有正切割角和刀刃后面的缓冲区。

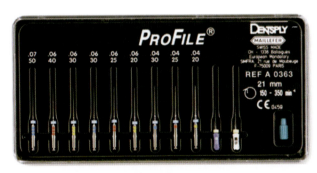

ProFile系统

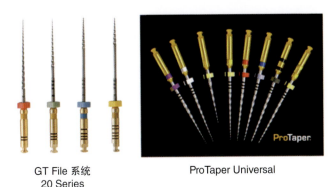

GT File 系统
20 Series

ProTaper Universal

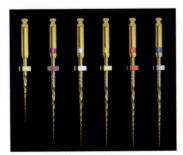

ProTaper Gold

图4.13　Densply Sirona/Maillefer系统。

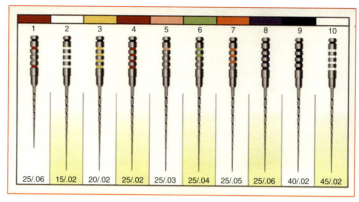

Quantec锉

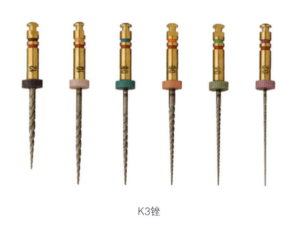

K3锉

Twisted锉

图4.14 Sybron Endo/Kerr系统。

0.12～0.02的锥度与冠部技术一起使用。

4.1.4.3.4 光速系统 Senia在20世纪90年代早期开发，光速系统有一个独特的设计，看起来像G钻。具有非切割尖端的极短的灵活部分（长度0.25～2mm）呈U形横截面，连接一个长的、平行的、非活动的柔性轴。从20号至160号的各种仪器使成形过程既耗时又乏味。提倡的750～2500r/min的转速明显高于其他旋转系统的转速。光速系列的仪器非常适合测量根尖孔的大小。

4.1.4.3.5 GT锉旋转系统（Densply Sirona/Maillefer） 该系统由Buchanan开发，1996年推向市场时非常具有创新性。它有4种锥度分别为0.04、0.06、0.08和0.10的器械，尖端尺寸恒定为

20，有效部分长度可变：在最大锉上较短，并向最小锉刀方向规则增加。值得注意的是所有器械的最大直径（MFD）相同（1mm），使GT系统成为第一个最大限度地保留根管冠1/3牙本质的系统。GT锉采用了直接的冠向下技术。2007年，除了最初的20系列外，ProTaper系统GT锉采用M线制造，并增加了30系列、40系列和3个附件锉。GT手动锉系列可用于反向平衡力技术。

4.1.4.3.6 ProTaper系统（Densply Sirona/Maillefer） 由于其创新功能，ProTaper系统自2001年推出以来一直是市场上的领先产品。这是第一个在镍钛仪器上实施切割并具有用于塑形和精加工的专用锉系统，其工作部分具有可变的渐进和倒退锥度。无论临床情况如何，成形顺

序保持不变，锉的数量减少。2006年，ProTaper Universal系统发生了一些小的变化，增加了两个精整锉（F4和F5），并修改了初始三角形突起横截面，以提高精整器F3、F4和F5的灵活性。手动ProTaper锉具有初始套件中的6种器械，以及3种再处理旋转锉：D1、D2和D3。2015年，一种金合金取代了原来的镍钛合金。手动塑料手柄可以夹在旋转锉上，因此可以用作手动仪器。

4.1.4.3.7 Race锉（FKG）
Race锉（图4.15）采用三角形横截面和替代切削刃进行加工，以消除螺纹效应。电抛光提高对疲劳和腐蚀的抵抗力，并且为了安全起见它的尖端是圆形的，该系统的局限性在于其大量的锉，以及必须根据临床病例在其中选择的几个复杂序列。

4.1.4.3.8 Twisted锉（Sybron/Endo-Kerr, Romulus, MI, USA）
正如其名称所示，这些锉（图4.14）不是平面的锉，而是扭曲锉。通过复杂的加热和冷却过程，识别出R阶段——奥氏体和马氏体之间的中间阶段，使锉能够在柔软的状态下扭曲。第二个复杂的加热和冷却过程将其带回奥氏体。与其他镍钛锉相比，扭曲锉更灵活、更耐循环疲劳和扭转[11]，但仍然太软。

4.1.4.3.9 Pathfiles锉（Densply Sirona/ Maillefer）
这些锉是寻找路径的镍钛旋转仪器，用于在镍钛旋转成形之前创建足够且不可或缺的滑动路径。它是0.02锥形仪器，尖端尺寸为0.13、0.16和0.19。如今，所有的镍钛系统都提供了自己的根管探查器械，往往有2~3个锉。Densply Sirona/ Maillefer是第一家推出Proglider形式路径锉的公司，Proglider是一种M线的单滑动路径仪器，工作部分有渐进式锥度。WaveOne Gold Glider采用了相同的选项，用于往复成形之前。

4.1.4.3.10 热处理锉刀：M线，CM线，蓝线和金线
在21世纪末，为了创造更好的器械，对镍

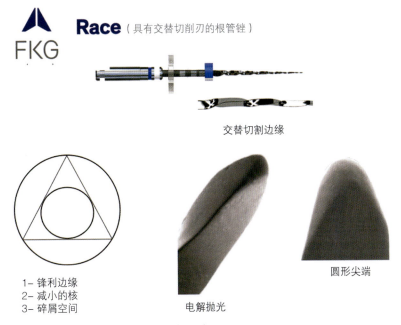

图4.15 FKG Race系统。来源：©FKG Dentaire SA, 版权所有。

钛锉进行了测试、组合和实施所有可能的设计参数后，很明显，改善其性能的唯一方法是利用镍钛合金的性能。2008年，Densply在加工前对原材料进行了第一次热处理，得到了M线[10]。第二代是扭锉的R期处理[39]（见前文）。最后，最近进行了第三代热处理，以优化镍钛的机械性能（柔性和抗循环疲劳性），得到CM线[14]、蓝线[15]和金线[40]。Hyflex EDM（Coltene）由CM线制造，但采用放电加工工艺[16]，以提高抗断裂性并提供更好的切割效果。与CM线不同，金线热处理是在机加工后进行的，同时提高Af温度，以提供更高的灵活性和抗循环疲劳性，同时保持扭转强度。关于新型热机械处理合金的文献综述，见Zupanc等的研究[18]。

4.1.4.4　第4组：适应根管解剖的发动机驱动仪器

器械如图4.16所示。包括自调整锉（SAF）、XP塑形器和XP修整器。

4.1.4.4.1　自调整锉（ReDent NOVA）

SAF不同于所有其他可用的牙髓塑形器械。它是一个中空圆柱体（即没有中心芯），由精细的外围镍钛晶格制成，在使用过程中可以压缩[13]。它有一个不对称的尖端，直径1.5mm和2.0mm。直径1.5mm的锉可以将2.0mm压缩到尺寸35的K型锉尺寸。锉连接到旋转和振动手柄上，该手柄连接到输送冲洗剂的泵上。溶液流经空心锉刀，提供真正的根管内冲洗。SAF不是一种切割工具，但具有研磨作用。经过广泛研究，它可能适用于大根管，但在狭窄的根管中显示出局限性，其中必须创建最小尺寸为20的K型锉的滑动路径。

4.1.4.4.2　XP塑形器和XP修整器（FKG）

这些根管仪器由一种经过热机械处理的镍钛合金制成，是目前唯一基于镍钛形状记忆特性的根管仪器。XP修整器是一种一次性仪器，设计上没有锥度，尖端尺寸为25或30。它在室温下马氏体相状态下直而柔软，但在体温下转换为奥氏体相时，会膨胀并变得弯曲和坚硬。XP Endo修整器ø25适用于冲洗剂成形步骤的结束阶段，而XP修整器ø30则可在再处理中有效去除充填材料的残余[41]。建议转速为1000r/min，扭矩为1N·cm。此外，XP塑形器是一种具有1%锥度、尖端尺寸30的单锉塑形器，遵循相同的形状记忆工作原理。在体温下，

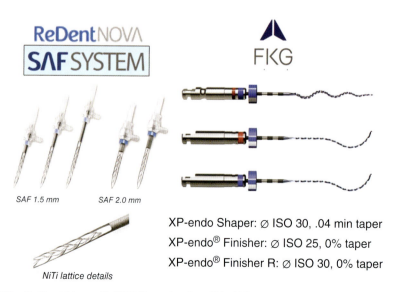

SAF 1.5 mm　　SAF 2.0 mm

NiTi lattice details

XP-endo Shaper: ∅ ISO 30, .04 min taper
XP-endo® Finisher: ∅ ISO 25, 0% taper
XP-endo® Finisher R: ∅ ISO 30, 0% taper

图4.16　SAF系统。来源：ReDent Nova；© FKG Dentaire SA, 版权所有。

它可达到30/04的最小锥度[42-43]。建议转速为1000r/min，扭矩为1N·cm。

4.1.4.5 第5组：发动机驱动的往复式仪器

在1998年，Yared提出了使用单一器械完成根管成形的概念，这一方法依赖于预设程序的电机和机头上特定的往复运动。Dentsply最初使用ProTaper F2进行了测试，并在2011年推出了WaveOne和VDW的往复式锉。这些器械都是采用M线制造的一次性工具，通过反向切割动作工作。WaveOne系统[44]具有凸三角形横截面和3种仪器：常规（25/0.08）、小（20/0.06）和大（40/0.08）。Reciproc系统具有一个常规器械（25/0.08）和两个大器械（40/0.06和50/0.05）。2016年，这两个系统引入了新的热处理技术，带

来了WaveOne Gold（WOG）[45]和Reciproc Blue器械[45-46]。WaveOne Gold系统包括4种仪器，相比原来的WaveOne初级仪器，展现了更高的柔韧性和抗循环疲劳性。它还产生了明显更低的最大扭矩[47]。此外，WaveOne Gold Glider完成了WOG系列，而VDW则增加了R-Pilot（图4.17）。

4.1.4.6 第6组：声波和超声波仪器

在1979年，超声波技术开始被尝试用于根管修整。Howard Martin申请了一种将锉安装在磁致伸缩超声波机头上的专利，创造了一种由特殊金刚砂和机械加工不锈钢锉刀组成的"牙髓病超声协同系统"。这种系统利用Cavitron超声磁致伸缩发生器激活锉，同时作用于周围的冲洗剂[48]。尽管超声波激活的冲洗剂在现代依然有用，但

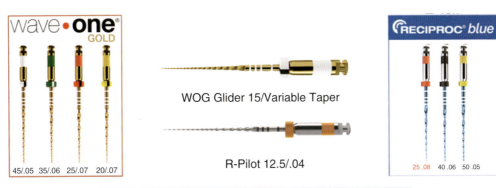

	Reciproc	WO	WOG
Cross-Cutting	3	3	1 et 2
Alloy	Blue	M	Gold
Taper	Variable	Variable	Variable
Files & ∅ Sizes	R25 025 R40 040 R50 050	Small 019 Primary 025 Large 040	Small 020 Primary 025 Medium 035 Large 045
Apical Taper	R25 8% R40 6% R50 5%	Small 6% Primary 8% Large 8%	Small 7% Primary 7% Medium 6% Large 5%
ABS Ring	Yes	Yes	Yes
Lengths	21, 25, 31	21, 25, 31 mm	21, 25, 31 mm

图4.17 WaveOne, Reciproc: WOG Glider及R-Pilot的比较。来源：ⓒ2007–2019 WOG Group; @2020 VDW GmbH, Munich; Dentsply Sirona。

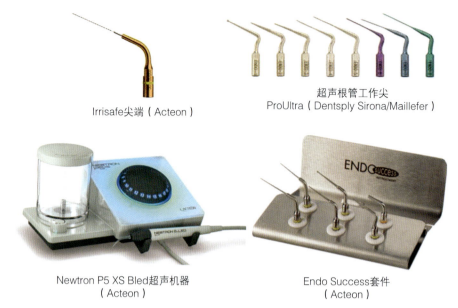

Irrisafe尖端（Acteon）

超声根管工作尖
ProUltra（Dentsply Sirona/Maillefer）

Newtron P5 XS Bled超声机器
（Acteon）

Endo Success套件
（Acteon）

图4.18 Irrisafe尖端（Acteon）和超声根管工作尖：ProUltra（Dentsply Sirona/Maillefer），Endo Success套件（Acteon），Newtron P5 XS Bled超声机器（Acteon）。

超声成形设备很快被证明效果不佳而废弃（图4.18）。如今，超声波尖端主要用于改善进入根管的通道和去除损坏的器械（图4.18）。本书还提到了MM1500 Sonic Air Endo手柄和Rispi Sonic锉刀（MicorMega）的应用[49]，但这些在口腔正畸方面未获成功，已不再使用。超声波系统在根管冲洗中的应用将在第5章中讨论。

4.2 镍钛合金的性能以及热机械处理的改进

将镍钛合金引入根管器械制造是为了克服传统不锈钢器械的局限性，以及ISO定义的锥度的局限性。近年来，这些合金的使用在增加，因为它不仅具有比不锈钢大3倍的弹性，而且还具有独特的伪弹性（超弹性和形状记忆），这使它的柔韧性非常好。镍钛锉的柔韧性可以更好地进入根管路径，避免了不锈钢器械遇到的问题[50]。当销售第一批镍钛锉时，许多研究表明，与不锈钢相比，镍钛锉的优点包括：

• 在严重根管弯曲的情况下，台阶产生的可能性较小[51]。
• 偏离根管的风险较小，避免根尖孔堵塞和侧穿[52]。

同样的柔韧性在大直径和锥形器械中也能观察到。实际上，抗弯刚度的增加作为直径的函数不像普通合金那样呈指数增长。因此，可以在不偏离原始路径的风险下，对大直径弯曲的根管进行器械治疗。镍钛锉无论是在根管预备质量上还是时间上，已成为传统器械不可缺少的补充器械。镍钛器械可以遵循根管形态，减少根管侧穿的风险，为医生提供更高的安全性。自20世纪90年代引入镍钛锉以来，至少已经生产了5代仪器[53]。事实上，新的制造工艺已经开发出了双重目标：通过热处理增加锉的柔韧性，提高抗循环疲劳断裂的能力。

镍钛合金的伪弹性特性使其具有更高的柔韧性，这取决于在温度变化过程中发生的可逆的固态相变，即马氏体相变。这个变换是可逆的[8]。因此，这些镍钛合金具有不同的晶体形态：

- 高温奥氏体（立方或B2结构）。
- 低温马氏体（单斜晶或B19结构）。
- 中间温度下的R相（具有菱形对称性的六边形晶格）。

4.2.1 马氏体相变

马氏体相变可以定义为"具有均相晶格变形的第一阶位移结构转变，本质上是通过类剪切机制"[54]。"位移"一词的意思是，在转换过程中，原子的相对协调位移是弱的（约为原子间距离的1/10）。没有扩散（没有长时间的原子位移）使得马氏体转变几乎是瞬间发生的。同时，"均相"一词意味着在转变过程中，化学成分和原子有序度没有变化，因为原子的运动是协同的（即每个原子通过移动相邻原子移动到新的位置）。转换是均相的，因为所有转换后的体积都受到这些剪切的影响[55]。生成的马氏体只产生弹性变形，因此是可逆的，这种转变不仅在化学意义上，而且在微观组织上都具有可逆性。

在马氏体转变过程中，为了放松内应力，马氏体产生称为马氏体变异体的微观组织（图4.19），形成自适应基团（原子的协同重排）。这些变体对应于不同等概率方向的等效剪切[56]。在没有外部应力的情况下，不同的变体是等概率的，并且相互补偿（孪生马氏体）。因此，在马氏体相变过程中，没有观察到形态的变化。

镍钛合金中存在两种相变：
- 奥氏体相⇔马氏体相。
- 奥氏体相⇔R相⇔马氏体相。

这些转变可以由温度或应力引起，也可以由两者的结合引起（图4.20）。这种组织转变是镍钛合金具有形状记忆和超弹性等伪弹性性能的主要原因。R相是应力诱导的，具有与热弹性马氏体相同的伪弹性。

4.2.2 伪弹性性质

当应力机械诱导马氏体转变（应力诱发马氏体，SIM）时，这种性质为超弹性。材料在施加应力的方向上变形，这一过程被称为去孪晶（去孪马氏体，图4.20中的②）；在临床实践中，这可以在引起奥氏体锉弯曲的根管弯曲水平上观察到。当锉刀从根管中取出时，它恢复原来的直形状，再次变成奥氏体（图4.20中的③）。

在应力作用下（图4.21），在奥氏体稳定的温度下，锉首先像其他合金一样发生弹性变形①：应力与应变成正比。然后，在压力下达到临界值（σc）时，诱发马氏体。②诱发的马氏体变体直接定向在应变的方向上；样品变形明显。去除应力后，马氏体完全向奥氏体还原③，并且由于马氏体在该温度范围内不稳定，因此不会残留残余变形[57]。

这种可逆性是牙髓病学中使用的主要特性；

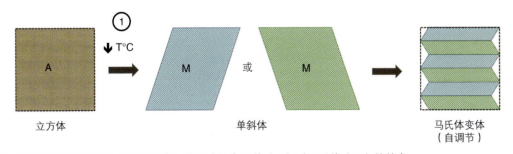

图4.19 通过温度和马氏体变异（双马氏体）的形成从奥氏体（A）到马氏体（M）的转变。

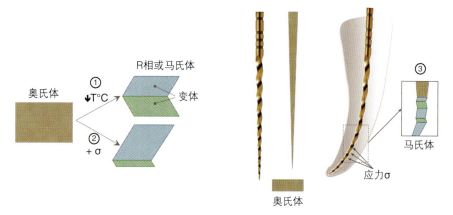

图4.20 马氏体转化：①温度诱导；②应力引起的马氏体（SIM）；③SIM在根管中弯曲（超弹性）。来源：Laurence Jordan。

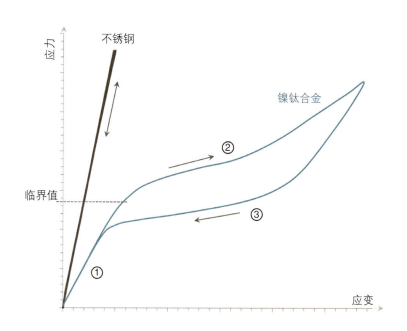

图4.21 超弹性。

锉必须能够轻易变形，以便通过根管的弯曲处。超弹性使镍钛合金具有非凡的灵活性，即使在大直径和锥度的仪器中也是如此，并且不需要预弯[58]——不像不锈钢，在相同的变形下，会经历永久变形（塑性变形）[59]。

在已经形成的马氏体锉上施加应力（由温度降低引起）将导致马氏体变体沿变形方向生长，在变体重新定向时，变体沿相反方向减少甚至消失（图4.22）。当应力停止时，材料覆盖了其原始形状的一小部分，这对应于变相界面的部分返

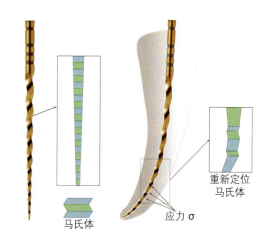

图4.22 去除双晶或重新定位马氏体。来源：Laurence Jordan。

回。如果锉保持在马氏体稳定的温度下，就会产生永久性变形。如果将锉加热到允许其逆转为奥氏体的温度，它将恢复其原始形状——这是形状记忆效应[54,58]。

这些特殊的伪弹性的物理起源与马氏体变体之间存在界面有关。因此，可逆变形的可能性达到6%～8%，而金属通常的弹性变形机制（原子在其平衡位置附近的最小位移）非常有限，最多达到1%[7]。

4.2.3 转变温度

镍钛合金的性能取决于相变温度范围。事实上，马氏体相变不是在恒定温度下发生的，而是有以下几个特征（图4.23）：在温度Ms（马氏体开始）时开始冷却，在温度Mf（马氏体结束）时完成；在两者之间，存在着两个阶段的共存。随着温度的升高，相反的转变在温度As（奥氏体开始）发生，在温度Af（奥氏体结束）完成，该温度高于Ms。这两个温度之间的差异导致了迟滞的存在[60]。

同样，诱导R相的转变也具有4种转变温度：冷却时的Rs和Rf以及加热时的Rs′和Rf′。这些是通过实验测量对结构敏感的任何特性（电阻率，膨胀测量法）或更常用的差示扫描量热法（DSC）获得的。DSC是一种热分析技术，用于确定镍钛合金的转变温度范围。为了正确地解释其结果，重点是温度扫描范围足够宽（高温和低温），以便清楚地看到所有的转换。

该信号将显示峰值相变的特征（图4.24）。在冷却过程中，发生了两种转变：奥氏体转变为R相（橙色），然后转变为马氏体（蓝色）。在加热过程中，马氏体转变为R相（蓝色），然后转变为奥氏体（橙色）。这些反应吸收热量（吸热反应）。峰的高度和面积反映了转化焓。因此，标记的峰越多，转换就越容易。直接和反向转变温度范围A⇔R比R⇔M窄。重要的是要确定与临床温度相关的转化温度范围，该温度接近37℃。在该温度下存在的晶体结构有助于解释根管器械的机械行为。在示例中，该器械在37℃时完全是奥氏体，并且超弹性可能是可操作的。

这些转变温度范围取决于仪器的化学成分（镍/钛比、镍钛X三元合金）和显微结构，因此也取决于制造工艺。对于许多医疗设备来说，马氏体完全转变为奥氏体（Af）的温度是最重要的转变温度，因为它决定了器械在形状记忆和超弹性之间的转变。它可以调整使用热机械处理，以优化设备的性能。这些温度使我们能够了解目前市场上不同锉的机械性能[61]。

4.2.4 制造过程

通常，镍钛锉由镍钛丝"加工"而成，含镍钛55.8wt.%，其余为钛[10,62]。镍钛合金在根管器械

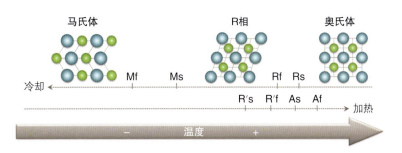

图4.23 转变温度范围。

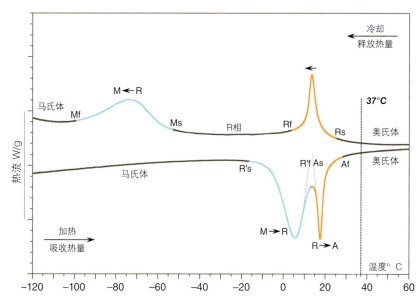

图4.24 镍钛合金的差示扫描量热分析图：橙色，A⇔R；蓝色，R⇔M。

中的拉丝和加工促进了加工硬化（高密度位错）并产生表面缺陷，从而削弱了根管器械；21世纪初的文献经常报道根管锉"过早"失效[63]。加工过程还会产生主要以沟槽和裂纹为特征的不规则表面[63]，产生的频率随着锥度的增加而增加[64]。这导致器械的抗疲劳性能发生巨大变化。制造商试图通过控制加工前后的冷加工、热处理和减少表面不规则性（电抛光）来改善锉的机械性能，从而使后续几代根管器械不那么脆，柔韧性更好。这种抛光消除了器械表面存在的铣削条纹和微裂纹，从而显著提高了锉在弯曲和扭转过程中的抗疲劳性能[65-66]。近年来，开发了一种新的成形工艺，即电火花加工（EDM），其中包括使用电侵蚀。电火花加工利用工具电极和工件电极之间产生的一系列放电能量将材料从工件上去除或侵蚀，并通过熔化和蒸发来实现对零件的"加工"。该工艺具有高精度（微米级）、加工参数稳定和对器械表面应力的限制等优点[56,67]。

与此同时，新型热机械处理方法已经研发出来，具有更高的耐循环疲劳和更灵活的工具并同时保持切削效率的双重目标[15,18,67-72]。这些新锉的制造工艺结合了机械加工程序和热处理。每个制造商在提到它们时都会使用自己的词汇，包括"M线"、"R相"、"CM线"、"金色线"和"蓝色线"（表4.3）。

每一种新的热处理方式都会改变镍钛合金的状态；由于转变温度范围的变化，相的比例（A、M或R）是不同的。对于这些不同的器械，转变温度范围的增加（与传统仪器相比）可以便于在临床操作温度（37℃）下材料优先处于R相（而不仅仅是"R相"过程）。

事实上，其相对循环疲劳的敏感性较低，并且比马氏体具有更大的柔韧性[73-74]。这一点可以很大程度上解释这些新器械增加的灵活性[14,75]。

所有品牌的根管器械都有个体的、非常具体的设计过程。因此，在DSC中，每个锉都有自己的光谱（图4.25），具有明确的转化温度。它们的转变温度越高（并且越接近37℃），弯曲锉所需的负载越低，扭曲锉所需的最大扭矩也越低——因此锉越灵活[76]。

在环境温度（22℃）下，大多数锉处于R相，并且非常容易变形；然而，通常有些锉在这个温

表4.3 目前的根管器械的例子：A，奥氏体；M，马氏体；R，R相

仪器	制造商	运动学	生产过程	特殊处理	22℃时状态	37℃时状态
ProTaper Universal (2006)	Dentsply Sirona, Ballaigues, 瑞士	中心旋转	微铣	Conventionnal	A	A
ProTaper Next (2013)	Dentsply Sirona, Ballaigues, 瑞士	中心旋转	微铣	M线	R>A	A>R
WaveOne (2011)	Dentsply Sirona, Ballaigues, 瑞士	往复	微铣	M线	R>A	A>R
Reciproc (2011)	VDW, Münich, 德国	往复	微铣	M线	A>>R	A
TF (2008)	SybronEndo, Orange, CA, 美国	中心旋转	受热扭曲	R相	A	A
TF adaptative (2013)	SybronEndo, Orange, CA, 美国	旋转和往复	受热扭曲	R相	A>>R	A
K3XF (2011)	SybronEndo, Orange, CA, 美国	中心旋转	微铣	R相	A>>R	A
Hyflex CM (2011)	Coltene, Altstätten, 瑞士	中心旋转	微铣	CM线	R	R>A
Hyflex EDM (2016)	Coltene, Altstätten, 瑞士	中心旋转	放电加工	CM线	R	R>A
Neoniti (2013)	Neolix, Châtres-la-Forêt, 法国	中心旋转	放电加工	CM线	R	A>R
ProTaper Gold (2013)	Dentsply Sirona, Ballaigues, 瑞士	中心旋转	微铣	Gold treatment	R>A	A>R
WaveOne Gold (2015)	Dentsply Sirona, Ballaigues, 瑞士	往复	微铣	Gold treatment	R>A	A>R
Reciproc Blue (2016)	VDW, Münich, 德国	往复	微铣	Blue treatment	R	A
XP finisher or shaper (2015)	FKG Dentaire, La Chaux-de-Fonds, 瑞士	偏心旋转	微铣	Maxwire	R	A
2Shape 4% or 6% (2017)	MicroMega, Besançon, 法国	中心旋转	微铣	T线	A	A
One Curve (2017)	MicroMega, Besançon, 法国	中心旋转	微铣	C线	R	A>R

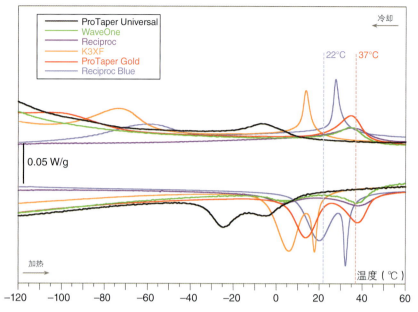

图4.25 几种根管治疗器械的差示扫描量热分析图。

度下仍会变形。这不是一个永久的变形，因为它足以加热以上的器械，以恢复其原来的形状。事实上，SIM可以在这个温度下存在，并且只有在高于Af时，它才会转变回奥氏体（形状记忆）。因此，严格地说，口腔温度下不存在马氏体锉。在室温下进行试验（扭转和循环疲劳）的研究应谨慎解释，因为这根本不能反映37℃时锉中存在的阶段（这就是力学行为）。在图4.25中，所有的器械都表现出相变的3个阶段：奥氏体⇔R相⇔马氏体。ProTaper Universal的相变温度明显低于其他两种锉。这些锉的转变温度非常依赖于镍成分，可以通过热处理进行精细调节。与大多数使用超弹性的医疗设备一样，用于牙髓病学的镍钛合金富含镍，通常由原子率为50.8%和49.2%的钛组成[77]。事实上，这种原子率为50.8%的成分在400℃左右进行适当的热处理，可以破坏基体的组成，从而使Ni_4Ti_3在奥氏体中析出[78]。

近年来，制造商使用这种策略来增加转变温度范围——特别是R相的温度范围，以便在37℃时仪器具有高比例的R相。此外，这种析出及其对基

体化学成分（镍耗竭）的影响在许多文献中都存在争议[7,75,79-80]。这里必须考虑两个参数：

• 每个工业程序的各种热机械过程不会引起相同密度的析出；基体的化学成分可能会出现很大的变异性。

• 在化学定量过程中，成分可能会根据测量位置（靠近析出或析出的基质区域）而变化。

图4.26显示了镍含量为51.8atomic% Ni的富镍合金析出物周围镍浓度的变化[81]。这些析出物消

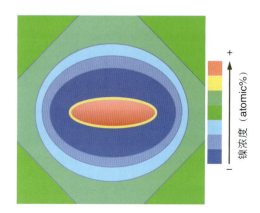

图4.26 接近Ni_4Ti_3沉淀的镍浓度变化（根据Haikel等[50]）。

耗基体中的镍。因此，析出物越多，基体中镍的比例越低，相变温度范围越大[82]。

近年来，为了产生这种析出，在制造过程中进行了新的处理，因此转变温度范围增加了，从而提高了柔韧性。

4.2.5 柔韧性

为了模拟预备弯曲根管时锉的弯曲，可以使用弯曲实验台。这是一种能够将锉固定在45°和20N的称重传感器上的装置。该装置被放置在一个充满水的容器中，容器中的水温由恒温器控制，设置为37℃，接近口腔温度。锉以5mm/min的速度在最末端5mm处弯曲。

几种器械（25/0.08，长25mm）弯曲试验的结果如图4.27所示。纵坐标是施加的力（N），横坐标是施加挠度（mm）。曲线的斜率代表了锉的柔韧度。还取决于锉的设计（截面和锥度的形状）和合金的刚性。

因此，曲线的坡度越陡，仪器的柔韧性就越差。可以看出，与ProTaper Universal相比，所有

新的热机械工艺（"M线"，"R相"，"Gold"或"Blue"处理）都增加了锉的柔韧性，其中ProTaper Gold最灵活。这些结果与这些仪器的转变温度范围一致（图4.25），正如ProTaper Universal具有最低的范围，而ProTaper Gold具有最高的范围（在37℃下的R相）。

这两种器械的设计完全相同。在相同的根管中，在相同的变形情况下，ProTaper Universal所施加的力是ProTaper Gold的两倍（变形2mm时1.1N和0.5N）。因此，"Gold"热机械工艺不仅是一种营销资产，而且是一种能够提高灵活性的真正治疗方法。另一方面，与Reciproc相比，"Blue"处理略微降低了Reciproc Blue的转变温度范围，从而使后者具有更好的灵活性。ProTaper Universal、WaveOne和ProTaper Gold的弯曲力学行为与DSC结果的差异如图4.28所示。

在冷却时，ProTaper Gold的R相和马氏体相变均可见（图4.28a，表4.4）。对于ProTaper Universal和WaveOne，R→M转换峰实际上是不可见的，并且似乎在一个很宽的温度范围内延伸。然而，它确实存在，因为一个反向相变升温峰值

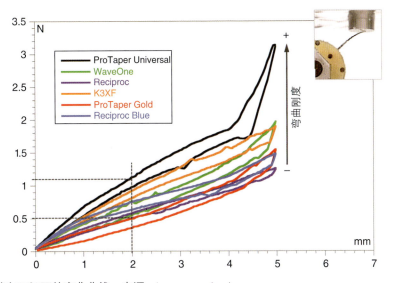

图4.27　几种根管器械在37℃下的弯曲曲线。来源：Laurence Jordan。

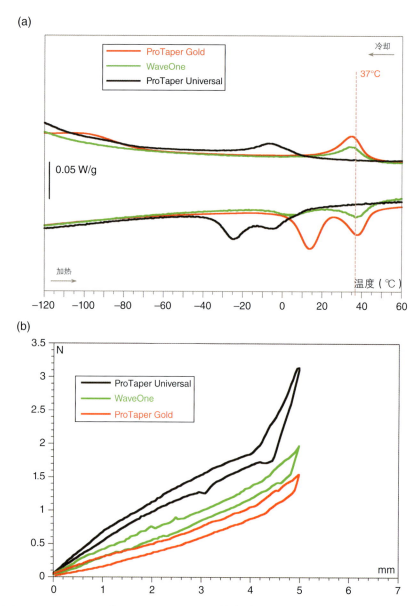

图4.28 ProTaper Universal、WaveOne和ProTaper Gold files的（a）差示扫描量热分析结果和（b）弯曲曲线。

已经被确定。在加热时，所研究的3个锉可以清晰地看到M→R和R→A两个转变峰（图4.28a，表4.5）。

当相变峰重叠时，这意味着存在一个小的温度范围，在这个温度范围内，三相可以共存。第一个R相马氏体转变尚未完成时，一些R相转变体已经转变为奥氏体。在口腔温度（37℃）下，ProTaper Universal受益于镍钛合金的超弹性，这是

一种与奥氏体存在相关的性能。当器械被限制在根管中时，马氏体发生转变，从而在根管弯曲处更容易弯曲。从根管中取出后，锉又恢复到原来的形状。WaveOne Gold和ProTaper Gold同时具有R相和奥氏体相；R相存在自动调节的现象，是这些仪器的柔韧性高的原因。在应力作用下，R相变体沿同一方向排列，形成马氏体。在相同的应力作用下，奥氏体也发生相变（SIM）。

表4.4　根管锉冷却的差示扫描量热分析特征

	A → R		R → M	
	峰值（℃）	峰特征	峰值（℃）	峰特征
ProTaper Universal	−6	适度的 广泛的基础	—	不可见的 扩展的基础
WaveOne	35	适度的 广泛的基础	—	不可见的 扩展的基础
ProTaper Gold	35	显著的 广泛的基础	−98	非常适度的 广泛的基础

表4.5　根管锉加热的差示扫描量热分析特征

	M → R		R → A	
	峰值（℃）	峰特征	峰值（℃）	峰特征
ProTaper Universal	−24	显著的 广泛的基础	−5	适度的 广泛的基础
WaveOne	3	适度的 广泛的基础	37	适度的 广泛的基础
ProTaper Gold	14	非常显著的 广泛的基础	37	显著的 广泛的基础

弯曲试验相关的数据（图4.28b）显示了与常规弹性变形相对应的弯曲曲线的第一部分，取决于在测试温度（37℃）下存在的相的弹性模量。弹性模量最高的是奥氏体（EA约为70GPa），其次是马氏体（EM约为35GPa），最后是R相（ER约为20GPa）[67]。因此，从ProTaper Universal弯曲曲线的起点（图4.28b）显示出很强的刚度，这与奥氏体弹性模量相对应。WaveOne Gold和ProTaper Gold曲线的斜率不太陡，因为它们分别对应于双相材料（奥氏体和R相）的弹性变形和ProTaper Gold的马氏体转变（差示扫描量热分析上有显著的峰）。根据不同的研究比较这些根管锉，得出以下结论：

- 与传统的镍钛器械相比，"M线"技术具有提高柔韧性和抗循环疲劳性的机械性能[10,83-84]。
- 与ProTaper Universal相比，ProTaper Gold具有更高的柔韧性和抗循环疲劳性[40,85]。
- ProTaper Gold具有最大的抗循环疲劳性，其次是ProTaper Next，最后是ProTaper Universal[86]。

因此，弯曲性能取决于在临床温度下存在的相和马氏体转变的可能性（与R相和马氏体相关的超弹性），因此取决于经过的热处理。

4.2.6　临床作用

近年来，有时会建议在根管预备过程中使用

加热次氯酸钠。将1%次氯酸钠加热至45℃，不仅加强溶解牙髓组织的能力，而且在抗菌作用方面比20℃时更有效（高100倍）[87-88]。因此，使用浓度较低的冲洗液时可以在45℃或60℃下临时加热，以减少其毒性而不限制其有效性，这看起来似乎很有效果，而且没有禁忌证[87]。然而，根管内温度的升高会影响镍钛锉的性能：当临床温度升高时，同一器械会变得更加坚硬，因为这改变了其转化的温度。如图4.29所示，在37℃下弯曲锉的最末5mm需要1.8N的力，而在46℃下弯曲则需要2.4N的力——增加了近33%。这对应于较少的马氏体转变，因此较小的超弹性能是为了适应弯曲应力——这解释了几位作者所描述的抗循环疲劳性的降低[55,89-90]。为了协调加热次氯酸盐的有效性（溶解和抗菌效果）和镍钛锉的效率（超弹性），在根管预备过程中使用室温甚至略低于室温的次氯酸钠可能是明智的，将加热的次氯酸钠用于根管预备最后的冲洗[91]。

4.3 根管预备的概念

根管预备成形包括对根管内容物进行机械清理和扩大根管本身，以创造一个合适的空间来输送冲洗液和放置充填材料。器械标准化的主要好处[2]是为系统化地塑形根管提供了工具。这使得各种基于治疗概念的器械技术得以提出。器械标准化和根管预备方法导致了根管预备后的特定形状和大小。

4.3.1 器械的运动

传统手用器械的运动涉及尖端在旋转、主动提拉的接合。由于主动提拉尖端的侵略性和器械推进时使用的向内的手动压力，通常会观察到管壁以台阶的形式改变，出现牙本质碎屑阻塞管道以及器械分离等事故。不再推荐像旋转1/2圈或1/4圈然后拉动这样的动作；不分青红皂白地使用提拉动作也是不推荐的。

虽然一些生产商声称不再需要手用器械，甚至对于根管管道管理也是如此，但这不是笔者的观点。

镍钛旋转锉在根管预备过程中绝对优于手用器械，但它也存在一些局限性。当使用手机预备时，手感较差，并且因为每分钟的转速相当高，

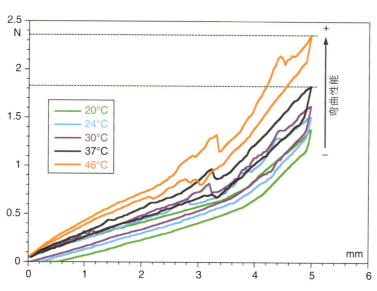

图4.29 温度对ProTaper Next锉弯曲性能的影响。

容易发生事故，镍钛合金器械倾向于遵循最简单的路径，它无法避免一些在根管系统中常见的陷阱，特别是在根尖1/3处（突然的根管弯曲、根管汇合或分叉）。因此，在两个主要的临床阶段，掌握手用器械预备仍然是临床操作的基础。

对根管中上2/3进行预备时，应使用预弯10号K型锉，进行顺时针和逆时针的往复运动。这些被动和随机的运动使器械更深地进入根管通道。初次预备应在器械失速前停止，无论是由于冠部或根尖的限制。虽然最初这种重复的运动被称为"手表上弦"，但是它最好被描述为"遵循"——一个由West[92]创造的术语——因为不需要压力，仪器只是遵循自然的通道路径，由其弯曲的尖端引导。

然后，弯曲的器械在向后旋进运动中被移走。Schilder在开创性的文章中首次将扩孔锉的运动描述为"运动包络"[32]，这种运动在任何逐渐预弯曲的K型器械中都表现良好。它通过微小的扩大解除冠方限制，并允许进一步深入和被动插入。

为了保持根尖孔的位置和尺寸，对根尖1/3的探查需要小心预备和特别的注意。一种新的10号K型锉在末端3mm处是弯曲的，它可以作为盲杖来探测更微妙和不可预测的解剖结构。当接近根尖孔时，旋转和提拉的幅度较小，这就转化为简单的摇动，一旦通畅，就会增加反复提拉运动[31]。在考虑机用器械前，重要的是要验证根管内是否接受至少15号直K型锉的插入。

当面临突然的根尖弯曲或分叉时，明智的做法是考虑手用器械来完成预备。Flexofile（Dentsply Sirona）、Triple-Flex（Sybron Endo，Kerr）和Flex-R（Miltex）器械最适合平衡力技术[27,93]。这需要适当扩大根管口以缓解任何冠部约束，以及增加根尖管通畅。第一步将改良的K型器械直接插入根管中，并通过旋转运动使其前进，直至止动。然后在手柄上没有任何压力的情况下旋转

90°（或更小尺寸的器械）；这使器械尖端与牙本质壁贴合并向根尖深入。第二步是将锉旋转120°以上，同时保持柄上的压力，使其能够承受旋开的压力。重复此步骤以退出器械。第三步是按顺时针方向退出器械，以带出碎屑。根管中使用同一系列的3~4个器械通常足以形成锥形的根尖曲率。

4.3.2 根管预备策略

早在1961年，Ingle就提出了一种标准化的技术[4]，用于填充根管的根尖1/3[4]，最初用银尖填充，后来用牙胶尖填充，其直径与最后使用的器械在工作长度下的确定直径相对应。在这种技术中，在相同的工作长度下，在旋转运动中依次使用增大尺寸的扩孔钻。这种圆柱形的根尖预备有两个目的：通过对根尖1/3管腔的增宽，使整个根管横截面参与并创造一个阻力来保留充填物，将填充物限制在根内。然后使用带有圆周锉削运动的H型锉对根管冠部2/3进行塑形（图4.30）。这一技术最初由美国华盛顿大学开发，很快被大量的牙科学校采用，包括许多斯堪的纳维亚的牙科学校[94-95]，多年来被视为参考技术[96]。它的主要局限性体现在治疗弯曲根管时，根尖部的扩大较为困难。刚性器械无论直径大小，即使与根管长度相同，它的硬度使用都会导致根管解剖形态发生很大的变化[97]，包括内部系统（台阶或穿孔；图4.31）和外部系统（根尖孔扩大或折裂；图4.32）。

更大的问题是这些器械使用时存在的折断风险。为了提高效率，扩孔钻必须与根管管壁契合后，至少旋转180°以完成切割后允许退出。因此，它有一种旋转而不是切割的倾向，随着器械与管壁接触的增加，使器械向根尖前进。由于这些器械是由逆时针扭转钢丝制成的，如果尖端被锁在管壁上，强迫旋转超过合金的弹性极限时，

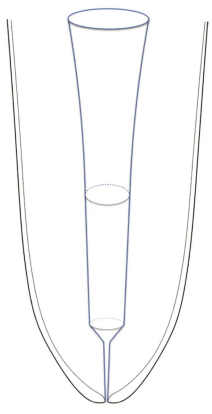

图4.30 标准预备：在X线下根尖1～2mm处建立一个根尖止点，扩大后的根管应该是一个能够容纳单个锥形的圆形根管，冠状面和直状面展开以容纳卵圆形和不规则的根管。

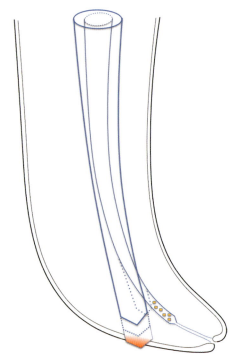

图4.31 预备不充足机制。如果较大、较硬的器械在根管内被运送到相同的工作长度，这将导致偏离自然路径，并在与曲度相反的壁上形成一个台阶。由于顶端部分被碎片堵塞，试图恢复工作长度会进一步加剧侧向运动，最终导致穿孔。

第一个冠部凹槽将发生塑性变形，导致扩孔钻的螺旋形态被展开。然后尝试拧开扩孔钻就会因为过度缠绕导致折断（图4.33）。

为了克服这些缺点，许多作者提出了一种名为后退预备的技术，即逐步后退技术[98-101]。在确定工作长度和根尖有限的扩大之后，在根尖1/3处使用逐渐变短的增大器械，每个器械比前一个更短，间隔取决于根管弯曲程度设定为0.5～1mm。推荐使用K型锉进行操作，动作为旋转1/4然后退出；其余部分则用Gates Glidden burs成形。手动锉的尖端预弯以适应根管弯曲，并随着旋转前进移动直到感觉到阻力。然后将器械的尖端顺时针旋转1/4圈与管壁接合，并在退出过程中切割牙本质。这种运动倾向于凿壁，因此需要在预备结束

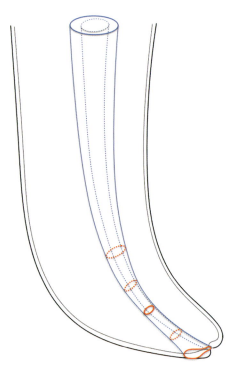

图4.32 过预备的机制。当较大、较硬的器械通过孔时，孔偏离了它的自然位置，它的大小增加了。这导致了孔的轮廓形状为泪滴状，顶端制备为沙漏状。

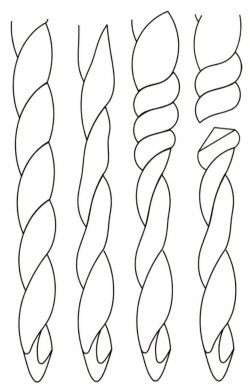

图4.33 根管钙化使锉发生变形的过程。

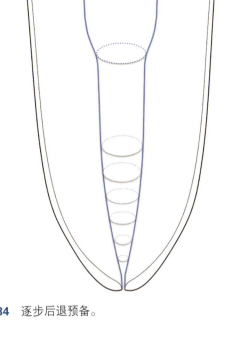

图4.34 逐步后退预备。

时进行回锉。利用Gates Glidden burs对根管冠部2/3进行成形，使得预备好的根管呈现典型"可乐瓶"外观（图4.34），但同时会存在发生条状穿孔的危险（图4.35）。与此同时，Herbert Schilder提出了根管清理和成形的概念。这是基于预扩大和被动的尖端器械及一系列相互后退并越来越大的扩孔锉。永久性验证了根管的通畅性是通过一个预先弯曲的小号锉实现的。

最著名的是"连续技术"[32]，它与标准化技术一样，是一个全球性的概念——几乎是一种治疗理念。根管成形必须满足力学要求，并且基于成形与封闭之间的密切关系[102]。Schilder倡导的目标包括：

（1）开发连续锥形根管预备。

（2）保持根尖部狭窄，在其末端具有最窄的横截面直径。

（3）根管预备存在于多个根管中，而不仅仅是其主根管。

（4）使根尖孔保持原始的位置。

（5）尽量保持根尖孔最小化。

在整个过程中，每一个器械都为方便后续更大的器械进入而做预备，最终逐步向根尖进展。这项技术所使用的工具是具有渐变曲率的扩孔钻，用于凹陷旋转运动。因此，在旋转和退出过程的整个运动中，切削并非由尖端完成，而是由整个器械主体完成（图4.36）。按顺序使用这些器械会预备出锥形。出于安全考虑，必须遵守两个条件：使用预弯的K型锉在不施加过度压力的情况下初步通畅根管，以及通过钻（被动根尖器械）和G钻（用于清理碎屑）扩大冠部[103]。通过根尖不同根段的连接成形，将根管口到根尖孔预备成呈连续的圆锥形（图4.37）。

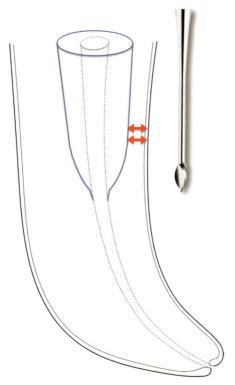

图4.35 当出现弯曲时，过度使用G钻容易导致根部内壁分叉穿孔。通过根尖修整和不同根段的连接使预备好的根管从孔口到根尖呈连续的锥形（图4.37）。

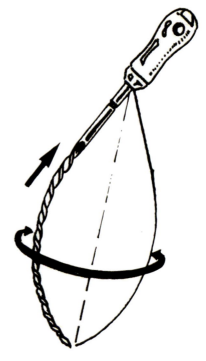

图4.36 Schilders技术中钻的运动轨迹。

Schilder技术的主要创新在于，它将器械从约束（抑制根管鞘和根尖效应）中释放出来，并允许对根管进行真正的三维制备。然而，由于其困难性和当时盛行的教条主义的反对，它几乎没有被使用。

在20世纪80年代初，Marshall和Papin[104]提出了一种原始的冠尖预备技术，但由于其反复产生的医源性错误，该技术很快被淘汰。然而，随着镍钛的引入，这项技术在20世纪90年代重新问世。在最初的牙冠向下技术[105]，从根管口到根尖成形和清洁，直线器械在旋转运动中从最大到最小使用（进行两次不施加根尖压力的360°旋转）。这是一个全新的理念。首选的仪器是具有菱形截面的、Kerr公司的K-Flex锉；这种形状的修改增加了仪器的柔韧性，尤其是在直径低于30/100之后，降低了形成台阶的风险。

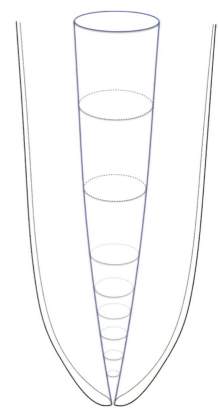

图4.37 连续锥形预备。

Abou-Rass等[106]使用抗曲率填充技术，建议在对根分叉（危险区）对面的管壁进行顶叶外展刷洗时尽早使用旋转器械。其目的是限制在尖端部分的预备过程中出现穿髓和手锉尖端偏转的风险。

Goerig等[107]提出了一种名为降压的混合技术，其中根尖的2/3首先使用H型锉和G钻进行制备，然后用逐步后退法预备根尖的剩余1/3。这项改进技术后来被称为"double flare技术"[108]。

Roane等[27]对旋转器械的折断原因进行了实验研究[93]，随后提出了一种手用器械的新技术。平衡力的概念是基于器械被拧入牙本质壁上后，在压力下脱离时存储在器械内的力恢复（图4.38）。切割工作立即在器械尖端后面，前2个或3个凹槽处完成。为了准确操作，必须遵循3个条件：根管通路的通畅性、消除锉尖处的过渡角以及根管的充分成形以消除冠状约束。如果不满足这些条件，则会导致锉断裂。平衡力技术推动了Flex-R锉（Union Broach，Miltex）、Triple Flex锉（Sybron Endo/Kerr）和Flexo锉（Dentsply Sirona/Maillefer）。

的发展。对于这一结论一直存在争论，直到可通过往复运动恢复其运作模式才最终认可了它。至今，它仍然是处理根尖1/3弯曲的参考技术[109]。

随着Walia等[8]引入镍钛锉，1988年市场上推出了许多镍钛工具。一开始，这些都是手动的，但效果甚微，因为与不锈钢锉相比，它们的效率要低得多，并且它们在无任何征兆下频繁断裂。随后几年对镍钛锉设计的演变，显然，人们对这些失败的临床原因并不明确。1989—1994年，对所有可使用的锉都进行了测试，以寻找不足的原因，但没有取得成功。事实上，镍钛锉的使用方式与不锈钢锉相同，都是采用传统的垂直来回提拉运动；镍钛锉的柔韧性与这种运动学结合反而降低了它的穿通能力。更大的问题是导致牙折风险的增加，这是由于大多数医生都习惯使用第一个锉直接到达工作长度，并且所有的锉都到达工作长度。当医生试图旋转锉使其脱离时，扭转应力值远高于合金的弹性极限，这样做有助于锁定尖端。基于这一观察，我们吸取了两个教训：

（1）镍钛锉必须按冠根方向预备，不应该反向预

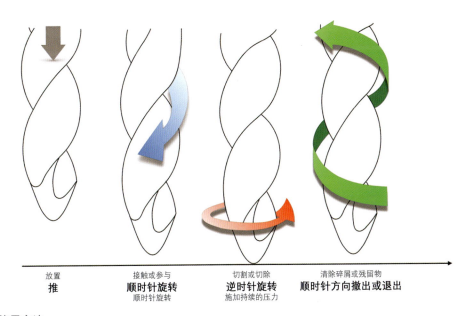

放置	接触或参与	切割或切除	清除碎屑或残留物
推	**顺时针旋转**	**逆时针旋转**	**顺时针方向撤出或退出**
	顺时针旋转	施加持续的压力	

图4.38 锉的使用方法。

备，以减少预备过量，从而减小器械分离风险。

（2）镍钛锉必须在低扭矩下连续旋转使用（轻微的垂直来回提拉），以提高其效率并减少预备过量。

口腔医生——尤其是全科医生——很快就采用了连续轮换，因为这不仅省了时间，还提高了预备质量。专家们一直没有意识到这一技术转变的好处，主要担心器械分离的潜在风险[110-111]。

然而，带有扭矩控制的机扩很快就出现了，从而可以更安全、更有效地使用旋转镍钛锉。此外，为了减少与管壁的接触面积，锥度大于2%的器械变得可用，并且由于镍钛合金提供的更大灵活性而成为可能。

自从引入镍钛锉以来，大多数机构都提倡根向预备技术（图4.39），以减少由于锥形锁造成的锉啮合。使用复杂的序列，在达到工作长度之前进行反复提拉。首先使用尺寸更大、锥度更大的锉，方便更细、锥度更小，且柔韧更强的锉能够深入管内，同时降低了在弯曲根管内锉因反复提拉而折断的风险。半主动式尖端已经替换危险的主动式尖端，使预备的根尖变得圆而光滑。为

了减少尖端接合和扭转应力，必须将根管至少扩大到第一根锉尖端的大小，这可能会穿透狭窄的根管。

镍钛锉的核心部分抗断裂性能的影响大于其尺寸和锥度[112]：

• 当锉在弯曲根管旋转时，外侧的张力和内侧的压力相互作用[113]。这些重复的弯曲变形会导致应力集中，弯曲疲劳因素可能最终导致其断裂。锉的质量越大，产生的应力就越大，因此弯曲时就越容易折裂。

• 当锉的任何部分在两个径向相对的点上与根管壁接触时，它就会结合。继续旋转将导致扭转应力，导致锉扭曲变形[114]。如果在达到合金的弹性极限之前，器械无法切削牙本质，在断裂之前会发生塑性变形。较细的器械更容易折断。在10年的试验中，几乎每一次设计修改都经过了现场测试。镍钛器械各种横截面设计的概念和生产允许用研磨代替旋转预备。虽然改进通常以这样或那样的方式转化为限制，但一些重大创新确实导致了仪器使用方式的变化（图4.40～图4.42）。

• 如今，大多数器械都具有可变的螺旋角和螺旋

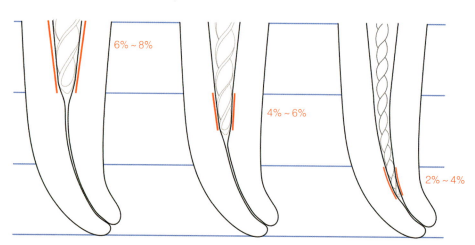

图4.39　根向预备技术在镍钛器械中的应用。在使用较细或锥度较小的锉之前，应使用较大或锥度较大的锉。它们在距根尖1mm处连接，以限制锥形范围。

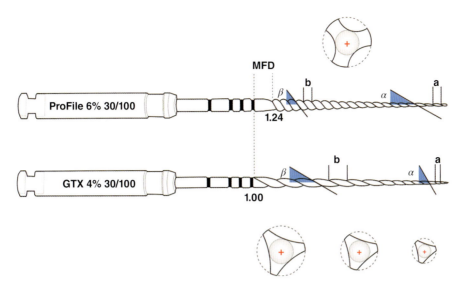

图4.40 对ProFile到GTX锉的螺纹和螺旋角的修改。

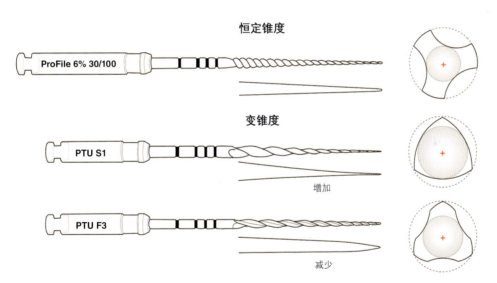

图4.41 不同的刃部形成其独特的锥形。

密度，以减少螺纹影响。这也增加了器械尖端的柔韧性，可容纳并移去更多的碎屑。

• 中心预备和正前角的径向刃部被认为会导致过度预备而被放弃，取而代之的是中性甚至负前角。

• 市场上几乎所有锉的固定锥度大于2%。然而工作部分锥度可变（可增加或减少）。

老式的器械慢慢将刃部深入管壁进行切削运动，然后更换一个锥度较小的器械。下一号的器械在被动插入根管内后取出时能主动清理侧壁。

ProTaper器械（Dentsply Sirona/Maillefer）于2001年推出在通用器械序列（无论临床情况如何）及其在仪器活动部分的独特可变锥度设计方面仍然脱颖而出[115]。最重要的是，它的独特之处在于它的使用方法。

ProTaper器械可以在相同的工作长度下一个

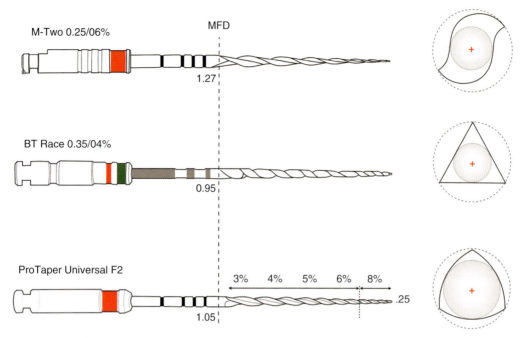

图4.42 不同完成器械横截面和最大凹槽直径（MFD）。

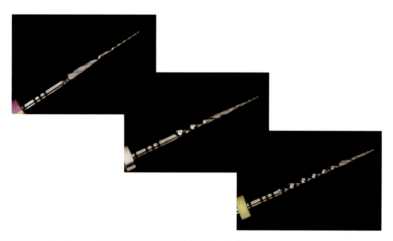

图4.43 根据特定的切削位置，ProTaper器械凹槽中的碎屑堆积。来源：Laurence Jordan。

接一个地使用，而不需要使用根向预备技术。切削作用发生在次过程中，成形工具的每条途径都有助于其被动放置得更深，恢复了原始Schilder技术中一系列钻的工作。然后，后续精加工工具可以用于单路径插入，以产生所谓的通路，并将根尖的1/3与已经扩大的冠状2/3融合（图4.43和图4.44）。

几年后，在单仪器技术中使用往复式仪器代表了制备技术发展的重要一步，或者通过替代旋转（WaveOne，Dentsply-Maillefer；Reciproc，

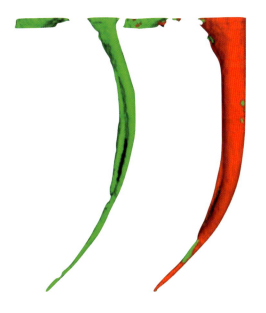

图4.44 器械进入前和进入后的导管显微CT重建，显示了使用ProTaper旋转锉获得的连续锥形预备。来源：未公布的数据经P. Lambrecht和L. Bergmans许可转载。

VDW）[12]或上下提拉（SAF，ReDent Nova）[13]。不过，这些修改不能被视为一个通用的解决方案。特别是在初学者手中，替代旋转可能会提高了器械折断和根管预备的风险[116]，同样，也不会改善根管的清洁效果，同时增加了顶部挤出的碎屑量[117]。尽管表面上看器械和清洁度方面的结果很好，但器械切削过程中获得的根管形状的不可预测性以及操作所需的特定发电机限制了SAF的普遍接受度[118-119]。

从那时起，研究和开发工作集中在两个方面：限制器械运动超出根尖孔，并通过减少表面叶片来最大限度地减少与管壁的接触。微铣削工艺的改进使其能够制造出更复杂的横截面设计：偏移旋转质量、不对称性芯设计、嵌入式刀片和替代切削刃（图4.45～图4.47）。

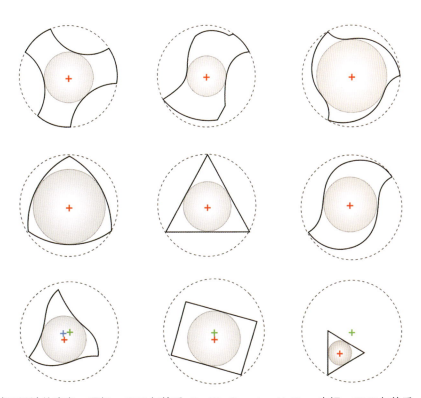

图4.45 多年来横截面设计的演变。顶部：1990年前后-ProFile,Quantec,HeRo。中间：2000年前后-ProTaper、RaCE、M-Two。底部：2010年前后-RevoS，ProTaper Next，XP endo Shaper。

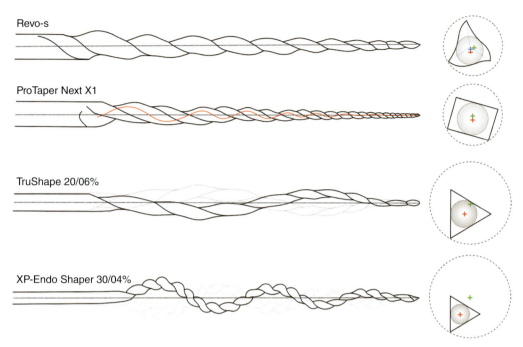

图4.46 横截面设计的不同表现形式。

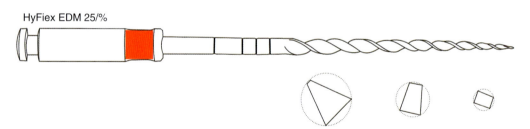

图4.47 横截面可变的器械示例。

一次性使用器械和对合金热机械处理（包括机加工前和机加工后）大大提高了柔韧性和抗断裂能力[9,76]，两个主要因素解释了为什么安全不再是主要问题，即使在成形严重弯曲的根管时也是如此。所有器械都在根管内保持良好的位置[120-121]，只有在不遵守手术规范的情况下才会发生断裂。

新器械系统的营销驱动方案每年都会持续推出，不过新器械没有经过适当的测试。器械序列被简化到了极致，预备根管所需的时间大大缩短，

因此，人们可能会对这些器械在清洁和消毒方面的有效性提出质疑[122-124]。事实上，在以根尖为中心的地方，超过1/3的根管表面未受污染[125-126]，同时存在碎屑和玷污层积聚[118]。根管成形的目的不应该是器械本身[127]，而是促进其清洁（可能是消毒）并尽可能紧密地密封。概念上的变革还没有到来，器械应该保持在最低限度，使用新的冲洗设备和智能密封器械来有效清洁与密封根管。

4.4 结论

随着生物科学的进步，在不久的将来有望实现牙髓组织再生，但对于不可逆的牙髓病变，仍然依赖于牙髓治疗系统的根管消毒和消除感染，然后进行根管封药以防止已预备好的根管再次感染。

因此，需要通过根管预备来扩大根管，冲洗和充填材料对根管进行封闭来促进清洁和消毒。尽管在制造更安全和更好的器械方面取得了进展，但也决不能低估其对于成功治疗牙髓疾病的作用，因为临床预后与根管预备的成功密切相关。因此，至少在目前来看，根管器械的使用将继续成为恢复或维持牙髓病患牙健康的公认手段。

5

冲洗液、冲洗设备和冲洗技术
Irrigating Solutions, Devices, and Techniques

Christos Boutsioukis[1], Maria Teresa Arias–Moliz[2]

[1] *Department of Endodontology, Academic Centre for Dentistry Amsterdam (ACTA), University of Amsterdam and Vrije Universiteit Amsterdam, Amsterdam, The Netherlands*

[2] *Department of Microbiology, Faculty of Dentistry, University of Granada, Granada, Spain*

目录

Endodontic Materials in Clinical Practice, First Edition. Edited by Josette Camilleri.
© 2021 Brian W. Darvell. Published 2021 by John Wiley & Sons Ltd.

5.1 简介

冲洗在根管治疗中起着关键作用[1-2]，根管系统的大部分区域是器械无法到达的[3]，因此器械的主要作用是提供根管的通路，以便于冲洗液的进入[1]。冲洗液应当能杀死微生物并破坏大部分根管系统中的生物膜（图5.1），灭活内毒素等毒力因子，溶解残髓，清除硬组织碎屑和使用器械过程中产生的玷污层，或防止其形成；并为器械提供润滑。冲洗液应当具有生物相容性，易于获得，且成本低的特点[1-2,4]。在以上这些要求中，强大的抗菌效果可以说是最重要的。然而，如果不能以足够的剂量接触到根管系统内的细菌和组织残留物，那么即使是最好的冲洗液也无法实现这些目标。因此，有效的冲洗液输送和激活/搅动技术同样重要，以确保冲洗液在整个根管系统中输送并充分更新，从而保持高浓度的活性成分。冲洗技术还必须产生流动，将细菌、生物膜碎片和组织残留物带出根管；这有助于机械清洗。最后，冲洗液的作用应限制在根管系统的范围内，不应超出根尖[5]。

为了达到这些目标，人们提出了各种各样的根管冲洗液和冲洗技术，并将其不断更新。然而，并非所有的冲洗液和冲洗技术都同样有效，

因此本章将只关注最常用或最为人所熟知的冲洗液和冲洗技术。此外，大多数读者都希望获得一些经验，因此将本章所述的冲洗液和冲洗技术与当前的临床标准进行比较，即次氯酸钠（NaClO）、EDTA、注射器冲洗、超声活化。

5.2 冲洗液

5.2.1 次氯酸钠

次氯酸钠是目前临床中最常使用的冲洗液，被认为是机械化学预备过程中的首选冲洗液[6]。它的活性化合物是游离有效氯，由次氯酸离子（OCl⁻）和次氯酸（HOCl）组成[7]。次氯酸离子在碱性溶液（pH > 7.6）中普遍存在，并具有强大的氧化作用，这是其具有组织溶解活性的原因，而次氯酸在酸性更强的溶液（pH < 7.6）中占主导地位，具有更强的杀菌作用，可能是因为它是一种更小的不带电分子，容易穿透细菌生物膜并破坏蛋白质[8]。降低pH会使溶液更加不稳定，且在抗菌活性方面没有明显的好处，而保持稳定的高pH可以增加溶液的蛋白水解作用，并改善对根管的化学清创[9-10]。

次氯酸钠具有理想根管冲洗液的几个特性[2]。其中含有的游离有效氯对浮游细菌和生物膜细菌都有很强的抗菌作用（图5.2）[11-16]，还能溶解残髓[17-19]。此外，它还能降低与根尖周炎相关的细菌毒力因子，如内毒素和脂磷壁酸[20]。然而次氯酸钠的主要缺点是不能溶解硬组织碎片和玷污层的无机成分，且对软组织有腐蚀性，会导致快速溶血、溃疡、抑制中性粒细胞迁移、破坏内皮细胞和成纤维细胞[21]。因此，若无意中通过根尖孔向根尖周组织挤压或穿孔可能导致"次氯酸钠意外"[22-23]。在根管治疗的过程中，由于隔离不充分而误食少量次氯酸钠不会产生严重的影响，但仍应加以预防[24]。长时间与皮肤接触可能引起刺

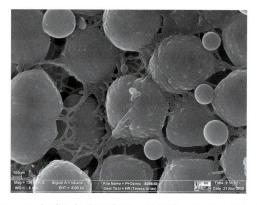

图5.1 24小时生长在牙本质上的细菌生物膜的扫描电镜照片。覆盖在细菌表面的多糖网络开始形成。来源：Maria Teresa Arias–Moliz。

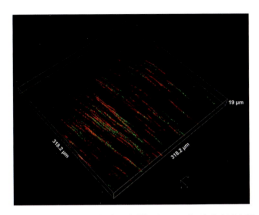

图5.2 2.5% NaClO治疗3分钟后，牙本质小管被粪肠球菌污染。红色的细菌是细胞膜受损的细胞，而绿色的细菌是细胞膜完好的细胞，在共聚焦激光扫描显微镜下进行LIVE/DEAD染色（BacLight；Invitrogen，Eugene，OR，USA）。牙髓侧位于标本的左上方。来源：Maria Teresa Arias-Moliz。

激或皮肤过敏[24]，而与眼睛接触可能导致化学灼伤[25-26]。此外，次氯酸钠是一种反应性很强的溶液。除了细菌和残髓[27-29]，它还与牙本质基质中的蛋白质发生强烈反应，可能改变后者的机械性能[30]。其他大多数冲洗液也是如此，所以游离有效氯在根管中会被迅速消耗[31-33]。因此，它有很强的短期效果，不适合作为预约间用药。

建议在根管治疗时使用浓度范围为0.5%～6%的次氯酸钠。次氯酸钠的效果与浓度相关，浓度越高效果越强[11,34]，但其不良反应也会越强[30,35-36]。为了补偿根管中游离有效氯的快速消耗，建议频繁使用大量新鲜的冲洗液进行冲洗[27-29,37]。然而，到目前为止，还没有关于最佳浓度、体积和接触时间的具体指南，这可能是因为临床情况在微生物负载、解剖结构、残髓组织数量等方面变化很大。

为了在不改变次氯酸钠浓度的情况下提高其有效性，建议在冲洗前将溶液预热至50～60℃[38]。温度升高似乎可以增强其抗菌活性[18,39]，以及溶解牙髓组织[18,34,40]和玷污层有机成分的能力[41]。然而，这一额外步骤的临床相关性值得怀疑，因

为在体内经根管内给药后，溶液的温度很快降至37℃[42]。次氯酸钠原位（根管内）加热已被提出作为口外预热的替代方法[43-44]，但该方法的疗效和潜在副作用尚未得到充分评估。

最后，次氯酸钠价格低廉且获取方便。从家庭来源获得的次氯酸钠中游离有效氯的含量是不可预测的，因此应该优先选择专业来源的次氯酸钠[45]。尽管次氯酸钠的保质期很长[46]，但储存的次氯酸钠溶液在与有机物、光和其他化学物质接触时会变得不稳定，这会加速游离有效氯的损失[31,47]。因此，应当将次氯酸钠储存在不透明的无反应瓶中，并将瓶盖密封，放置在阴凉、黑暗的地方[48]。

5.2.2 氯己定

葡萄糖酸氯己定是一种阳离子双胍类药物，对细菌、酵母和真菌，特别是白色念珠菌具有抗菌活性[15,49-50]。氯己定分子能够与带负电荷的微生物细胞壁结合，从而改变其渗透平衡[51]。在低浓度下，它发挥抑菌作用，低分子量的物质可以从微生物中泄漏出来，而在高浓度下，由于细菌细胞质成分的沉淀或凝固使其具有杀菌作用[52-53]。

建议使用浓度为2%的氯己定进行根管冲洗[2,54-55]。它对浮游细菌的抗菌活性比生物膜强，这可能是因为它与生物膜外聚合物基质相互作用，阻碍了分子向微生物细胞的扩散[56-57]。氯己定被认为效果不及次氯酸钠[15,58-59]，尽管对临床研究的系统性回顾对这个问题存在一些争议[60]。它可以降低机械化学预备后感染根管内的内毒素水平，但这一作用也不及次氯酸钠[61]。此外，它对软硬组织均无溶解作用[17,62]。这些缺点是在根管治疗中，除对次氯酸钠过敏时[63]，首选次氯酸钠作为主要冲洗液的主要原因[2]。然而，氯己定也有一些重要的优点。例如，它可以吸附在负电荷的表面，如牙本质基质上，然后慢慢释放回根管内，

从而将抗菌活性保持数小时至数周[64-69]。这种特性被称为实质性，并且被认为是氯己定相对于次氯酸钠的主要优势[66-67,70]。当氯己定的应用时间延长[64,69,71]，或在应用过程中牙本质胶原暴露在根管中时，其持续时间似乎最长[68]。然而许多相关研究并没有经过临床验证。

与次氯酸钠相比，氯己定的另一个优点是不与牙本质基质中的胶原发生反应，因此不会影响其结构[72]。此外，它还抑制了与细菌相关的牙本质基质金属蛋白酶（MMPs）的激活，这些酶参与杂交层内胶原网络的降解[73-74]，因此它可以延长树脂与牙本质粘接的完整性和耐久性[67]。最后，氯己定作为根管冲洗液使用时并未出现不良副作用[53]，尽管它对成纤维细胞和根尖牙尖乳头干细胞具有细胞毒性[75-76]，甚至可能比次氯酸钠更严重[75,77]。此外，它还会与根管内残留的次氯酸钠发生反应，形成橙棕色沉淀[32,78]。

5.2.3　EDTA

EDTA是一种螯合剂，可以与钙离子等金属离子结合，形成可溶性配合物[79]。螯合是一个自限性过程，当所有可用的离子都被结合时，将达到平衡，不再发生螯合反应[80]。EDTA以多种盐的形式存在，如二钠和四钠EDTA[79]。浓度为15%～17%的二钠盐pH为中性或微碱性（7～8），

是一种强螯合剂，是根管冲洗中最广泛使用的形式[6,81]。它可以溶解根管预备过程中形成的硬组织碎片和玷污层的无机成分[82]。EDTA作用于牙本质1～5分钟[82-84]后，可以使20～30μm厚的牙本质发生脱矿[85]。过长时间接触牙本质会导致牙本质过度脱矿，从而降低其显微硬度[85-86]。由于EDTA仅作用于碎屑和玷污层的无机成分，因此必须与NaClO联合使用才能完全去除碎屑和玷污层（图5.3）[87-88]。然而，当使用EDTA后再使用NaClO，会导致暴露的牙本质胶原蛋白被侵蚀[89]，不利于粘接[90-91]。此外，EDTA会与NaClO发生反应，导致游离有效氯的快速消耗[31-32,54,92]。因此，在根管预备的过程中禁止交替使用任何形式的NaClO和EDTA[93]。此外，含有EDTA或其他螯合剂的凝胶与旋转器械联合使用，并不能减少根管预备过程中对器械施加的压力，甚至在某些情况下还会增加压力[94-95]。水溶液是更有效的润滑剂[94-95]，而且其效果与EDTA的存在无关[94]，因此目前认为NaClO足以提供根管预备过程中所需的润滑和抗菌作用[96]。但尽管如此，含有EDTA的凝胶在钙化根管的最初通开过程中仍然是有用的。

EDTA几乎没有抗菌活性[11,97-98]，但其螯合作用改变了革兰阴性菌的外膜[99]，使其生物膜基质不稳定[57]。它还能促进生物膜的分离[100]，去除玷污层中的细菌[101]。一些研究进一步报道了其抗真菌作用[102-103]。EDTA的组织溶解作用非常有

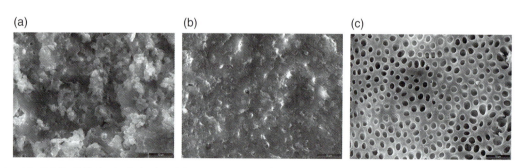

图5.3　2.5% NaClO处理前（a）后（b），以及2.5% NaClO处理后，最后用17% EDTA冲洗（c）的牙本质玷污层的扫描电镜照片。来源：Maria Teresa Arias-Moliz。

限[104-105]。它的细胞毒性低于NaClO和CHX[75]，也没有遗传毒性[106]，但会影响巨噬细胞的功能和活力[106-107]。除此之外，它价格低廉且易于获取[108]。

与二钠EDTA相比，四钠EDTA（Na₄EDTA）具有更高的pH，是较弱的螯合剂[109]。因此，当与NaClO混合时，它不像二钠EDTA那样迅速消耗游离有效氯，并且混合溶液在短期内可以保持两种溶液的性质[105,110]。然而，两种溶液混合后应立即使用，因为随着时间的推移，游离有效氯会逐渐流失[105,111]。而且应避免对混合溶液进行加热，因为这同样会加速氯的流失[112]。

5.2.4 柠檬酸

柠檬酸（CA）是一种弱三羧酸，可代替EDTA用于去除玷污层[113-115]。它与钙离子结合，形成可溶的螯合剂。使用浓度范围在1%~50%，常用浓度为10%（pH1.1~1.9）[116]。CA比EDTA具有更强的生物相容性和更低的细胞毒性[117-118]。且同样价格低廉，易于获取。但也有以下几项缺点：它会在根管壁上留下沉淀的晶体，可能会干扰根管填充[113]；降低了牙本质的显微硬度，但程度低于EDTA[119]；比EDTA和其他螯合剂更容易造成牙本质侵蚀[89]；与NaClO发生反应，会加速游离有效率的消耗[31]。它对浮游细菌具有一定的抗菌活性[97]，这可能是由于微生物细胞内部pH降低导致细胞膜渗透性改变而造成的[120]。然而，对生物膜的影响很低[11]。最后，CA缺乏溶解牙髓组织的能力[17]。

5.2.5 羟乙磷酸

1-羟乙烷1,1-二膦酸（HEDP），也称为羟乙磷酸或依替磷酸，是一种温和的螯合剂，通常用于水处理[121]和治疗骨质疏松症或Paget病[122-123]。它在去除玷污层方面与EDTA同样有效，但作用时间更长（5分钟）[84]。这是为了简化根管冲洗方法，

在连续螯合的概念下，首次提出的在根管预备过程中与NaClO混合使用的弱螯合剂[31]。该混合物在短时间内保持了两种化合物的性能[12,31,59,104,11,124-126]，可以减少玷污层的形成和硬组织碎屑的积累[124-125]，溶解残髓[104,126]，并且即使存在硬组织碎屑或玷污层[19,127-128]，也能对牙本质表面[59]和牙本质小管内的生物膜发挥强大的抗菌作用[12]。其抗菌效果至少与使用EDTA后再使用NaClO的方法相似[16]。

可以从各种化学品生产商处获得纯净的HEDP，但也有专门用于根管冲洗的HEDP，与NaClO溶液混合，呈胶囊形式（Dual Rinse HEDP；Medcem GmbH，Vienna，Austria）。混合物在室温下可以保持活性1小时[111,129]，在低温下储存可使游离有效氯保持7小时；加热则反之[129]。混合物中HEDP的存在不会增加其细胞毒性[130]，在临床使用过程中迄今未观察到不良反应[131]。然而，其他可用于连续螯合的弱螯合剂经过评估具有比HEDP更好的效果[132-133]。

5.2.6 顺丁烯二酸

顺丁烯二酸（MA）是一种温和的二羧酸，可以作为EDTA的替代品，因为它同样具有去除玷污层的能力[134-137]。它比EDTA具有更强的生物相容性[138-139]，对浮游细菌和生物膜具有比EDTA或CA更强的抗菌活性[140-141]。其抗菌作用也与内部较低的pH（1.05）有关[120]。根管冲洗时一般选择浓度为7%的MA[138]，因为浓度较高会造成管间牙本质损伤[142]。

5.2.7 臭氧化水

臭氧（O₃）是一种非常活跃的气体，通常存在于大气中，但也可以由发生器产生[143]。在有水存在的情况下，可以形成氧自由基，氧自由基穿透细胞膜，扰乱渗透平衡，促进氨基酸和核酸

的氧化[144]。因此，臭氧化水对细菌、真菌、单细胞生物和病毒具有抗菌作用，推动了其在水处理[145]、食品工业[146]和某些疾病治疗方面的使用[147-148]。然而，它对感染根管的抗菌性是有限的。许多研究表明，臭氧化水对浮游细菌和生物膜的效果明显不如NaClO[143,149-151]。此外，它还不能中和内毒素[152]。最近的一项系统综述得出结论，尽管臭氧水的毒性很低，但无论是作为NaClO的替代品还是辅助剂，它都不适合作为根管冲洗液使用[153]。

5.2.8　电化学活化水

电化学活化水（EAW）是通过在特殊装置中电解自来水或低浓度盐溶液（如生理盐水）产生的，该过程类似于大规模生产NaClO的过程[154]。可以产生两种类型的溶液：阳极液和阴极液。阳极电解质含有HOCl和OCl⁻，其杀菌潜力主要归因于游离有效氯的存在[155]。然而，其浓度通常远低于NaClO溶液[156]。阴极电解质是碱性的，具有清洁或洗涤剂的作用[155,157]。EAW对生物膜的抗菌作用在根管外与NaClO相似[158]，但在根管内使用时明显不如NaClO[154,159-160]。此外，EAW不能溶解牙髓组织[161]。

5.2.9　生理盐水

生理盐水（0.9% NaCl）是一种惰性溶液，没有直接的抗菌作用，也不能溶解残髓或硬组织碎片[2,17]。它常被用作实验中的控制溶液。尽管缺乏化学活性，但当它在根管系统内流动时，仍然可以发挥机械清洁作用[162-163]。它可以作为根管预备器械的润滑剂[94-95]。然而，它不应用作主要冲洗液，仅用于中间冲洗，以防止两种相互反应的冲洗液（如NaClO和CHX）接触[164]，或在临时需要惰性冲洗液的情况下使用（如NaClO事故后）[165]。

5.2.10　混合冲洗液

没有一种冲洗液可以满足本章开头概述的所有要求，因此已经开发出含有多种冲洗液的混合物。其中许多包括抗菌剂或螯合剂以及一种或多种表面活性剂，后者的加入是为了降低表面张力。例如，Chlor-Xtra（Vista Dental，Racine，WI，USA）含有6%的NaClO，CHX-Plus（Vista Dental，Racine，WI，USA）含有高达2%的CHX，SmearClear（SybronEndo，Orange，CA，USA）含有EDTA。医生中一个常见的误解是，降低表面张力可以改善混合物在根管系统中的渗透[166-169]。然而，冲洗液表面张力的降低并没有提供任何临床相关的优势。表面张力只作用于不混溶液体之间的界面，而体内并不存在这样的界面来限制冲洗液在根管内的渗透[170]。尽管如此，一些表面活性剂具有直接抗菌作用，且其抗菌作用的发挥并不依赖于表面张力的降低。例如，西曲溴铵（CTR）是一种阳离子表面活性剂，广泛用于与普通冲洗液的混合物中，具有杀菌作用，也可以通过削弱外聚合物基质内的凝聚力来降低生物膜的机械稳定性[171]。这种额外作用在有强抗菌溶液的混合物（如高浓度的次氯酸钠）中可能无法观察到，但确实可以促进抗菌性能较弱的冲洗液（如CHX、EDTA、CA、MA）的抗菌性[15,68,141,172-173]。表面活性剂与螯合剂的混合物似乎也有很长的残留效应[174-175]。

文献表明，表面活性剂的加入并不能增强高浓度NaClO的抗菌效果[172,176-177]，也不能增强其组织溶解能力[178-180]。相反，还会加速游离有效氯的流失[181]。2%的CHX与表面活性剂混合（CHX-plus；Vista Dental）比单独使用CHX对生物膜有更强的作用[172,182]，但这可能是由于表面活性剂的额外抗菌作用导致的[172]。在EDTA中加入表面活性剂似乎也不影响牙本质中钙的去除和玷污层的去除[183-185]。同样的原理也适用于其他含有表面活性剂、抗菌剂和螯合剂的混合物（见下文）。

5.2.10.1 BioPure MTAD

BioPure MTAD（Denstply Sirona，Charlotte，NC，USA）是由3%多西环素、4.25% CA和0.5%表面活性剂（Tween 80）组成的混合物[186]。建议用1.3% NaClO进行机械化学预备后，使用该冲洗液进行最后5分钟冲洗（代替EDTA），以去除玷污层[186]，并进一步对根管系统进行消毒[187-188]。玷污层的去除依赖于CA和多西环素，但也归因于该混合物的低pH（低至2）[116,187,189]。虽然一些研究发现它只引起牙本质小管结构的微小变化[187]和有限的侵蚀[190]，但也有其他研究报道，相较于EDTA，它能更有效地使牙本质脱矿[191]。

MTAD的抗菌活性来源于多西环素，多西环素的抑菌作用随着时间的流逝可以有一定残留（实质性）[192-193]。然而，关于这些影响的程度存在一些争议。尤其是早期的研究报道了MTAD可以非常有效地消除根管细菌[188,194-197]，但在其他一些研究中它并没有优于其他常用的冲洗液（如NaClO）[98,198-205]。也有研究表明，在MTAD之前使用NaClO冲洗可以显著降低其实质性[201]。

MTAD不能溶解残髓[205]。此外，尽管其具有良好的生物相容性[206]，但可能导致牙齿变色[207]。孕妇、8岁以下儿童和对多西环素过敏的患者禁用。它也比其他常用的根管冲洗液更昂贵，保质期更短[208]。

5.2.10.2 Tetraclean

Tetraclean（TC）（Ogna Laboratori Farmaceutici，Muggiò，Italy）是一种类似于MTAD的混合物，但含有较低浓度的多西环素（1%）、较高浓度的CA（10%）和两种不同的表面活性剂：丙二醇和西曲溴铵[168,209-213]。同样建议在使用NaClO后使用TC进行最后5分钟的冲洗[209-210]，因为它可以去除玷污层[168,211]，并对根管内残留的细菌有抗菌作用[168,209,211]。这种抗菌作用弱于NaClO[209]，但比MTAD更强，可能是因为其成分中含有CTR[209-210]。其实质性比MTAD更大[212-213]，但可先用NaClO冲洗而降低其实质性[214]。它同样没有组织溶解能力[209-210]。

混合物中多西环素的存在可导致与MTAD类似的问题，如牙齿染色、细菌耐药性和过敏[189,207]。为了克服这些问题，研究者研发了一种不含任何抗生素的改性混合物（四环素NA；Ogna实验室制药）。尽管不含四环素，但与MTAD相比，改良后的混合物对牙本质小管内的细菌具有更强的抗菌作用[203]。

5.2.10.3 QMix

QMix（Denstply Sirona，Charlotte，NC，USA）由2% CHX，17% EDTA和CTR混合而成。具有微碱性的pH，被推荐作为NaClO后的最后冲洗液，使用2~5分钟，以去除玷污层并杀死剩余的细菌[205,215]。在螯合方面，它具有和EDTA同样的效果[205,215]。它降低了牙本质的显微硬度，且不会引起侵蚀[89]。其对生物膜的作用优于CHX和MTAD[205,216]，但不及NaClO[217-219]。由于其成分中存在CHX[220]，因此它也表现出持久的实质性。并且也具有良好的生物相容性[221-222]。

5.2.11 推荐使用的冲洗工具

在没有一种溶液具有理想冲洗液的所有特性的情况下，为了完成根管冲洗的所有目的，至少要使用两种溶液。NaClO作为开放根管入路和机械化学预备过程中的主要冲洗液已被广泛认可[1-2,4,6]。为了使冲洗液能有效地在根管系统内扩散，其对生物膜中细菌的抗菌作用，以及溶解残髓和玷污层的有机成分，可能需要频繁地与大量的新鲜冲洗液交换使用和延长使用时间。NaClO也被认为是根管预备器械的一种极好的润滑剂[94-95]。尽管根管系统中器械无法到达区域的硬组织碎片和玷污层的无机成分也需要清除，但正如已经解释的那样，禁止在根管预备期间交替使用NaClO和强螯合剂[31,92,132]。

螯合剂（如EDTA）可以在根管预备后短时间内应用，以达到以上目的，并部分破坏生物膜[57,82,100]，但这一步不应作为冲洗的最后一步。硬组织碎片和玷污层需要去除，主要是为了让NaClO更深入地渗透到器械无法到达的区域和牙本质小管内，去除后应再次使用NaClO，以最大限度地发挥其抗菌效果。或者，NaClO和弱螯合剂的混合物（例如HEDP）可用于整个机械化学预备过程以进行连续螯合[16,31,132]，但需要更多的证据来证明其性能和可能的不良反应。

需要强调的是，最终的冲洗方案决定了根管充填前牙本质表面的状况，因此应考虑到根充材料的要求。例如，最后用NaClO冲洗会溶解暴露的牙本质胶原蛋白，这可能对某些类型的根管充填材料有害，因为它需要与这些胶原纤维结合在一起[90,223-224]。然而，也有反对意见[225-226]。一种可能的解决方法是在根管充填之前用螯合剂再次冲洗，以暴露新的胶原蛋白层。

5.3 冲洗技术

与其将冲洗技术分为"手动"或"机械辅助"，不如将它分为"冲洗输送"或"冲洗活化/搅动"，前者几乎没有实际用途，后者反而更合理，因为这两种技术的用途不同。

输送技术的目的是将大量的冲洗液输送到主根管，而活化/搅动技术的目的是将冲洗液分配到根管系统的其余部分，并加强清洁和消毒。文献中似乎也有一些关于术语"活化"和"搅动"的混淆，这两个术语经常互换使用。有几种冲洗技术可以在根管内搅动冲洗液，尽管效果不同，但并不是所有的技术都能以化学方式激活。因此，

在本章中，术语"活化"将保留给那些能够产生瞬态空化气泡的技术，这些气泡在破溃时可能会加速其附近的化学反应[227-228]。上一节中描述的所有冲洗液都可以使用这里描述的输送技术进行输送，并且大多数可以毫无问题地搅动/活化；稍后将详细介绍一些值得注意的例外情况。

5.3.1 冲洗输送技术

5.3.1.1 注射器冲洗

注射器冲洗是一种广泛应用于根管内冲洗的技术。由于该技术的操作简单和低成本以及注射器与针头的广泛可用性，成了牙体牙髓科医生和全科医生中最流行的技术[6,81,229-230]。因此，可以认为是目前的临床标准。在注射器冲洗时，冲洗液通过针头从注射器转移到根管。冲洗液在根管内从根尖1/3流向冠1/3，通过根管口排出，在根管口被吸引器吸走。冲洗液流动的原因是临床医生施加在柱塞上的力在注射器筒内形成的压力。正压驱动冲洗液通过针头，因此注射器冲洗被归类为正压冲洗方法[231-232]。

5.3.1.1.1 注射器 用于根管冲洗的注射器容量为1~20mL（图5.4）[233-240]。除了实际的考虑，如再填充的频率，注射器的选择也取决于临床医生的力量、针头的大小和长度，以及所需的流量[170]。更大的注射器，更细或更长的针头，以及更高的期望流量都需要临床医生在冲洗过程中对注射器柱塞施加更大的力[170]。容量为5~10mL的注射器是比较合理的容量。电池驱动的自动注射器最近出现在市场上，有助于以稳定的流量进行冲洗，但目前还没有研究证实这一潜在优势。用于根管冲洗的所有注射器和针头都需要一个安全的鲁尔锁螺纹接头，因为注射器筒内的高压[241]可能导致注射器在冲洗过程中意外分离[26]。

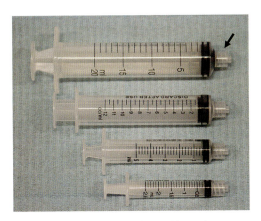

图5.4 用于根管冲洗的注射器。从上到下：20mL，12mL，5mL和2.5mL。每个注射器都有鲁尔锁螺纹配件（箭头）。来源：经Springer许可转载。Boutsioukis, C., van der Sluis, L.W.M. Syringe irrigation: blending Endodontics and Fluid Dynamics. Chapter 3. In Basrani, B. ed. Endodontics Irrigation: Chemical Disinfection of the Root Canal System. New York, NY, USA: Springer, 2015:45–64。

5.3.1.1.2 针头 在根管治疗的过程中，各种各样的针头被应用于冲洗输送[235,237,242–247]。通常由不锈钢制成（图5.5），但为了增加对弯曲根管的冲洗和灵活性，近来也开始应用镍钛[248]和塑料针头（图5.6）。针头的直径或大小通常以"G"为单位[248–249]；"G"值越大，针头直径越细（表5.1）。针头目前还没有被普遍接受的颜色编码[248]，每个制造商都可以自由决定针头的颜色代表何种大小、长度，甚至类型。过去通常使用大针头（21～25G）进行注射器冲洗[236,250–254]。显然，即使在较宽的根管中，这些针头也只能插入髓腔和根管的冠1/3，因此冲洗液只能被输送到这些区域，实际上只有很少的量能到达根管的根尖1/3，要么是由器械携带的，要么是扩散的结果[170]。

如今，人们已经认识到将冲洗液输送到根管全部区域的重要性，并且广泛提倡使用更小的针头（27～31G），可以到达更深的地方[2,255–259]。目前认为30G的针头是标准的，但稍微大一点和小一点的针头也在使用。较小的针头的主要缺点是，在冲洗过程中需要对注射器柱塞施加更大的力量，以达到相同的流量；即使针头直径略微地减小也会导致所需力量的大幅增加[170]。尽管如此，考虑到根管器械的当前趋势[260]，更精细的针头（＞30G）可能会成为未来的标准。

冲洗针一般分为两类：一类是不论形状如何，冲洗液都可以直接流过针尖的（开放式），另一类是针尖封闭的（封闭式），防止冲洗液直接流出，使其流经一个或多个侧孔（封闭式）（图5.5）[247]。开放式针头产生强烈的冲洗液喷射流，喷射流可以向根尖渗透（图5.7）[247,261]。根管的渗透取决于根管的根尖大小和锥度以及冲洗液的量（图5.8）[247,256,261–262]。在根尖尺寸小于30G[263–264]的根管中，冲洗液不能到达针尖顶端超过1mm的位置，但在较大的根管内，冲洗液的渗透性大大提高[256,261–262,264–265]。根尖大小的增加也降低了冲洗液无意中冲出根尖孔的风险[266]。

封闭式针头只能产生低强度的喷射流，流向根管壁（图5.7）[247]。冲洗液通常可以到达针尖顶端超过1mm的位置（图5.8）[247]，但即使增加针尖尺寸、锥度或冲洗液流量，冲洗液渗透的距离也不会增加很多[261–262,264–265,267]。因此，在根尖冲洗液渗透方面，封闭式针头不如开放式针有效[247,256,262,264–265,268]。另一个缺点是强烈的不对称流动会使冲洗液冲击在正对根尖区开口的一小部分根管壁上[244,247,257]，将机械清洁效果集中在此区域[245,247,262]。因此，在使用过程中必须考虑针头的开口方向。然而，封闭式针头可以减少冲洗液冲出根尖孔[266,269]。

5.3.1.1.3 注射器加热装置 目前临床中开始使用各种类型的注射器加热装置，以便将冲洗液在送入根管之前进行加热[270]。早期研究表明，1% NaClO溶液在45℃或60℃下溶解残髓的能力与5.25%在20℃下溶解残髓的能力相同[18]。然而，最近的研究[271]，包括一项临床研究[42]表明，只有在

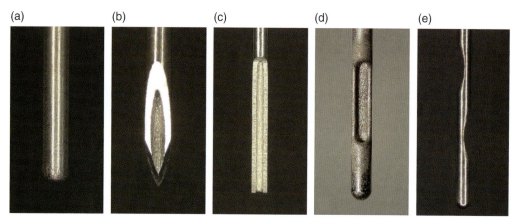

图5.5 各种30G不锈钢根管冲洗针头。开放式：（a）平口；（b）斜口；（c）凹口。封闭式：（d）侧面开口；（e）双面开口。已应用多种视图和放大来强调尖端设计的差异。来源：经Elsevier许可转载和修改。Boutsioukis, C., Verhaagen, B., Versluis, M., Kastrinakis, E., Wesselink, P., van der Sluis, L.W.M. Evaluation of irrigant flow in the root canal using different needle types by an unsteady Computational Fluid Dynamics model. J. Endod. 2010;36:875–9。

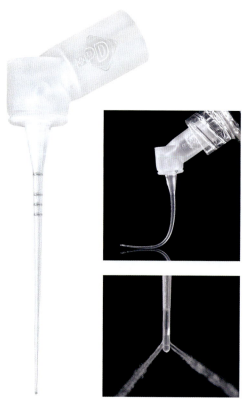

图5.6 由塑料制成的灵活的30G双面开口针头。来源：Courtesy Produits Dentaires SA, Vevey, Switzerland。

输送的过程中，根管内冲洗液的温度才会升高；之后便迅速降至37℃，即生理体温。因此，预热只有非常短期的效果，临床意义有限。此外，使用旋转镍钛器械与预热的NaClO接触可能会大大降低其对循环疲劳的抵抗力[272–274]。

5.3.1.1.4 冲洗技术 为了使冲洗液能够渗透到主根管的根尖，针头必须无阻力放置在足够接近工作长度的位置，根管必须充分扩大。将针头（尤其是开放式针头）固定在接近工作长度的位置，并阻断流向根尖孔的反向流动，可能会导致冲洗液意外冲出根尖孔，因此应避免这种情况的发生[269]。开放式针头应放置在距离工作长度2~3mm的位置，而封闭式针头必须放置在更近的位置（1mm以内）[247,256,261–262,264–265]。30G针头要达到这些位置，需要最小的根尖大小为30~35。由于冲洗液的黏性限制了其在狭窄空间内的流动，因此将根管扩大到这个大小对于冲洗液向根尖渗透也很重要[170]。而根管锥度对冲洗液渗透的影响较小[264–265]。

表5.1 根据ISO 9626:1991/Amd1:2001[249]的医用针头规格和相应的根管器械尺寸（不存在的器械尺寸四舍五入到下一个可用的尺寸）

测量尺寸（G）	公制尺寸（mm）	外直径（mm）		对应的器械尺寸
		最小	最大	
21	0.80	0.800	0.830	90
23	0.60	0.600	0.673	70
25	0.50	0.500	0.530	55
26	0.45	0.440	0.470	50
27	0.40	0.400	0.420	45
28	0.36	0.349	0.370	40
29	0.33	0.324	0.351	35
30	0.30	0.298	0.320	35
31	0.25	0.254	0.267	30

来源：Modified from ISO 9626. Stainless Steel Needle Tubing for Manufacture of Medical Devices. Amendment 1. Geneva, Switzerland: International Organization for Standardization, 2001:1–5。

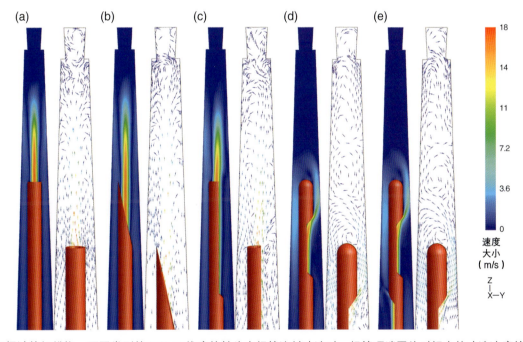

图5.7 根据计算机模拟，不同类型的45/0.06锥度的针头在根管注射冲洗时，根管顶端平均时间内的冲洗速度轮廓（左）和矢量（右）。开放式：（a）平口；（b）斜口；（c）凹口。封闭式：（d）侧面开口；（e）双面开口。所有针头的位置都比工作长度短3mm，并用红色标记。来源：经Elsevier许可转载和修改。Boutsioukis, C., Verhaagen, B., Versluis, M., Kastrinakis, E., Wesselink, P/., van der Sluis, L.W.M. Evaluation of irrigant flow in the root canal using different needle types by an unsteady Computational Fluid Dynamics model. J. Endod. 2010;36:875–9。

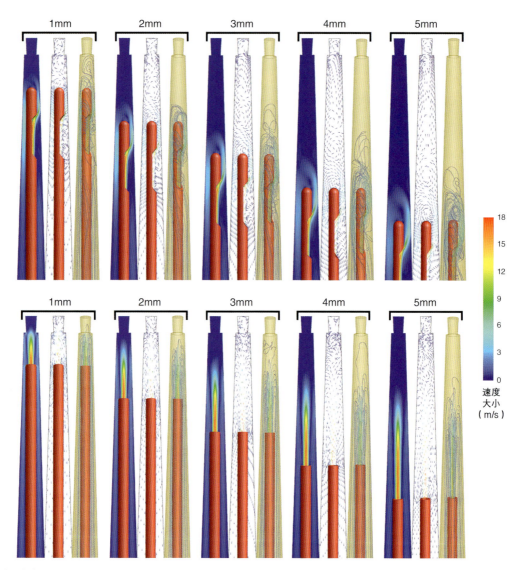

图5.8 根据计算机模拟，45/0.06锥度的开口针头或闭口针头在根管注射冲洗时，平均时间内冲洗速度轮廓（左）、矢量（中）和水流线（右）。所有针头均放置在距离工作长度1～5mm处，且针头用红色标记。来源：经Elsevier许可转载。Boutsioukis, C., Lambrianidis, T., Verhaagen, B., et al. The effect of needle insertion depth on the irrigant flow in the root canal: evaluation using an unsteady Computational Fluid Dynamics model. J. Endod. 2010;36:1664–8。

在冲洗过程中，针头应沿着根管做上下提拉运动，但不得超过所需的插入深度。这样的运动除了可以防止针头粘连外，还可以改善根管的机械清洁。不是因为搅动，而是因为最大限度的机械清洁集中在针尖附近的有限区域[247,256–257,264–265]。最后，冲洗液应以适当的流速（0.15～0.20mL/s）输送，如果流速过低（＜0.05mL/s），甚至无法将冲洗液输送到封闭式针头的尖端[267]。

在满足根管大小、针头插入深度和冲洗液流速要求的情况下，注射器冲洗十分有效。几项体外研究和一项临床试验报告，没有发现注射器冲洗与其他方法（包括负压冲洗、声波活化和超声活化）在清除主根管软组织残余、硬组织碎片、细菌和生物膜或根尖周炎愈合方面有任何显著差异[275–283]。几项进一步的研究同样也没有发现注射器冲洗与其他方法有任何区别，但不清楚是否满足上述要求[284-288]。研究表明，与其他方法相比，注射器冲洗对主根管的清洁和消毒效果较差，通常没有将根管扩大到足够的大小或将针头放置在距离根尖止点太远的地方[257,289-293]。因此，对于具有单一根管和简单解剖结构的牙齿，注射器冲洗的效果是足够的。然而，冲洗液无法渗透过于复杂的解剖结构，如未预备完全的鳍部和椭圆形区域[294-302]、根管峡部[279,282,284,303-306]和副根管[307-310]，因此其他冲洗方法，特别是冲洗活化法，在更复杂的解剖情况下是必要的。

5.3.1.2　负压冲洗

负压冲洗技术有时被错误地归类为搅动或活化技术。在负压冲洗的过程中，冲洗液在牙髓腔内输送，负压（吸力）作用于插入根管内的冲洗针头的远端，使冲洗液沿着根管从冠方被吸向根尖1/3的方向[290,311]。负压冲洗在牙髓科并不是一个新想法[312]，但它作为注射器冲洗的替代方法被重新引入，以去除根管根尖1/3处的气泡（根尖气锁）[313]，并将冲洗液冲出根尖孔的风险降至最低[290,312]。这几种观点都受到了质疑[165,314]。负压冲洗技术的普及程度远低于注射器冲洗和其他辅助冲洗技术[6,230]。

5.3.1.2.1　冲洗针头和系统　用于负压冲洗的冲洗针头有很多种，有开放式的也有封闭式的，包括通常用于注射器冲洗的针头（图5.9）[31,315]，只要有合适的适配器将其安装在牙科设备的吸引软管上即可。然而，它们需要足够细，可以无阻力地达到根管的根尖1/3，甚至是整个工作长度[311]。冲洗针头由不锈钢或塑料制成，通常呈圆柱形，但也有锥形；锥形减小了流动阻力[311]。为了避免使用过程中经常出现的堵塞问题，研究者研发出了多通气孔冲洗针头，这样即使其中一个通气孔堵塞了，也不会完全停止流动。

负压冲洗系统还包括一些将冲洗液输送到髓腔的装置（通常是注射器和针）和用于排出溢出物的附加吸入软管，以及必要的管和连接器。

5.3.1.2.2　技术　要将冲洗针头放置在根管的根尖1/3并有效吸出冲洗液，需要将根管扩大到足够的宽度。封闭式冲洗针头应无阻力放置到工作长度，因此，如果使用30G冲洗针头，则应将根管至少扩大至35～40（0.04锥度）[231,316]。开放式冲洗针头可以放置在稍远的地方，距离工作长度2mm，而不影响冲洗液交换[311]，但这些针头通常较大，因此根管也应该扩大到几乎相同的大小和锥度。

大多数负压冲洗系统没有严格的使用规定[311,315]。然而，EndoVac系统的制造商（Kerr，Brea，CA，USA）建议使用特定的操作方法[317]，以确保临床医生之间以及评估该系统的各种研究之间的一致性。首先使用较粗的塑料开放式冲洗针头冲洗髓腔和根管的冠1/3及中间1/3，以去除较大的碎屑，然后在根尖1/3使用较细的冲洗针头。这一额外的步骤减少了细针头堵塞的概率，但即使是较粗的针头也可能被碎屑堵塞[316]。在这两种情况下，通过注射器将冲洗液同时输送到髓腔中，并且将溢出液通过单独的吸入软管排出。该方法的所有步骤在时间（输送时间和间歇时间）方面都是标准化的，但在根管中输送的冲洗液量方面却没有标准化，这可能是因为很难准确确定在体内冲洗过程中有多少冲洗液流经这个复杂系统的每个部分。因此，该方案依赖于通过每个冲洗针头流速的标准化，尽管在现实中，由于堵塞、根管中冲洗液的耗尽或用于驱动系统的吸入压力的变化，该流速可能会波动。

牙科吸引器可以维持20～25kPa的负压[231,311]，但在日常使用中很少监测。任何压力的降低都会导致通过冲洗针头的冲洗液流速成比例地降低，这可能很难检测到。此外，负压冲洗时通过冲洗针头的最大流量比使用相同类型和尺寸的注射器

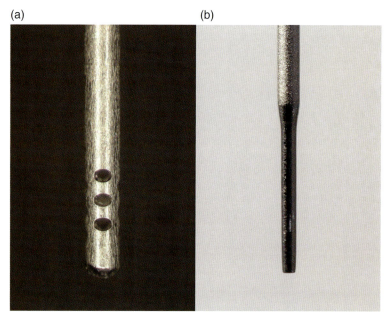

图5.9 用于负压冲洗的套管：（a）EndoVac系统的30G封闭式微套管（Kerr，Brea，CA，USA）；（b）28G开放式 iNP套管（Mikuni Kogyo，Nagano，Japan）。已将变量放大来突出尖端设计的区别。来源：Christos Boutsioukis。iNP套 管图片由Carlos Adorno博士提供，Asunción，Paraguay。

冲洗时通过针头的最大流量低4~16倍[231,241,311]。这主要是由于驱动压力较低（20~25kPa）；注射器内形成的正压高达540kPa[241]。因此，在负压冲洗时，冲洗液的交换速度要慢得多，机械清洗效果也相应降低[261]。

尽管有研究者称负压冲洗效果优于注射器冲洗[290,316,318]，但并没有确凿的证据支持这一观点。负压系统经常被当作注射器冲洗的备选方案;因此，这些比较具有固有的偏见[319]。考虑到这一点，虽然负压冲洗可以改善根尖区的清洁效果，但在主根管的清洁和消毒方面似乎并不比注射器冲洗更好[319]。负压冲洗系统与注射器冲洗相比的一个显著优势是，通过根尖孔冲出的冲洗液要少得多[22]。在大多数情况下，这种差异可能与临床无关，但在已经发生过NaClO事故的情况下，这种差异可能具有相关性，因此再次发生事故的风险很高[165]。

5.3.1.3 正负压联合冲洗

有研究者提出将注射器冲洗和负压冲洗联合使用，来改善管间吻合部位的清洁[320]。这两种技术同时应用于与管间吻合相关的两个根管，以迫使冲洗液从一个根管通过管间吻合进入另一个根管。与单独使用任何一种技术或超声活化相比，这种联合方式可以从管间吻合处清除更多的硬组织碎片[320]。尽管如此，这种联合技术的临床应用是十分困难的，因为临床医生必须在两个不同的根管中同时使用两种不同的技术控制冲洗液的输送和排出。

5.3.2 冲洗活化与搅动技术

5.3.2.1 超声活化

超声活化是最广泛使用的冲洗活化/搅动方法[6,81]，因此它也可以被认为是一种临床标准。它依赖于超声仪器在充满冲洗液的根管内[321]以

25～32kHz的频率进行横向振荡[322]。器械振荡驱动周围的冲洗液，诱发根管内复杂的流动[297,323-324]，该流动由振荡和稳定两部分组成；后者也被称为"声流"[325]。这种强烈的水流搅动了主管中的冲洗液，将其输送到根管系统的偏远区域，提高了机械清洁效率[326]。仪器的快速运动和由此产生的冲洗液压力变化也可能引起声空化（气泡的形成、行为和破裂）[227,327-328]。瞬态声空化对根管清洁尤其有效，因为所发射的冲击波[327]、施加在表面上的高剪切应力以及局部压力和温度的增加会引起声化学效应[227-228,327-329]。一部分动能不可避免地转化为热量，提高了冲洗液的温度[330-332]，这也能加速化学反应[18,34]。因此，超声活化既可以增强冲洗的化学效果，又可以增强冲洗的机械效果[5]。

5.3.2.1.1 超声尖 各种由不锈钢或镍钛制成的超声锉、超声尖和超声丝已被用于冲洗激活超声荡洗（图5.10）。为了避免不必要的牙本质丢失[333]，研究者发明出了光滑超声丝，但也不能避

免此问题[334]。它由具有圆形截面的锥形或非锥形杆制成。超声K型锉是通过扭曲一个方形截面的锥形（2%）毛坯制成的，其边缘十分锋利。应该强调的是，这些锉最初是用于牙本质切割而不是超声荡洗。由于K型锉存在锥度，其振荡幅度从尖端向根方逐渐减小[322]。近年来引入了Irrisafe锉（Acteon Satelec，Merignac，France）以使K型锉适应超声荡洗的要求。为了尽量减少对牙本质的切削，Irrisafe锉几乎没有锥度，且间距较大，边缘圆润，尖端圆钝[335]。然而，在使用过程中仍然无法避免对牙本质的切削[334,336]。由于没有锥度，Irrisafe锉全长的振荡幅度几乎相等[322,337]。超声K型锉和Irrisafe锉都很常用，而光滑丝则不然[338]。

5.3.2.1.2 超声设备 超声尖可以由每个牙科诊所中通常配备的标准超声设备驱动，无论是独立设备还是内置在牙椅中，只要功率可以调整到所需的水平（30%～50%）并且可以关闭喷水，都可以用于超声荡洗。连续的超声活化也需要通过

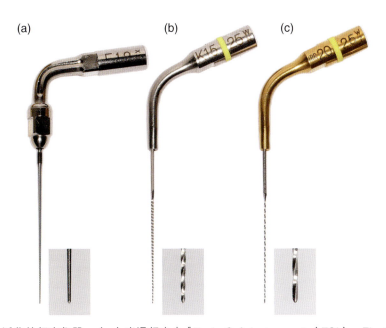

图5.10 通常用于冲洗活化的超声仪器：（a）光滑超声尖［Endo Soft Instrument（ESI），Electro Medical Systems，Nyon，Switzerland］。（b）K型锉（Acteon Satelec，Merignac，France）。（c）Irrisafe锉（Acteon Satelec，Merignac，France）。来源：Christos Boutsioukis。

超声机柄输送冲洗液，在这种情况下，超声装置应连接到外部冲洗液容器上。电池驱动的手持式超声波手机也可用于间歇超声荡洗[339]。但鉴于大多数门诊已经配备了更强大、更多功能的有线设备，因此没有必要使用一个单独的设备。

5.3.2.1.3 超声荡洗技术

超声活化可以通过超声机柄或通过注射器进行，同时使用冲洗液，或间歇性地在活化期之间结合使用冲洗液。在后一种情况下，冲洗液通常由注射器和针头输送[338]。根据前面描述的相同标准，在活化期之前、之间和之后进行冲洗。超声荡洗的目的不是补偿次之的注射器冲洗，而是清洁和消毒即使遵循最佳方案，注射器冲洗也无法到达的根管系统区域。

目前，间歇性超声荡洗得到了更广泛的应用[338]，因为该方法可以将冲洗液输送到根尖部分精确已知的深度而不是仅停留在髓室，可以监测输送冲洗液的体积，并且与在相同时间内连续荡洗相比，反复启动振荡可以提高清洁效果[295,340-341]。此外，在整个根管内频繁补充冲洗液可以弥补荡洗过程中不可避免的冲洗液消耗[29]和冲洗液溅出髓室造成的损失[227]。因此，最好采用多次短时间荡洗，而不是单次长时间荡洗[294-295]。一个常用的选择是3×20秒的间歇荡洗，或者采用时间更短的方案（例如3×10秒）[338]。

对于每个根管中应使用多大直径的荡洗针头没有明确的指南[322,338,342-343]。在没有任何阻挡的情况下，较大的荡洗针头可能比较小的荡洗针头产生更强烈的水流，但根管壁的存在会产生额外的障碍。由于无论曲率如何，冲洗液只能由针头尖端向根方延伸2~3mm[344]，因此针头应放置在距工作长度2~3mm的位置，并且在该水平上应有足够的空间使荡洗针头可以自由振动。小型超声仪器（尺寸15或20）的尖端振荡幅度为50~80μm[322,345]，因此在其尖端水平处至少需要250~360μm的空间；较大的针头或弯曲的根管

需要更大的空间。因此，小型超声仪器在大多数情况下都是适用的[326]。此外，在根管预备完成之前，很少有足够的空间进行相对自由的振荡，因此在根管预备之前或之间进行超声活化几乎没有意义。根管应该至少准备到30~35，以有效地进行注射器冲洗和相对畅通的超声荡洗[326]。

根管预备后，应更换根管内的冲洗液，并将选择的超声荡洗针头插入所需的深度。器械在弯曲根管中使用前应预弯针头[343,346]。超声设备的功率设置是一个关键参数；更高的功率增加振荡幅度，可以产生更强烈的流速并提高清洗效率[345]。然而，为了避免器械分离[347-348]和对牙本质的过度切削[334,336]，临床上可使用的功率设置是有限的。大多数超声设备制造商建议使用超声锉和超声丝时，将功率调至最大可用功率的30%~35%[335,349-350]，然而近来有研究建议可将功率调至40%~50%[351]。荡洗过程中超声锉与根管壁的接触是不可避免的，但应尽量减少其接触。任何接触都会导致振荡的衰减[352-353]和预期效果的降低。因此，不应故意将器械推向根管壁；清洁和消毒是通过冲洗液的强烈流动来实现的，而不是通过器械和根管壁之间的直接接触来实现的。

在荡洗过程中，超声器械周围产生的水流沿振荡方向（即手机纵轴方向）比其他方向更强烈[324]，因此该方向的根管区域将得到有效的清洁[354]。在有足够的开口度且器械没有弯曲的情况下，将手机沿根管长轴轻微旋转可以将水流引导到各个区域，特别是鳍部和根管峡部。

超声活化并不对所有的冲洗都有益。它可以增强对NaClO产生的残髓和硬组织碎片的清除，在某些情况下，它的抗菌效果也会增强[338]。其他对细菌不太有效的冲洗液（如CHX）也受益于超声活化，因为它们的化学作用有限，需要超声活化来提高机械清洁效率。同样的原理也适用于惰性冲洗液，如生理盐水[326]。然而，由于超声活化同时会产热，因此会对EDTA的钙结合能力产生负面

影响[355]。

如前所述，在主根管中，超声荡洗似乎并不比注射器冲洗的优势更显著[170]。但它可以改善根管预备器械无法到达的椭圆形区域及鳍部、根管峡部和副根管的清洁（图5.11）[310,346]，尽管关于其在这些区域抗菌效果的信息非常有限，并且尚未有临床试验表明与单独注射器冲洗相比，超声荡洗可以提高治疗成功率[326,338]。

5.3.2.2 声波活化

该技术是继注射器冲洗和超声荡洗之后第3种最受欢迎的技术[6,230]。它同样依靠根管内器械尖端的横向振荡来搅动冲洗液。然而，振荡的频率更低：EndoActivator（Dentsply Sirona，Charlotte，NC，USA）的频率为160~190Hz[297]，

EDDY（VDW，Munich，Germany）的振荡频率高达6000Hz[356]。搅动在主根管内产生振荡流动，但频率过低且振荡幅度过大，无法在该区域产生声流和瞬态声空化[297,324,328]。

5.3.2.2.1 工作尖和设备
目前用于声波搅动的工作尖由塑料制成，有各种尺寸和锥度。Endo-Activator是一种由专用电池驱动的设备，其工作尖的尺寸/锥度分别为15/0.02、25/0.04和35/0.04（小、中、大）[357]。EDDY最近推出的一种工作尖，可以由标准的空气缩放器驱动，其尺寸为20[358]，锥度约为0.05（图5.12）。

5.3.2.2.2 声波活化技术
声波活化通常是间歇性的，但与超声荡洗相比，时间相对较长。活化

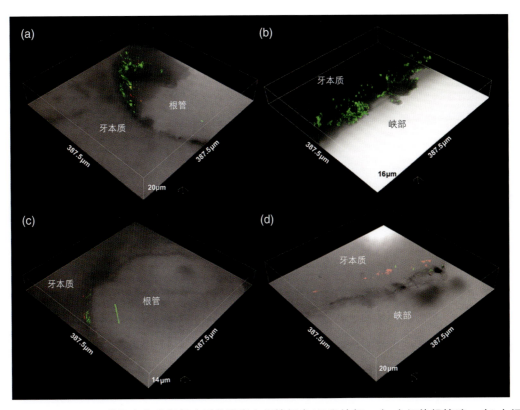

图5.11 使用NaClO和HEDP的混合物进行超声活化消毒主根管根尖1/3和峡部：（a）污染根管壁；（b）污染峡部；（c）根管壁；（d）使用NaClO和HEDP混合物进行3×20秒超声活化后的峡部。红色的细菌细胞膜受损，绿色的细菌细胞膜完好，在共聚焦激光扫描显微镜下进行LIVE/DEAD染色（BacLight；Invitrogen，Eugene，OR，USA）。来源：Maria Teresa Arias-Moliz。

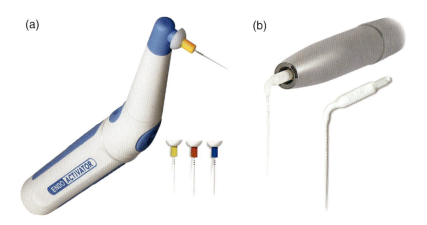

图5.12 （a）EndoActivator（Dentsply Sirona，Charlotte，NC，USA）有3个可用的塑料尖（小、中、大）。来源：Courtesy Dentsply Sirona, Charlotte, NC, USA。（b）EDDY（VDW，Munich，Germany）。来源：Courtesy VDW, Munich, Germany。

前冲洗液由注射器和针头完成输送。EndoActivator应在根管预备后使用。为了减少对振荡效果的影响，应将工作尖无阻力放置在距离工作长度2mm的位置。在搅动的过程中，建议沿根管上下提拉工作尖，以通过牙胶尖重现活化的效果[357]。关于功率的选择没有具体的指南，通常使用最高的功率进行清创。搅动应持续30~60秒，具体时间取决于冲洗液[357]。

对于EDDY，应将其工作尖放置在距离工作长度1~2mm的位置[302,356,359-361]。根据制造商的说法，在进行活化之前，根管应最小预备到25/0.06，一旦达到这个尺寸和锥度，如果需要进一步扩大根管，在每次更换器械后都可以重复使用EDDY进行活化[362]。也建议在活化过程中沿根管腔上下提拉工作尖[362]。活化过程可以在6000Hz的最高频率下持续长达30秒[358]。

值得注意的是，EndoActivator工作尖的振荡幅度约为1200μm[297]，而EDDY工作尖的振荡幅度约为350μm[356,361]，因此这些工作尖分别需要至少2550μm和900μm的自由空间来实现无阻碍的振荡。但由于根管在距离工作长度1~2mm的位置不会有上述的直径，因此在大多数情况下，工作尖会与主根管壁频繁接触[297]。这种接触不会造成对牙本质的切削[346]，但在很大程度上抑制了振荡[297]。目前，尚不清楚工作尖和根管壁接触是否能增强对根管系统的清洁和消毒。

许多研究未发现EndoActivator在主根管清洁和消毒方面比传统注射器冲洗有任何优势[275,277,363-365]。在未预备的根管峡部和鳍部也同样如此[277,365-366]。此外，在工作时间相同时，EndoActivator的效果不如超声荡洗[297,346,364,367]。另一方面，关于EDDY的报道结果却相互矛盾。一些研究表明，在主根管的抗菌效果[359]和根管峡部硬组织碎片清除方面[360]，它与注射器冲洗效果相似，而另一些研究则得出结论，在根管峡部和鳍部的清洁方面，它比注射器冲洗更有效，且与超声荡洗同样有效[302,361]。

5.3.2.3 激光活化

"激光活化"一词描述了一系列使用激光和冲洗液来增强根管系统清洁和消毒的技术。这些技术依赖于激光快速加热工作尖附近的冲洗液，产生一个大的蒸汽泡（光学空化），在激光脉冲结束后发生内爆[296,368]。气泡的膨胀，特别是气泡的破裂，使根管内的冲洗液快速移动。此外，气泡破裂的过程中还会产生冲击波，使根管系统其他部位形成更小的气泡并破裂（二次空化）[369]。

然而，在气泡破裂时，冲洗液被推向根尖，与依靠器械横向振荡的技术相比，这将导致更多的冲洗液被挤出根尖孔[370]。激光活化是使用最少的冲洗方法之一（0～1%）[81]。

5.3.2.3.1　激光设备和工作尖

激光活化通常采用Er:YAG或Er,Cr:YSGG激光（图5.13），其发射波长在红外范围内（2940nm或2790nm）；它可以被水和常用的根管冲洗液强烈吸收。Nd:YAG激光和二极管激光在近红外范围内（760～1400nm），被冲洗液吸收的程度较差，因此不能有效地产生光学空化[371]。激光通过各种外径为200～600μm的封闭状或放射状射灯输送到牙髓腔或根管内[296,372-376]。

5.3.2.3.2　激光活化技术

传统的激光活化冲洗（LAI）需要将激光工作尖放置在充满冲洗液的根管深处，与工作长度距离在几毫米以内[162,296,368,375-377]。通常使用的激光工作尖外径为300～600μm，因此对根管的最小根尖尺寸和锥度有一定的限制。然后由激光工作尖重复地传送短波高能脉冲。不同研究的精确设置差异很大，但每个脉冲的能量在10～100mJ量级，脉冲持续时间为50～100μs，重复频率为15～20Hz[296,368,374-376]。这些设置会影响产生的初级气泡的大小，从而影响该方法的清洁效率[5]。在活化过程中，冲洗液被溅出髓腔，因此不要进行长时间的活化；相反，应该重复进行短期活化（20～30秒），且应交替使用注射器输送新鲜冲洗液[296,374-375]。

光子引发的光声流（PIPS）是另一种技术，它采用了一种特殊改进的锥形尖端，可以横向发射激光[378]。工作尖被放置在靠近根管口的髓腔中，这样就不需要将根管扩大到特定的尺寸[372]。短波低能脉冲（50μs，20mJ）以15Hz的速率传递20～30秒[372-373,379]，将该过程重复3～4次[373,375,380]。为了使激光工作尖保持浸没在冲洗液中[372,378]，必须通过注射器将冲洗液持续输送到髓腔中。虽然工作尖放置在髓室内，但该技术声称可以通过产

图5.13　（a）Er:YAG激光器（LightWalker ST-E；Fotona, Ljubljana, Slovenia）。（b）Er:YAG激光器使用的激光手柄（H14-N；Fotona）。来源：Courtesy Fotona, Ljubljana, Slovenia。

(a)
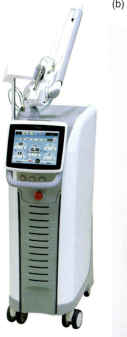

(b)
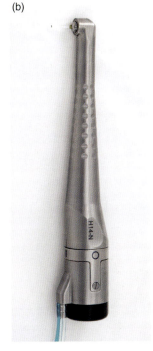

生的冲击波使冲洗液遍布整个根管腔。然而，在其他所有设置保持不变的情况下，将工作尖放置在根管深处仍然可以增强抗菌效果[162]。

冲击波增强发射光声流（SWEEPs）是激光活化家族的最新成员。它类似于PIPS，但激光脉冲是成对发送的，第二个脉冲在第一个脉冲产生的初级空化泡破裂的初始阶段开始传递（延迟600μs）。这就形成了第二个初级空化泡，它的增大加速了第一个泡的破裂。研究者认为这一过程放大了发射的冲击波和根管其他部位的二次空化[381]。两个脉冲的最佳时间间隔取决于根管每个水平的几何形状，因此激光设备通过一定范围的时间延迟进行扫描，以优化根管系统各部分的气泡破裂[382]。该方法的其余部分类似于PIPS。

就这些技术的有效性而言，在去除硬组织碎片[296]或生物膜[162]方面，至少在较短的激活时间（20秒）内，LAI要优于超声活化。如果活化时间延长，这两种技术则会产生类似的效果[375]。但有其他研究报道LAI仍然更有效[361,376]。目前，没有强有力的证据表明PIPS的效果优于LAI[162,375,377]。相反，其抗菌效果可能与使用NaClO进行注射器冲洗相似[379]，在某些情况下，其对根管峡部的清洁效果也是如此[383]。一项研究表明LAI在去除生物膜方面比PIPS更有效[162]，但其他研究发现两者之间没有差异[375]。一项评估SWEEP有效性的研究得出的结论是它不如PIPS[384]，尽管另一项研究得出了相反的结论[385]。

5.3.2.4 手动动态搅动

还有一种在根管内搅动冲洗液的方法是将器械、毛刷或牙胶尖在根管内做上下提拉运动[386]。该技术依赖于冲洗液的快速移动，提拉运动使冲洗液被挤向冠方和根方，也被挤入根管峡部和鳍部[5]。因此，大小合适的牙胶尖是实现此方法的关键。

5.3.2.4.1 牙胶尖
常用的牙胶尖都可以用于该方法。唯一的要求是与根管的根尖大小和锥度需要密切匹配，以尽可能有效地使冲洗液移动[301]。

5.3.2.4.2 手动动态搅动技术
根管预备结束后，应选择与根尖大小和锥度密切匹配的牙胶尖；工作长度的紧密匹配对该方法的有效性非常重要[301]。尽管有其优点，但手动动态搅拌（MDA）可以通过根尖孔挤出大量的冲洗液[387]，因此建议将牙胶尖的尖端修剪1mm，以减少这种不利影响[386]。随后应在根管内注入新鲜冲洗液，通常使用注射器和针头。然后将牙胶尖插入根管内，用镊子夹持并做上下提拉动作（图5.14）。该技术的参数变化较大；冲洗液移动的范围为2~5mm，频率范围为100~180次/min[257,291,301,364,367,386]。每次注入冲洗液后进行60秒的搅动[364,386]，但也有更短时间（10秒）的报道[301]。在某些情况下，每次注入冲洗液，可以多进行1~2个周期的搅动[257,291]。

使用密切匹配的牙胶尖进行的MDA在主根管中未见明显优势[364]，但与注射器冲洗相比，它可以改善未预备的椭圆形区域和鳍部的清洁[301,377,383]，其性能与超声荡洗相似[377,383]。然而，尚无关于其在这些区域抗菌作用的信息，也没有关于其对根管治疗长期成功率影响的信息。

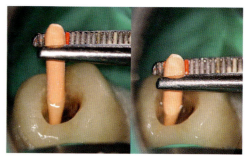

图5.14 使用适配的牙胶尖进行手动动态搅拌。来源：Christos Boutsioukis。

5.3.3 组合技术

5.3.3.1 持续冲洗输送和超声活化

间断性超声荡洗的两个缺点是冲洗液消耗迅速[29]，且振荡器械产生的流动无法将细菌、组织残留物和碎屑带出根管系统。因此，该技术必须在活化期之间辅以冲洗液输送技术。通过手机或注射器在髓腔内注入冲洗液并同时持续活化是简化这一过程的一种方法，但不确定冲洗液能否流到根尖1/3区域。为了避免这个问题，有人提出使用特殊设计的超声工作尖，它可以将冲洗液输送到根管深处，并同时将其活化[284,305]。但这种方法的使用率不如间断性超声活化的使用率高[338]。

5.3.3.1.1 超声针头

超声针头类似于标准的开口头针。一种商用系统使用不锈钢材料制作而成的25G（0.50mm）针头（ProUltra PiezoFlow；Dentsply Sirona）（图5.15）。这些针头可以连接到注射器上，也可以连接到超声手柄上。固定在合适的超声手柄的根管锉支架上的常规冲洗针也可用于此目的[284,305,388]。

5.3.3.1.2 混合冲洗技术

根据ProUltra PiezoFlow系统的制造商（Dentsply Sirona）的说法，该技术

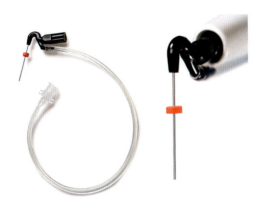

图5.15 ProUltra PiezoFlow超声针（Dentsply Sirona, Charlotte, NC, USA）。来源：Courtesy Dentsply Sirona, Charlotte, NC, USA。

仅应用于已完成根管预备且根尖完整的根管[389]。开口超声针头应放置在距离根尖止点1mm处，不得深于总工作长度的75%，且不得弯曲[389]。然后通过手动或自动的注射器以0.25mL/s的流速输送冲洗液。建议将超声设备的功率设置为30%~50%，并持续活化1分钟。在此期间，针头应沿根管做上下提拉运动[389]。

值得注意的是，该技术可以进行改良，使冲洗液通过负压输送[388]。在这种情况下，一个较小的超声针连接到一个大容量的抽吸装置上，并将针头放置在距离工作长度2mm以内的位置。冲洗液通过注射器进入牙髓腔，并持续活化30秒，类似于负压冲洗技术[388]。这种方法比长时间连续活化更可取，因为活化的次数比总活化时间更重要[294-295]。该方法同样也需要将针头沿根管做上下提拉运动[389]。

在去除残髓和硬组织碎片方面，超声针头活化联合持续冲洗液输送比注射器冲洗更有效，尤其是在根管峡部[279,284,301,305,390]。一项研究表明，负压输送的改良方法比注射器冲洗或间断超声活化效果更好[388]。但目前尚不清楚生物膜是否也能被有效地去除。

5.3.3.2 持续冲洗输送和多声道活化

多声道活化是最近引入的冲洗技术之一。虽然它看起来与20世纪90年代提出的非预备技术（NIT）相似[391-392]，但其工作原理截然不同。冲洗液通过一个特殊设计的手机输送到髓腔中，手机可以产生云状的流体动力空化[393]。气泡的破裂会产生频率范围很宽的声波，这些声波会穿过冲洗液，因此被称为"多声波"。所有根管的清洁和消毒是通过冲洗液流动、冲洗液的化学清洁以及声波的共同作用同时实现的[393-394]。

5.3.3.2.1 设备

该技术使用专用的独立设备（GentleWave；Sonendo, Laguna Hills, CA，

USA）。该设备包括几个组件，用于输送和活化多种冲洗液（NaClO，EDTA，蒸馏水），并将其从根管系统中排出。

5.3.3.2.2 技术 制造商称完全不需要对根管进行预备[395]，但相关研究表明，需要将根管扩大到15～25号[288,393-396]。且必须重建牙体缺损的部分，以便为手机创建合适的入路，并创建冠方密封[394]。这台设备的操作是全自动的。225mL 3%的次氯酸钠、23mL蒸馏水、90mL 8%的EDTA、11mL蒸馏水以0.75mL/s的高流速依次输送并排出[288,396-398]。整个清洁过程持续5～8分钟[288,395,398]。具体的步骤因情况而异，制造商也没有披露细节，这使得与其他方法进行标准化比较变得相当困难。

该装置的多声波活化联合连续冲洗液输送比注射器冲洗更能清洁根管峡部[288]，且与超声活化相比，微生物负载明显减少[395]。但在根管治疗12个月后，使用该技术治疗牙髓炎和根尖周炎12个月后的成功率也很高，虽然两种病例均未纳入对照组[393-394]。但主要的问题是，制造商参与了大多数现有的研究，要么提供资金，要么作为一些作者的雇主。最近的一项独立研究得出结论，该技术在去除硬组织碎片方面并不优于超声活化[396]。

5.4 结论

尽管有大量比较各种冲洗液和技术的体外研究，但应该强调的是，随机临床试验，特别是那些关注长期成功率的试验很少。因此，大多数冲洗液和技术的研究仅基于实验室研究，这可能导致不必要的复杂步骤和不合理的成本。此外，对于大多数技术而言没有一致接受的操作步骤，因此这些方案在研究之间可能会有很大差异，并且与临床实践中的应用有很大不同。最后，并非这些研究中使用的所有实验模型和替代终点都与临床环境同等相关[338]。

因此，在接受每项研究的结论之前，都应该仔细权衡其价值。

临床研究广泛讨论的一个与冲洗液密切相关的话题是，在对感染根管进行机械化学预备后，是否需要用氢氧化钙进行额外消毒。目前可用的最佳证据表明，完善的根管预备和NaClO冲洗可以显著减少细菌数量[399-400]，但随后使用氢氧化钙并不能使细菌数量进一步显著减少[399-401]。此外，从根管中去除氢氧化钙十分困难[402-406]，其残留物会影响根管填充[407]。因此，不推荐将氢氧化钙作为预约间用药。

6

根管充填材料及技术
Root Canal Filling Materials and Techniques

Bun San Chong[1], Nicholas Chandler[2]

[1] *Institute of Dentistry, Barts and The London School of Medicine and Dentistry, Queen Mary University of London, London, UK*
[2] *Sir John Walsh Research Institute, University of Otago, Dunedin, New Zealand*

Endodontic Materials in Clinical Practice, First Edition. Edited by Josette Camilleri.
© 2021 Brian W. Darvell. Published 2021 by John Wiley & Sons Ltd.

6.1 简介

据美国牙髓医师协会（American Association of Endodontists，AAE）的说法，"牙髓治疗的最终目标是使患有牙髓或根尖周病变的牙齿长期保持功能"[1]。通过机械预备和化学冲洗使根管系统成形，应用根管填充物是为了提供一个长期的、生物相容性的、无菌的和不透气的密封环境。

根管充填物由牙胶尖作为核心材料与根管封闭剂联合使用，这是多年来的标准做法。然而，封闭材料的种类包括[1]：

- 仅使用封闭剂（水门汀/糊剂/树脂）。
- 封闭剂结合刚性或半刚性的单锥核心充填材料。
- 与冷牙胶充填技术相结合的封闭剂。
- 与热牙胶充填技术相结合的封闭剂。
- 与固核载体插入充填技术相结合的封闭剂。

相对较新的充填材料关注点往往在于根管封闭剂和牙胶尖的缺陷，改进的放置技术节约了时间和成本。一些改进旨在取代牙胶，通常伴随着更新的封闭剂。新型的核心材料设计与根管预备工具的尺寸和锥度应相匹配，因此单锥充填现在被认为是可以接受的。

MTA在成功治疗年轻恒牙的"未封闭"根尖后，现在可以在某些情况下单独用作牙根充填材料。此外，MTA和相关的HCSCs作为根管封闭剂的作用越来越大。尽管有了这些进展，一些根管形状（尤其是椭圆形的）仍然很难充填完善。

根管封闭的目的是：

（1）封闭牙髓腔及根管系统，防止冠向微渗漏。

（2）防止残余微生物的生长繁殖。

（3）阻止微生物通过根尖孔等途径（侧副根管、暴露和开放的牙本质小管）进入牙髓腔。

高质量的根管封闭和冠方密封修复对于根管治疗后长期成功至关重要[2-3]。虽然在根管预备后可以立即行根管充填术，但在感染的情况下，根管内封药可以减少微生物数量和内毒素的存在，并可能达到改善预后的效果[4]。无论如何，在根充之前要适当地干燥根管。

玷污层影响封闭剂与根管壁的适应性、牙本质管状渗透性和根尖微渗漏；渗漏的最大可能发生在封闭剂和根管壁之间的界面处[5]。第5章讨论了玷污层的去除和冲洗方案。尽管用于测量渗漏的密封能力和方法现在被认为是过时的[6]，但本章依然将对它们进行介绍，因为它们已经被使用了多年，专门用于评估封闭剂性能和比较封闭的方法。

6.2 根管充填材料

6.2.1 封闭剂

封闭剂在根管系统的封闭中起着至关重要的作用，填充没有被牙胶尖所占据的空隙，在化学机械制备后，封闭剂可覆盖残余的微生物[7]。它们还可以作为润滑剂和抗菌剂[8]。在X线片上，严密封闭整个根管系统是理想的，但有时根充后可能存在空隙[9]。目前还没有完全防止微渗漏的封闭剂[10]。一般来说，传统的根管封闭剂在成形硬固后往往会收缩，而且许多是疏水性的；因此，根管系统根尖区域的水分会阻碍形成有效的密封。所有封闭剂在一定程度上都是可溶的，它们的凝结时间和渗滤液的释放都不同[11]。这些渗滤液可以向牙本质小管和根尖孔移动，在材料中产生孔隙。大多数传统的根管封闭剂不具有任何生物活性，一些新混合的根管封闭剂被发现对根尖周组织有细胞毒性，导致细胞变性和伤口愈合延迟[12]。

封闭剂的流动性可能受到根管形态、根管充填材料、牙本质小管和玷污层的影响[13]。增加封闭剂的插入速度可以增加体积流量并降低封闭剂的黏度。然而，随着根管内宽度的减小，体积流量减少，黏度会逐渐增加。此外，增加插入速度并不一定能改善封闭剂流量；这取决于所使用的封闭剂和根管的宽度。同样，降低封闭剂的粉液比可能也不会改善封闭剂流量，因为已有研究表明，在较高的插入速度下，流量可能会减少[13]。此外，根管封闭剂的流量与温度和剪切有关，并且在不同的封闭剂之间有所不同[14]。

没有一种封闭剂是理想的，但许多封闭剂在临床实践中效果良好。有些最初是有毒的，许多在凝固后可能会有一定程度上的吸收，因此体积会减小；封闭剂要求溶解度低，成膜厚度<50μm[15]，可以通过超声振荡等方法来促进封闭剂渗透到牙本质小管中（图6.1）。

这也提高了填充副根管的发生率[16]。然而，所有的封闭剂都必须被视为可植入材料，因此在开发新型封闭剂类型和输送方法时必须谨慎。

虽然封闭剂的特点不同，但有限的证据表明不同类型的封闭剂会影响治疗结果[4]。尽管如此，在考虑采用封闭技术时，选择封闭剂是很重要的[17]。常用的封闭剂按成分可分为6类：

（1）氧化锌-丁香酚（ZOE）封闭剂：如：根管密封和根管密封剂（Kerr Endodontics，Brea，CA，USA）和Roth's Sealer（Roth International，Chicago，IL，USA）。

（2）氢氧化钙封闭剂：如Sealapex（Kerr Endodontics）、Apexit和Apexit Plus（Ivoclar Vivadent，Liechtenstein）。

（3）玻璃离子封闭剂：如Ketac Endo（3M ESPE，Seefeld，Germany）。

（4）树脂基封闭剂：例如AH 26，AH Plus（Dentsply De Trey GmbH，Konstanz，Germany），SimpliSeal（Kerr Endodontics），2Seal（VDW GmbH，Munich，Germany）和Obturys（Itena，Paris，France）。

（5）硅基封闭剂：如RoekoSeal（Coltène/Whale-dent，Langenau，Germany）。

（6）HCSCs封闭剂：例如BioRoot RCS（Septodont，Saint Maur des Fosses，France），EndoSequence BC封闭剂（Brasseler，Savannah，GA，USA）和Totalfill BC封闭剂（FKG Dentaire，La Chaux-de-Fonds，Switzerland）。

6.2.1.1　氧化锌-丁香酚封闭剂

氧化锌-丁香酚封闭剂在牙髓病学中有着悠久的历史，几十年来一直被认为是标准的封闭剂。最初的配方采用粉剂/液剂的形式与银颗粒混合提供不透明度[18]。不幸的是，这些颗粒的存在导致这种封闭剂污染了牙齿。

Rickert的配方在商业上作为根管封闭剂销售，有标准和延长工作时间（EWT）版本。据制造商介绍，这是一种无刺激性、不透射线的封闭剂。EWT版本的凝结时间超过6小时，而基本配方的凝结时间为20～40分钟。Grossman修改了Rickert的配方，在1958年推出了一种不染色的氧化锌封闭剂，作为Roth's Sealer和Tubli-Seal销售；后者是一种催化剂/基础封闭剂，这意味着与早期的粉剂/液剂版本相比，它具有更快的凝固时间。这些封闭剂还具有抗菌性[19]。Proco-Sol（Star Dental，Lancaster，PA，USA）是一种去除银颗粒的Rickert原始封闭剂的非染色改性剂。氧化锌的另一款封闭剂Wach's Paste添加了加拿大香脂，使其更黏稠。

氧化锌封闭剂在成形过程中需要水分，对根尖周组织有细胞毒性，成形时收缩，可溶性，并会染色牙齿结构[20]。由于在丁香酚中浸泡过的牙胶尖显示出体积膨胀的增加，并且丁香酚可能存在于新鲜混合物中，而它没有像丁香酚锌那样完全结晶，因此这种根充材料的组合可以弥补任何封闭剂所造成的收缩[21]。

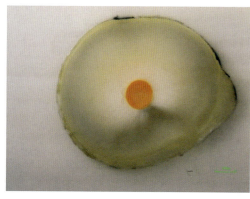
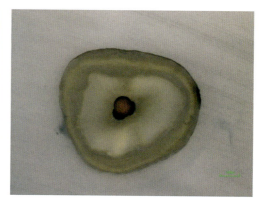
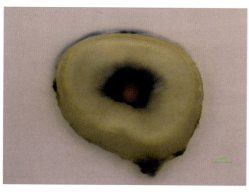
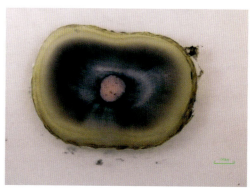

图6.1 用苏丹黑B染色的封闭剂在不同填充根部的渗透：未染色（左上）、内1/3（右上）、中1/3（左下）和外1/3（右下）。来源：Humza Ahmed。

6.2.1.2 氢氧化钙封闭剂

氢氧化钙封闭剂最初是为了利用氢氧化钙的抗菌特性而研发的，人们认为氢氧化钙封闭剂具有生物活性潜力[22]。然而，它们并没有显示出生物活性[20]。Sealapex，Apexit和Apexit Plus是流行的商业版本。

据报道，氢氧化钙封闭剂具有可溶性和细胞毒性[23]。所获得的密封与氧化锌封闭剂所产生的密封相似[24]。Dentalis（Neo Dental，Federal Way，WA，USA）是一种含碘仿的氢氧化钙封闭剂，于1997年获得FDA的批准；该材料具有良好的不透光性，但对碘过敏的患者必须避免使用。

6.2.1.3 玻璃离子封闭剂

GIC封闭剂是在20世纪70年代初作为修复材料研发出来的[25]。它们提供了与牙本质结合的潜力，这表明可能会实现无微渗漏的根管充填。初步研究[26]表明，与AH 26相比，它们在根管治疗中的染料泄漏可能性更大。第一个GIC封闭剂设置时间过快导致无法应用于侧压充填技术。对于根管中的应用，需要使用放射性不透明剂，并且必须对粉剂进行修改以增加其凝固时间。原型材料的渗漏情况与根管封闭剂相似[26]。

一种商用GIC封闭剂Ketac Endo于20世纪90年代初问世。制造商的时间数据规定了粒度为1～25μm，工作时间为40分钟。据称，它与牙本质的结合会使治疗后的牙齿更坚固。最初的研究报告是一个快速设置，仅有60秒的工作时间。考虑到将封闭剂运送到根管系统所需的时间，这导致在最终的根管充填物中产生放射可检测到的空隙[27]。

对于GIC封闭剂，必须使用单锥型牙胶尖技术，以便进行再处理；这样，在去除牙胶后，可以创造空间来重新根管充填。后来研究了光固化

GIC（3M ESPE），一种树脂改性的GIC，作为封闭剂；研究发现，与牙胶尖的结合并不比氧化锌封闭剂更好，但对根管壁有良好的适应性，并能渗透到牙本质小管中[28]。光固化GIC平均粒径为25μm，粒径范围为8~40μm；它的氟化物释放可能有抑制龋齿的作用。

将Ketac Endo封闭剂的密封性与AH 26进行比较[29]，发现其泄漏的量更高，这是由于其凝结速度较快，体积收缩率更高，凝结过程中粘接剂失效。对临床使用Ketac Endo的支持源于1995年一项由3名医生治疗的486颗牙齿的研究[30]；在6~18个月的观察期内，作者观察到任何挤压出的材料都没有被组织吸收。

研究了GIC封闭剂与根管壁的结合强度[31]，发现在使用Ketac Endo时，磷酸和柠檬酸比乙二胺四乙酸（EDTA）更适合去除玷污层。没有事先去除玷污层的结合是无法测量的。Ketac Endo和AH Plus与牙胶尖的结合强度优于与牙齿的结合强度[32]。据推测，GIC将与牙胶尖中的锌成分螯合。这项内容引起了人们对不同界面的根尖泄漏的关注。GIC作为封闭剂的缺点包括其较差的抗菌活性[19]，并且由于没有已知的溶剂，在再处理过程中存在困难。

由于氟化物的释放、设置时的低pH以及锶和锌等阳离子的存在，GIC表现出一定的抗菌性能[33]。多伦多大学开发了一种基于GIC的实验性根管封闭剂ZUT，其重点是增强抗菌性能。它由GIC碱与抗菌沸石相结合组成：多孔陶瓷（铝硅酸盐）结构可以包裹核心材料，核心材料可以是碱土金属离子或有机分子（例如药物）。沸石在GIC粉剂中的比例可以根据所需材料的物理性质和所需的抗菌剂量而变化。有研究以粪肠球菌为试验生物，比较ZUT与Ketac Endo的抗菌效果[34]。

Ketac Endo在制备24小时后能有效抑制粪肠球菌，但在1周后却不能。ZUT制剂显示出持久的强大抗菌效果。它们与Ketac Endo和两种AH 26制剂（含银和不含银）具有更好或相似的细胞毒性[35]。

6.2.1.4　树脂基封闭剂

树脂基（resin-based）封闭剂主要有环氧树脂基根管封闭剂（epoxy resin-based sealer）和甲基丙烯酸树脂基封闭剂（methacrylate resin-based sealer）两大类。环氧树脂基封闭剂已经多次证明了具有优异的物理化学性能，在许多实验中被认为是金标准。例如，AH Plus已被广泛使用了20多年[36]。它取代了原来的AH 26，AH 26由于甲醛的释放而变得不理想，甲醛在制备过程中与氧化铋反应，导致牙齿和材料变色[37]。AH Plus含有氧化锆和钨酸钙，而不是氧化铋。它比AH 26的细胞毒性更小，可以在更薄的薄膜中使用（图6.2），溶解性更小，并且只释放少量的甲醛。它是目前最常用的封闭剂之一，因为它与牙本质形成牢固的结合，具有低溶解度和较理想的稳定性[38-41]。它的缺点是不显示任何生物活性或成骨潜能[42-43]；然而，这意味着它更稳定，已有很多好的文献和综述对此进行论述[44]。

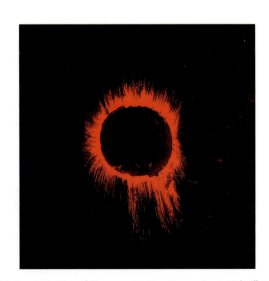

图6.2　AH Plus（Dentsply De Trey GmbH）进入牙本质小管的共聚焦显微镜图像（×10）。来源：Assil Russell。

复杂的根管系统需要相当长的时间来封闭，因此需要延长材料的工作时间。此外，如果在封闭过程中消耗热量，那么封闭剂凝固时间将变得更加延长。当AH Plus用于热牙胶充填技术时，所涉及的化学变化将对其物理性能产生不利影响[45-46]；凝固时间缩短，膜厚增加[17]。在选择树脂基根管封闭剂时，应仔细考虑冲洗剂的选择，因为最后的冲洗对牙本质的黏附有一定的影响。乙二胺四乙酸（EDTA）和次氯酸钠的使用增加了AH Plus与牙本质的结合强度；这两种溶液都不会影响树脂基根管封闭剂的结合强度，而两者都对液压硅酸钙水门汀封闭剂有负面影响[47]。

甲基丙烯酸树脂基根管封闭剂最早出现在20世纪70年代。由于现有的根管充填材料不能与根管牙本质结合，甲基丙烯酸酯树脂基封闭剂被认为具有适应性和可粘接性，创造了一个"单块"系统。许多代这种封闭剂已经被开发出来。第四代产品名为Epiphany/ RealSeal（SybronEndo，Kerr Endodontics）；制造商声称，它与Resilon（Pentron，Wallingford，CT，USA）核心（见后文）结合，并附着在蚀刻的根表面，从而在根管中形成无间隙的固体块。然而，已经得出的结论是，甲基丙烯酸树脂基封闭剂不能用于单块根充，也不能防止微泄漏[48-49]。

结果显示，与对照组（根管封闭剂EWT和Sealapex）相比，牙本质和牙胶尖组都有良好的黏附性。随后开发了改良版内啡肽-2，以克服氟聚合物的供应问题，氟聚合物是最初配方的关键成分。这种含氟聚合物被聚甲基丙烯酸甲酯取代。新材料具有良好的密封能力，对牙本质的黏附性高、易移除等优点[50]。

6.2.1.5 有机硅封闭剂

RoekoSeal是一种聚二甲基硅氧烷为基础的封闭剂，凝固过程中伴有轻微的体积膨胀（0.2%）和较强的阻射性；所声称的优点包括良好的密封能力[51]、优异的生物相容性[52]和极低的细胞毒性[53]。

常温流动牙胶（Coltène/Whaledent）是一种改良版的含杜仲胶粒径＜30μm的颗粒。它在固化时也会膨胀，被认为几乎不溶。它是使用单一的主牙胶尖，没有机械加压，虽然横向或垂直加压是可以接受的。其向根管根尖分歧的流动性明显优于牙胶联合AH 26封闭剂的侧压或热牙胶加压[54]。它也可以有效地填充椭圆形根管[55]。其密封性能与侧压或AH 26B系统技术获得的封闭效果相似[56]。在引入之前，必须用水或异丙醇冲洗根管，彻底清除所有冲洗剂的痕迹。常温流动牙胶工作时间为15分钟，设置时间约为30分钟，而速干型常温流动牙胶工作时间为5分钟，设置时间为10分钟。尽管其细胞毒性比其他一些封闭剂低，但一个潜在的问题是材料易挤压出根尖[54]。

常温流动牙胶和常温流动牙胶2代（Coltène/Whaledent）在RoekoSeal中以胶囊形式含有少量牙胶。材料被注入根管，然后放置一个单一的主牙胶尖。

6.2.1.6 纳米生物封闭剂

纳米生物封闭剂具有水合凝结反应和水力性质，代表了封闭剂化学类型的重大转变。它们大多是基于硅酸三钙或硅酸二钙，主要特征是当与水接触时形成氢氧化钙[57-58]。

与其他类型的封闭剂不同，纳米生物封闭剂与临床环境相互作用，导致其化学成分相应变化；这种特性被称为"生物活性"。但不符合ISO 6876；2012封闭剂理想性能标准[15]，该标准是为稳定且化学成分在使用中不会发生变化的材料而开发的[59]。

根据第1章提出的分类，液压硅酸钙水门汀可分为5种类型。它们大多由水门汀和阻射剂组成，要么与水混合，要么用非水载体输送。当与周围组织接触时，它们会凝固。Endo CPM封闭剂（Egeo，Buenos Aires，Argentina）由硅酸盐水门汀和阻射性混浊剂组成，并与水和促进剂混合[60]。它是2型液压硅酸钙水门汀的一个很好的例子，因为它是一种含添加剂并与水混合的硅酸盐水门汀类型。MTA Fillapex（Angelus，Londrina，Brazil）具有水杨酸盐基质，因此可归类为氢氧化钙封闭剂。然而，3型液压硅酸钙水门汀是以硅酸盐水门汀为基础的添加剂和非水载体，因此它也可以属于这一类。此外，MTA Fillapex仅在潮湿环境中凝固[59]，这是3型液压硅酸钙水门汀的另一个典型特性。Endoseal（Maruchi，Wonju，South Korea）是另一种预混型液压硅酸钙水门汀。4型液压硅酸钙水门汀包括那些以硅酸三钙为基础，含添加剂并与水混合的液压硅酸钙水门汀，如BioRoot RCS。5型液压硅酸钙水门汀都是基于硅酸三钙的预混封闭剂，如Totalfill BC封闭剂。

牙髓液压封闭剂是亲水性的，通过与水反应而凝固。它们尺寸合理，膨胀性设置，并且具有良好的根管密封性能[61-62]。然而，它们的尺寸稳定性取决于环境，因为干燥会导致收缩[63]。未定型液压封闭剂的pH在12以上，这是由于氢氧化钙的形成和随后解离成钙离子和羟基离子所导致的结果[64-65]。当与水混合时，形成水合硅酸钙和氢氧化钙的基质，随着时间的推移而变硬。氢氧化钙随后被释放，这与生物活性有关[66]。体外实验表明，它与生理液体中的磷酸盐离子发生反应，导致羟基磷灰石的沉淀[67-68]。这与生物活性玻璃的相互作用类似[69]。它可以通过根管中磷酸盐的可用性来增强，例如最终使用富含磷酸盐的冲洗液[70]。这已经在许多与牙本质接触的封闭剂中得到证实[71]。羟基磷灰石与水合硅酸钙共沉淀，增强了固化材料。这些特性改善了生物活性材料的组织附着性[72]。液压硅酸钙水门汀封闭剂具有不透光性，使用阻射性增光剂增强，其流动符合ISO 6876/2012[15]，最小不透光性相当于3mm的铝[73]。

6.2.1.6.1 2型液压硅酸钙水门汀封闭剂 Endo

CPM封闭剂以MTA为基础，加入添加剂以提高其性能。包括二氧化硅、碳酸钙、海藻酸丙二醇、柠檬酸钠和氯化钙[60]。它还含有三氧化铋和硫酸钡，这使它的不透明度相当于6mm的铝[60]。材料在1小时内凝固[74]。Endo CPM封闭剂已被发现性能稳定，但与MTA Fillapex和传统的氢氧化钙基封闭剂相比，它表现出更高的渗漏率[75-76]。研究发现，与MTA Fillapex和AH Plus相比，它与牙本质的结合强度明显更高[77]。新鲜混合时对金黄色葡萄球菌和变形链球菌均具有抗菌活性，但不及AH Plus[78]。它还具有良好的生物相容性[74,79]。

ProRoot Endo封闭剂（Dentsply Tulsa Dental Specialties，Tulsa，OK，USA）是在ProRoot MTA牙根修复材料（Dentsply Tulsa Dental Specialties）的基础上发展而来的，并于2016年推出。粉剂主要成分为硅酸三钙和硅酸二钙，其中含有硫酸钙作为凝结剂，氧化铋作为放射性不透光剂，以及少量铝酸三钙；这些都是在ProRoot MTA中发现的相同成分，但ProRoot Endo封闭剂声称是增强的，因此它被归为2型液压硅酸钙水门汀。它可以作为预先注射的粉剂和液剂，并设计用于所有的封闭技术。它已被用于冷牙胶根管充填技术和热牙胶根管充填技术中，工作时间为65分钟，设置时间为12小时。与传统的氧化锌封闭剂相比，它具有优越的密封性，并且在与组织液接触时表现出生物活性[80-81]。

MTA Obtura（Angelus）与MTA Fillapex来自同一制造商，在成分上与灰色MTA（Angelus）相似。其流速与AH Plus相似[82]。当用作根管密封材料时，发现其泄漏率高于AH Plus[83]。

6.2.1.6.2 3型液压硅酸钙水门汀封闭剂 MTA Fillapex（Angelus）根管封闭剂是一种液压硅酸钙基水杨酸树脂根管封闭剂。它的创建是为了将MTA的生物相容性和生物活性潜力与一种合成树脂结合起来，这种树脂具有良好的物理性能。它

由黄色的基础膏和白色的催化剂膏组成，适用于冷牙胶根管充填和热牙胶根管充填技术[84]。它具有高pH，因此具有抗菌活性。在琼脂扩散试验中，与Endo CPM封闭剂相比，发现对粪肠球菌产生更大的抑制区；然而，两种密封材料在混合7天后都无法维持这种抗菌效果[85]。

MTA Fillapex比BioRoot RCS（一种硅酸三钙根管封闭剂）更不透光，但比传统的封闭剂（如AH Plus和根管封闭剂）更不透光[86]。由于三氧化铋的存在[87]，它的不透明度相当于7mm的铝。其他研究者报道了较低的透射线值[84]。据厂家介绍，其混合后的成分基本为MTA、水杨酸树脂、天然树脂、铋、二氧化硅，凝结时间小于240分钟。它具有高流速（图6.3），可以填充侧副根管。据报道，与AH Plus相比，它具有更高的溶解度、尺寸和体积变化以及孔隙度[88]，并且渗漏明显更少[89]。与氧化锌封闭剂相比，配方中是否含有氧化铋，影响磨牙的牙髓腔是否变色[90]。最近的研究显示了关于细胞毒性和遗传毒性相互矛盾的结果，MTA Fillapex没有生物相容性或骨组织修复，而是对组织产生刺激作用[91-96]。最近的其他研究得出结论，它具有细胞毒性[97-98]。因此，尽管存在MTA，该制剂可能没有预期的生物学优势。

其他以硅酸盐水门汀为基础并使用非水载体

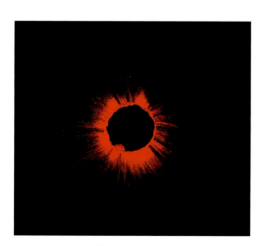

图6.3 MTA Fillapex（Angelus）封闭剂进入牙本质小管的共聚焦显微镜图像（×10）。来源：Assil Russell。

的封闭剂也被介绍过。其中一种是Bio-C封闭剂（Angelus，Londrina，Brazil），它基于硅酸盐水门汀、一种阻射剂和添加剂，并在丙二醇非水基质中递送[99-101]。

6.2.1.6.3　4型和5型液压硅酸钙水门汀封闭剂
为避免硅酸盐水门汀中微量元素的污染，研制了硅酸三钙基封闭剂。水基水门汀包括BioRoot RCS，这是一种粉剂/液剂液压硅酸盐三钙水门汀，于2015年初上市。4型液压硅酸钙水门汀封闭剂推荐用于单锥或冷侧压根充技术。加热会导致水分蒸发，凝结时间和凝结流量减少，膜厚增加[17]。制造商声称其最小工作时间超过10分钟，最大凝固时间为4小时[102]，但研究发现实际的最终凝固时间为（300±5）分钟[86]。粉剂含有硅酸三钙、聚维酮和氧化锆，而液剂是氯化钙和聚羧酸盐的水溶液。BioRoot RCS的配方不染色牙齿，流动性好，再处理简单[86,102]。与AH Plus相比，封闭剂显示出更高的空隙体积[103]。虽然这种材料不透射线，但这种性能明显低于传统的封闭剂，如AH Plus根管封闭剂[86]。最近的一项体外研究报道，BioRoot RCS具有生物活性和生物相容性[104]。然而，它也表现出一定程度的细胞毒性，尽管低于传统的根管封闭剂[105-106]。无论使用何种冲洗方案[108]，它都显示出卓越的抗菌性能[107]。

EndoSequence BC封闭剂，也称为iRoot SP（Innovative Bioceramix Inc.，Vancouver，BC，Canada）或TotalFill BC封闭剂，是一种硅酸钙基、预混、即用型、可注射的白色水力水门汀膏；术语"生物陶瓷"是为这种密封类型[109-110]创造的。它由硅酸三钙、硅酸二钙、磷酸一碱钙、氢氧化钙和一种增稠剂组成。材料的工作时间为30分钟，正常情况下设定在4小时以内[10]；如果牙本质非常干燥，可能需要10小时。它的辐射不透明度相当于3.83mm的铝，略高于最低参考标准，但一项研究报告相当于6.09mm的铝[111]。有研发现它可以增加根填充前磨牙的抗折能力[112]。EndoSequence BC Sealer HiFlow（Brasseler）和TotalFill BC Sealer HiFlow（FKG）专为热封闭技术开发，在加热时黏度更低，更不透射线[113]。两者在高温下都没有表现出任何化学变化[113-114]，因为它们的非水载体可以防止干燥。

iRoot SP封闭剂在体外对粪肠球菌具有初步的抗菌作用，但在凝固后仅7天，这种作用就会急剧下降[64]。制造商声称在凝固时不会收缩。体外研究表明，它表现出一定程度的细胞毒性，尽管低于AH Plus[62,115-116]。最近的一项研究发现，与MTA Fillapex和AH Plus相比，它具有更高的细胞相容性[96]。由于凝结时的高碱度，它具有抗菌性能[64]。它在体外也显示出期待的结果，可以提高根断裂的抵抗力[117]。与AH Plus、GuttaFlow和MTA Fillapex相比，在不同的冲洗方案下，它具有更高的牙本质小管渗透[118]，与AH Plus、Epiphany和MTA Fillapex相比，它对牙本质的位移具有更高的抵抗力[119]。

6.2.1.7　其他类型的封闭剂

氯仿类封闭剂，如松香-氯仿、氯仿牙胶（Tanrac Ltd，Gavle，Sweden）和Kloropercha的使用已经减少，因为担心它们的毒性。它们含有大量的多聚甲醛，被认为是不安全的，临床不再推荐使用含甲醛的封闭剂。

以磷酸钙为基础的封闭剂，如Capseal Ⅰ、Capseal Ⅱ和Sankin磷灰石根管封闭剂（Sankin Kogyo，Tokyo，Japan）是可用的。据说这些配方中碘仿和聚丙烯酸的存在会引起细胞毒性[120]，并且在其生物相容性方面发现了不良的结果[121]。

几乎所有的根管材料都会使牙齿变色，因此任何一种封闭剂都不可能保证根充牙齿的颜色稳定性[122]。这强调了在放置最终冠状修复体之前，需要很好地清除临床冠的根填充物，用橡皮障保护它，并仔细清洁髓腔。

6.2.2　核心材料

6.2.2.1　银尖

由于早期根管预备器械的限制，弯曲的根管难以充分扩大以接受牙胶尖等半刚性材料。1931年首次使用的坚硬核心材料，如银尖[123]，可以强行进入狭窄的根管，更容易放置到正确的深度。由于放置更容易，银尖技术有时会导致在根管预备过程中不太小心，感染的牙本质和碎片会留在根管中，导致治疗失败（图6.4）。接触组织液和唾液时，银尖也会被腐蚀[124]，其圆形的横截面导致使用过多的密封剂进行封闭。它们由99.9%的银制成，最初被认为具有宝贵的抗菌性能，但事实上，腐蚀释放的金属离子是有毒的，对根尖周组织有一定的刺激性，并加剧封闭剂溶解引起的问题[125]。因此，银尖不再被推荐作为牙根充填材料。

6.2.2.2　亚克力尖

"PD"亚克力尖（Produits Dentaires SA，Vevey，Switzerland）是彩色编码的，不透光。它由甲基丙烯酸甲酯聚合物、氧化铋、氧化锌和一种无镉着色剂制成。作为一种核心材料，它具有银尖的所有优点，而没有银尖的缺点，并且如果需要再处理，它被宣传为可以用毛刺、溶剂或精油去除。

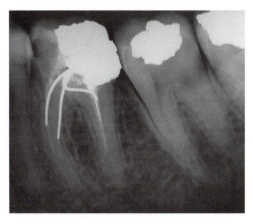

图6.4　下颌左侧第一磨牙牙根充填银尖。

6.2.2.3 牙胶

超过2000种植物产生天然胶乳（NRL），其主要成分是聚合物（顺式–1,4异戊二烯）。牙胶的主要成分为19%~22%的聚合物（反式–1,4异戊二烯）；其他用于牙髓治疗的成分包括氧化锌（59%~75%）和各种蜡、着色剂、抗氧化剂和作为放射性不透明剂的硫酸钡。比例因品牌而异，因此在硬度、脆性和抗拉强度方面存在相当大的差异。为方便配合，牙胶有不同的尺寸和锥度（图6.5）。

牙胶根据晶体结构不同可以分为α相和β相，在未加热的β相中，材料是固体且可压实。当加热时，它变成α相，变得更柔韧，能够在压力下流动。α相随着冷却和凝固而收缩，这在临床上是一个缺点。牙胶的热力学性能已经有很好的报道[126-130]。大多数相变发生在室温至60℃左右。

牙胶有很多优点：

（1）惰性。

（2）处理后尺寸稳定。

（3）不致敏。

（4）抗菌性。

（5）对牙本质不染色。

（6）不透射线的。

（7）可压缩的。

（8）热软化。

（9）可被有机溶剂软化；必要时，可以很容易地从根管中取出。

它也有一些缺点（图6.6）：

（1）非刚性。

（2）不黏附于牙本质。

（3）可拉伸。

早在1961年，英格尔就评论说"没有人认真尝试用现代塑料代替历史悠久的塑料牙胶……"，牙胶很有可能会被一种新的塑料所取代[131]。牙胶在椅旁使用前可在次氯酸钠溶液中消毒1分钟[132]。它最大的缺点是不能黏附于牙本质上。这可能导致细菌在没有足够冠状密封的情况下沿着牙胶和根管壁之间的空间渗透[133]，导致治疗失败。橡胶的微生物降解是一个比较新的研究领域；幸运的是，目前没有证据表明牙胶中的聚合物（反式–1,4异戊二烯）与微生物酶的生物降解有关[134]。

6.2.2.3.1 涂层锥
为了增强玻璃离子封闭剂与牙胶的粘接性，一种产品是在牙胶表面涂覆2μm的玻璃离子颗粒（ActiV GP精密密封系统，

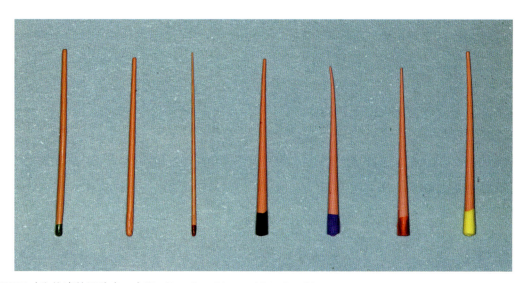

图6.5 不同尺寸和锥度的牙胶尖。来源：Bun San Chong, Nicholas Chandler。

Brasseler，Savannah，GA，USA）。这与AH Plus和牙胶在细菌渗漏模型中进行比较，没有发现显著差异[135]。生物陶瓷涂层/浸渍的牙胶尖也可用（TotalFill牙胶尖，FKG）；牙胶浸渍并涂上硅酸钙纳米颗粒，用作单个牙胶尖。当与TotalFill BC封闭剂（FKG）联合使用时，与牙胶和AH Plus根充的牙齿相比，断裂负载没有差异[136]；然而，生物陶瓷组合在所有根水平上表现出更高的结合强度和更大的密封性。

6.2.2.3.2 氯己定浸渍牙胶尖

有研究表明，粪肠球菌对氢氧化钙具有对抗性[137-138]。为了充分利用氯己定的抗菌性能，特别是对粪肠球菌的抗菌性能，一种氯己定浸渍的牙胶尖——活性牙胶尖（Roeko）已经上市。根据制造商的说法，它含有5%氯己定二醋酸酯的牙胶基质。研究人员对活性牙胶尖的抗菌活性进行了实验，得出的结论是，它不具有足够强的抑制活性，无法完全消除受感染的牙本质小管中中等数量的粪肠球菌[139-140]。体外实验表明，氯己定浸渍的牙胶尖比氢氧化钙浸渍的牙胶尖和未浸渍的牙胶尖具有更强的细胞毒性[141]。

6.2.2.3.3 浸渍甲硝唑的牙胶尖

根据中国山东

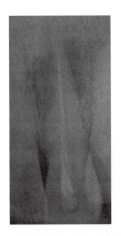

图6.6 上颌左侧中切牙欠充、牙胶填充不密实。来源：Bun San Chong, Nicholas Chandler。

大学的研究摘要发现[142]，制作含有甲硝唑类化合物的控释牙胶尖，放置于制备好的拔牙窝中。以非药物控释牙胶尖为对照。测定药物在生理盐水（37℃，pH7.4）中的吸光度，并根据介质浓度计算药物的释放率和累积释放率。作者得出结论，控释牙胶尖可以连续释放有效药物浓度超过10天[142]。

最近对在牙胶尖中引入抗菌剂及其临床使用前的消毒进行了讨论[132]。

6.2.2.3.4 牙胶过敏

对牙胶过敏的病例时有发生，但不常见。由于乳胶和牙胶过敏原是来自同一树科的相关物质，因此人们一直推测它们在乳胶过敏患者中可能存在交叉反应。在病例报告[143-144]中，在放置牙胶根充物后，注意到嘴唇和牙龈出现肿胀、悸动、弥漫性荨麻疹和心动过速；这些症状在移除根充物后完全消失。相比之下，使用放射过敏原吸收试验（RAST）抑制试验对不同乳胶材料之间的交叉反应性进行了研究，得出的结论是，原料或制造的牙胶和乳胶抗体之间没有交叉反应性。然而，牙胶（如果添加到牙胶产品中）可能与乳胶特异性免疫球蛋白E（IgE）抗体发生交叉反应[145]。同样，一项使用酶联免疫吸附测定（ELISA）的研究报告称，牙胶和乳胶蛋白过敏原之间没有交叉反应性；作者推测，牙胶生产中的添加剂，如氧化锌、硫酸钡、蜡、甲醛和多聚甲醛，可能是引起患者过敏反应的原因[146]。对于这些罕见的情况，应考虑使用MTA牙根充填。

6.3 根管充填技术

由于牙胶仍然是最常用的核心根充材料，本节的主要焦点将是使用牙胶的充填技术。

在根充过程中，封闭剂可能会被挤出根尖孔（图6.7）或挤出侧副根管（图6.8）。一项对92例涉及氧化锌封闭剂（Procosol和Roth's 801）的超充病例的X线研究发现，96%的病例在回忆时显示根尖周修复的证据，只有3例（1.6%）的挤压材料保持不变。挤压材料会随着时间的推移而消失，并且不会阻止愈合[147]。

6.3.1 冷牙胶加压充填技术

6.3.1.1 侧向加压

牙胶可以冷用，也可以用热软化或溶剂软化。侧向加压充填是最常用的冷封闭方法（图6.9）。现今的根管预备形态通常是一个喇叭状，不能用锥度0.02的牙胶尖填充，所以有更大锥度的标准化尺寸（例如0.04或0.06）。一项弯曲根管的实验室研究发现，就根管空间中牙胶的数量而言，单一锥形牙胶方法与侧方加压方法相当；该技术也比侧向加压更快[148]。

有人说，侧向加压是"科学的单锥体填充"，因为所需要的空间可能导致过度预备，削弱牙齿并导致牙根断裂的风险，应考虑到所涉及的力学问题[149]。尽管如此，侧向加压技术在世界各地被教授和实践，是许多临床医生选择的技术。它提供了良好的长度控制，可以与各种封闭剂联合使用。

理想情况下，主牙胶尖应该在回拉时略有阻力（向后拉），其大小与主尖锉一致。定位后的牙胶会被标记，根管锉可以预先弯曲以治疗弯曲的牙根管。为了获得更大的灵活性，应考虑采用镍钛合金制成的根管锉。手指夹持根管锉而不是手持机用根管锉器；这样可以减少牙齿内部的受力，降低牙根折裂的风险。

封闭剂应混合并涂抹在根管壁上，使用逆时针旋转的手锉，在纸尖上或涂在主牙胶尖上。然后插入根管。根尖可以应用加压器压实牙胶，大约20秒。第一个牙胶尖应插入所预备的空间，并立即重新插入侧方加压器。然后可以插入第二个辅牙胶尖，直到根管被充分填充。

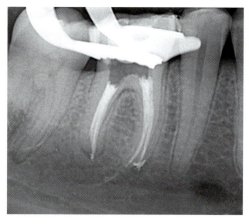

图6.7 从下颌右侧第一磨牙的近中舌根尖挤出封闭剂。来源：David Yong。

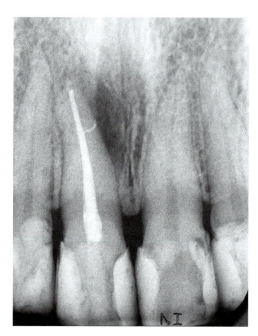

图6.8 根管封闭剂突出显示上颌右侧中切牙的外侧根管，解释了邻近的骨质流失。来源：Finn Gilroy。

在此之后，多余的牙胶应该被清除到根管口以下，以保持冠的颜色，防止被封闭剂染色的可能性。通过放置合适材料（通常是玻璃离子）覆盖根管口处的牙胶，可以减少微渗漏的风险。

如果要提供根充后的冠向修复，当根尖填充5～6mm的后，可以停止加压牙胶，任何多余的牙胶都可以立即去除，而不会影响根尖填充[150]。这样做的好处是，临床医生将知道根管的长度和解

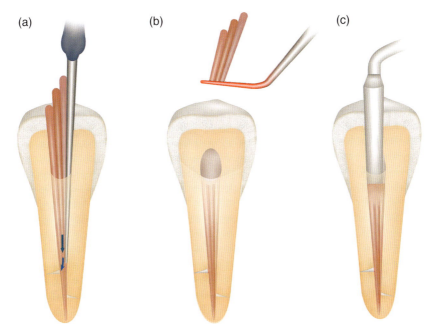

图6.9　冷牙胶侧方加压充填。（a）插入侧压器并施加力，使牙胶在横向和纵向上压缩。（b）用于去除冠状处多余牙胶的加热仪器。（c）用于垂直压实牙胶的加压器。来源：Humza Ahmed。

剖结构，同时可放置橡皮障。侧方加压充填技术仍然是口腔医学院最常用的封闭技术，但在过去的10年中，世界各地的许多医生已经改为单锥体封闭、热垂直加压或基于载体的系统。

6.3.1.2　单锥体封闭技术

使用与最终制备尺寸相匹配的牙胶尖，因此不需要任何辅助牙胶尖、加热或连续压实（图6.10）。自从液压硅酸钙水门汀封闭剂出现以来，它已经获得了很大的普及，因为它相对快速和易于使用[151]。

一项研究比较了使用iRoot SP和AH Plus两种封闭剂的单锥密封和热垂直加压技术[152]；结果表明，无论选择何种充填方式和封闭剂类型在充填质量和充填深度上无显著差异。因此，有证据表明单锥封闭是一种有效的根管封闭技术，特别是当根管呈圆形且形状均匀时[153]。由于它在很大程度上依赖于封闭剂来填补缺陷，因此在最终的根充填中产生空隙的可能性增加[151,153-155]。因此，使用单锥充填的根充物可能有更高的长期失效风险。然而，也有一种建议认为，使用这种技术，根管冠状部分的空隙比根尖部分的空隙更大[156]。直接在主牙根锥体上应用超声激活可能有助于产生质量更好、空隙更少的牙根充填物[157]。单锥封闭技术依赖于液压硅酸钙水门汀封闭剂的抗菌性能，旨在实现生物密封。

在一项临床研究中，307名患者由牙髓医生在私人诊所使用液压硅酸钙水门汀封闭剂（EndoSequence BC sealer）进行单锥封闭治疗，根据临床和影像学结果，至少随访1年，成功率为90.9%[158]。虽然使用液压硅酸钙水门汀封闭剂进行单锥封闭是一种可行的技术，但仍需要进一步的高质量临床研究。

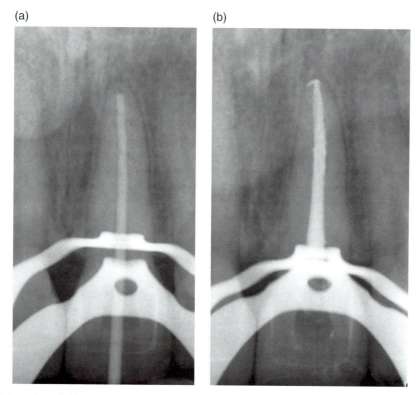

图6.10 上颌左侧中切牙单牙胶封闭。（a）单牙胶与根管壁贴合X线片，确保主牙胶尖贴合良好，留给封闭剂的空间很小。（b）检查牙胶尖和封闭剂的位置。来源：Bun San Chong, Nicholas Chandler。

6.3.2 热塑牙胶注射充填技术

热塑牙胶可以比实心牙胶尖更好地填充不规则根管，具有更好的牙胶与封闭剂的比例，因此，理论上，具有更好的密封性[159]。牙胶随着温度的变化表现出两种相的变化，当它上升时从β相变为α相，当它再次冷却时从无定形变为β相。达到非晶相所需的最高温度为60℃[128]。冷的牙胶可以放在根管中加热，或者在根管外加热的牙胶可以输送到根管中。

热塑牙胶可以在有或没有封闭剂的情况下穿透未封闭的牙本质小管，特别是在根管的中1/3处[160]。封闭剂的运动有助于牙胶的流动。重要的是封闭剂/牙本质界面被封闭剂覆盖的百分比最高，封闭剂膜厚度最小，并且牙本质小管穿透率应尽可能高。在共聚焦显微镜下评估3种根管封闭剂在加压过程中的渗透[161]，Sealapex在评估

的两个水平上显示了最大的渗透；其在3mm水平的平均穿透度为360μm。封闭剂AH 26（Dentsply Maillefer）是一种环氧树脂基材料，与GuttaFlow没有显著差异，3种材料对根管壁的适应性百分比相同[161]。

6.3.2.1 根管内加热充填技术

Schilder[162]的热垂直加压技术仍然很流行，有几种较新的技术可用。它包括用热软化的牙胶填充根管，使其流入整个根管系统，包括侧副根管和根尖分歧。喇叭管形根管预备应用相匹配的牙胶加压器。传统技术使用在明火中加热的加压仪器，但垂直加压已经通过引入电加热器和加压器（如Touch'n Heat, System B Heat Source）以及Elements Free单元（SybronEndo, Kerr Endodontics）来简化。它产生均匀、致密的根管填充物，在所有不规则处都含有牙胶，但与冷侧方

加压相比，在根尖或冠向密封方面没有实质性的改善[163]。也有报道称，利用超声对牙胶进行根管内加热可以节省时间[164]。

连续波热牙胶充填技术（图6.11）采用B型系统热源，分为向下根充和回填两个阶段[165]。热量沿着主牙胶尖的长度进行，从顶部开始，以加压波的形式在顶部形成"软木塞"。虽然需要时间来掌握，但它比其他技术更简单、更快速，因为它是在一个连续的垂直运动中完成的。要求根管形状呈锥形，充填器的锥度与此相匹配，但不接触根管壁。B型系统热源功率水平设置为10，温度为200℃，尽管器械尖端的实际峰值温度低于此值，并受到器械锥度的影响[166]。在使用封闭剂和放置牙胶尖后，将系统定位并激活，通过牙胶将其推至由硅胶止水带指示的结合点。1秒后，激活按钮被释放，进一步的垂直压力施加在冷却塞上，再持续10秒，抵消收缩。最后，在拔出器械之前，热源再激活1秒，同时保持顶端压力。对于根管的其余部分，可以使用热牙胶注射系统进行填充操作。一项关于封闭剂百分比和牙胶与管壁之间距离的研究表明，在该过程的下压阶段再次使用AH Plus封闭剂没有任何作用[167]。

6.3.2.2 根管外加热充填技术

6.3.2.2.1 基于固核载体插入充填技术的系统
1989年，一种使用金属载体将热软化的牙胶引入根管的方法被商业化引入，目前使用的是塑料载体（Thermafil）[170]。验证装置可用于检查制剂的直径并协助选择封闭尺寸。现在制作封闭器以匹配根管预备系统的锥度。

从逻辑上讲，基于载体的封闭系统应该在根管长度不足1mm处停止，以防止过度填充。封闭剂的量是很重要的：如果足够的话，不用担心牙胶会在弯曲的根管中从载体上脱落。一项研究发现，Thermafil、B型系统热源和单锥冷牙胶封闭具有相似的充填材料百分比和空隙分布[171]。在模拟根管中使用该技术的新研究表明，它对C形根管的封闭非常有效[172]。

这些基于载体的封闭系统需要一个专用的烤箱，在不到1分钟的时间内加热材料。其中该封闭系统存在缺点，特别是当牙齿计划保留后修复时，载体的校正锉仍然在根管中；如果需要再处理，这也是一个问题。目前的Thermafil封闭器在载体的轴向上有一个V形槽，便于移除，研究表

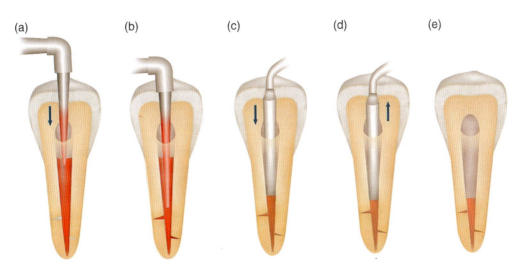

图6.11 连续波热牙胶垂直加压。（a）下压、加热和垂直压力。（b）分离和撤离。（c和d）牙胶垂直加压。（e）密实的牙胶顶端塞。来源：Humza Ahmed。

明它可以使用旋转镍钛锉从适度弯曲的根管中移除[173]。

GuttaCore（Dentsply Tulsa Dental）是最近推出的一种封闭系统，旨在取代Thermafil。最初的产品使用了灰色的牙胶芯，但新的版本使用了粉红色的芯，据说更坚固一些。根管应该预备到最小的尺寸为0.2mm和锥度0.06。该设备旨在提供与Thermafil相同的封闭质量，但如果需要再处理或提供桩预备空间时，则用锉拆除更容易、更快[174]。使用GuttaCore，可以更容易地在根管口水平切断充填体的柄端部位，并为根管桩留出空间。结合相关的技术可以节省时间，特别是在治疗磨牙时。显微CT和扫描电镜数据显示，用该系统封闭的椭圆根管比用侧向加压或热垂直加压方法填充的椭圆根管具有更低的界面间隙和空隙发生率[175]；因此，对于这些具有挑战性的根管类型，它被认为是一种有价值的替代方法。Guttafusion（VDW）是一个类似的系统，旨在与同一制造商的Reciproc镍钛往复式仪表系统相匹配。

6.3.2.2.2　热塑牙胶注射充填系统

这类装置将熔融的牙胶注入根管中，然后应用垂直加压器使材料充实根管壁。在最早的商业输送系统（Obtura，Obtura Spartan Endodontics，Algonquin，IL，USA）中，牙胶被加热到160℃，并在大约60℃的温度下输送。新设备有Elements Free（图6.12）和Beefill（VDW）。热牙胶充填仪（Elements Free）包含牙胶充填枪和B系统尖端加热装置；它在0.5秒内加热到200℃，可以设置到100～400℃的温度范围。充填枪的工作原理类似于以前的电动和手动设备。这些高温机器已被证明可以产生临床可接受的结果，其根尖封闭效果与侧压一样好，温热的牙胶在一定程度上穿透未封闭的牙本质小管[160]。它们也适用于回填中间和冠状部分的根管采用垂直或横向加压的方法。然而，一些根管，特别是那些椭圆形的根管，仍然难以充分封闭[176-177]。

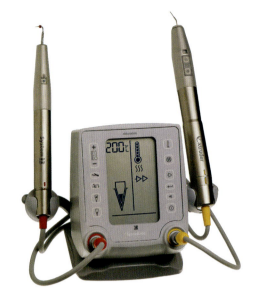

图6.12　Elements Free热塑牙胶封闭装置（Kerr Endodontics）。来源：Bun San Chong, Nicholas Chandler。

6.3.3　热力压实

6.3.3.1　振动和加热

使用DownPak封闭装置（Hu-Friedy Co.，Chicago，IL，USA），可以使用加热和振动的组合来加压牙胶。这种无线仪器提供低频（100Hz）脉冲和加热到350℃。它可以用于横向和热垂直加压技术与任何核心材料联合。在振动模式下加热主牙胶尖，然后放置副牙胶尖。加热插头，可使用镍钛或软不锈钢，极大的灵活性允许用于弯曲的根管。这可以改善弯曲根管系统的加压和均匀性，否则需要更大范围的扩大根管以适应传统的热封闭技术[178]。

6.3.3.2　旋转输送器

McSpadden[179]描述了一种发动机驱动的旋转输送机，能够在垂直和横向上对牙胶进行软化与加压。特别设计的不锈钢器械可以在根管内旋转，产生摩擦热，以使冷的牙胶尖塑化，并在根尖上驱动热机械塑化的牙胶。原来的仪器已经停产，但在高扭矩机头中以8000r/min的速度运行，牙胶-输送器（Dentsply Maillefer；图6.13）以及热侧向加压器（Brasseler）都是可用的。

最初的技术包括在根管中激活加压器，与牙胶尖一起，大约12000r/min，没有根尖压力。所产生的摩擦使牙胶非常迅速地软化，在加压器向前推进的过程中，塑化材料被驱动到根尖部距离终止点约2mm处。当尖端区域填满时，加压器离开根管并缓慢退出，同时仍以最佳速度旋转。在粗大的根管中，重复使用副牙胶尖来填补冠状间隙。

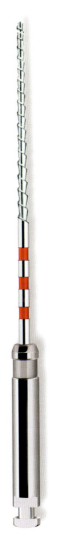

图6.13 牙胶-输送器（Dentsply Maillefer）。来源：Bun San Chong, Nicholas Chandler。

该方法后来进行了修改，以改善该治疗方法的并发症，特别是材料的根尖挤压和器械断裂[180]。混合技术结合了根尖附近侧向加压的可预测性与加压器在根管其余部分的速度和效率。在使用加压机对根管的其余部分进行压实之前，将主牙胶尖进行粘接，并在根尖3~4mm处进行副尖的加压。除了不锈钢，加压器也有镍钛合金制造。

6.3.4 其他封闭技术

6.3.4.1 膏剂

膏剂的引入是为了加快根管治疗的速度。它与干髓术的历史使用有关[181]。这些材料不应与用于固体或半固体根管充填材料的封闭剂混淆。可能含有强效消毒剂（如多聚甲醛）和抗炎剂（如皮质类固醇），最初为了免于传统的根管准备、消毒和填充；支持者认为彻底的清洁和整形是没有必要的，而且抗炎剂会减少宿主的反应。一些患者由于有毒物质被挤压到根尖周组织或其他组织而受伤。大多数膏剂（Endomethasone，Septodont；N2，IndragAgsa，Bologna，Italy；SPAD，Quetigny，France）含有多聚甲醛。如果沉积在根尖周组织，可能引起严重的炎症反应和长期或永久性损伤，特别是接触到神经。膏剂填充物中的皮质类固醇通过抑制吞噬作用严重影响防御反应，并且它的使用可能引起不必要的全身副作用。多聚甲醛应用于重要组织也会导致其成分遍布全身。部分患者可能出现超敏反应，该物质可能同时具有致突变和致癌潜能。最近的一项发展是Endomethasone N（Septodont），它不含多聚甲醛，并声称改善了生物相容性。在一项研究中，1周后不再具有细胞毒性[53]。

6.3.4.2 液压硅酸钙水门汀

MTA已被证明具有优异的密封能力、生物相容性和促进组织再生的能力。在未成熟的、开放的根尖中作为根尖屏障用于被证明是非常成功的[182-183]。这一技术已在第3章中讨论，用于治疗未成熟的年轻恒牙。该材料形成一个坚硬的屏障，然后用MTA或牙胶填充根管的其余部分，或者用适当的材料加固牙根[184]。

MTA根尖屏障术避免了长期使用氢氧化钙敷料造成的根尖封闭，从而削弱本已很薄的牙本质壁[185]。除了MTA外，其他液压硅酸钙水门汀基材料也可用作未成熟、开放尖牙的根尖屏障。

MTA用于封闭时，无需填充牙胶（图6.14）。可以使用一系列K形锉（Lawaty技术）或锥形旋转镍钛锉（如螺旋钻），用加压器逐步封闭根管[186]；MTA载体也可用于将MTA运送到根管中（图6.15）。使用手动加压将充填材料压实[187]。超声已被建议作为MTA加压的辅助手段，但其有效性存在一些争议[188]。可能是一定持续时间的超声波产生了一种冲击效应，使水门汀颗粒分离并产生空隙。

有证据表明MTA封闭可以加强牙根[189]。然而，也有报道称MTA会影响牙本质的弯曲特性[190]。对于担心使用牙胶根填充物的患者，应考虑使用MTA根填充物。在将来可能需要根尖切除术的牙齿中，它可能是有价值的。在这种情况

下，手术时可以通过固定的器械进行根切除，这样就不需要根端空腔准备和根端填充了[191]。另一个临床考虑是在设定时扩大MTA。需要再治疗的牙齿可能由于沉重的咬合负载或广泛的冠状修复和桩而存在未被发现的根状缺损。对于牙根弯曲的牙齿，MTA封闭是一种永久性的手术。在直的根管中，超声可将其清除，但在弯曲管中，其清除极具挑战性[192]。

最近在靠近MTA的牙本质小管中晶体生长的发现可能具有重要意义，因为它可能增强细菌消除，减少再治疗的需要，甚至改善再治疗的结果[193-194]。

6.3.4.3 单块

牙胶不与牙本质结合。20世纪70年代末，为了寻找更简单的填充根管及其分支和牙本质小管的方法，人们研究了低黏度未填充的Bis-GMA复合树脂[195]。它们很好地适应了根管壁，可以提供一种不施加压力的方式来填充根管。很久以后，Resilon作为一种聚己内酯热塑性材料，被开发成一种与牙胶类似的替代材料。与基于UDMA的封闭剂（例如Epiphany）一起，它的目的是形成一个"单块"，在牙本质和充填核心材料之间形成单一的界面[196]。去除玷污层后，涂上底漆，将双固

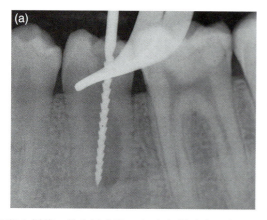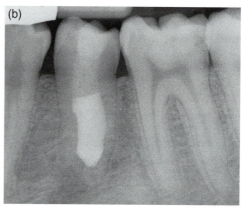

图6.14 下颌左侧第二前磨牙畸形。（a）根管治疗。（b）根内填充MTA（ProoRoot MTA，Dentsply）。来源：Shreya Aggarwala。

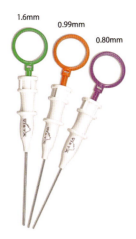

图6.15 不同尖端尺寸的一次性MTA载体。来源：由Vista-Dental提供。

化封闭剂涂在牙本质壁上，放置根充核心材料。许多因素决定了这些系统的有效性，包括玷污层、冲洗剂的影响、牙本质小管的渗透性、可用于粘接的表面积、封闭剂厚度和聚合缩水率。

2011年的一篇综述表明，基于甲基丙烯酸酯的封闭系统需要进一步开发[197]，该产品在几年后停产。聚己内酯可能容易被牙髓细菌和真菌酶解。也可能是一些根管中存在未知的空洞，因为这种材料被宣传为比牙胶更不透射线。最近的研究表明，这些材料在临床情况下表现很差。研究表明[198]，Resilon的失败概率是牙胶的5.7倍。在另一项临床研究中，经Resilon处理的牙齿在随访时的根尖周指数（PAI）为3~5的可能性是经牙胶填充的牙齿的5倍以上[199]。研究了持续根尖周疾病的牙齿未愈合管中Resilon的降解，发现78%的病例Resilon降解，而牙胶没有降解[200]。虽然不是所有的病例都失败了，但这种材料已经使用了近10年，用它治疗的患者给医生带来了再治疗困境。

6.3.4.4 亲水聚合物

SmartSeal系统（DRFP Ltd，Peterborough，UK）于2007年推出，也称为CPoint系统（Endo-Technologies，LLC，Shrewsbury，MA，USA），使用单一的主牙胶尖（SmartPoint），由类似于人工眼和隐形眼镜的材料制成。在根管中，这些被设计用来膨胀和自我封闭"湿"根管。该材料的核心是两种聚酰胺（尼龙）聚合物，由丙烯腈/乙烯基酮的亲水性聚合物覆盖。含有生物陶瓷的树脂基环氧胺封闭剂（SmartPaste Bio）与SmartPoint锥形器一起使用；它也会水合和膨胀以填补空隙。不需要特殊设备，锥体与根管预备仪器相匹配；卵圆形根管可能充满多个锥体。聚合物外层是透光的，在X线片上与牙胶不同。据称，该系统比其他封闭方法更容易操作，技术敏感性更低，在预备和充填方面都节省了成本和时间。SmartPoints具有与牙胶相当的生物相容性[201]，并且在暴露于水的20分钟内显示出显著的横向膨胀[202]。在推出强度测试中，SmartSeal系统对根牙本质的附着力与牙胶和AH 26相当[203]。在体外研究中，将其与SmartPaste封闭剂一起使用时，与加压的牙胶和AH Plus相比，材料进入模拟侧副根管的延展性良好，并且封闭的均匀性相当[204]。不幸的是，这些亲水聚合物需要潮湿的环境，这与确保根管在封闭前干燥的公认概念背道而驰。

6.4 根管口屏障材料与牙齿修复

1955年，Dow和Ingle首次对充填后牙根的密封性进行了研究[205]，不久之后，人们开始关注冠状密封的有效性[206]。在治疗磨牙时，将多余的牙胶包裹在牙髓室底上曾经是一种常见的做法，但这被证明会导致渗漏[207]。单独的牙胶和封闭剂不足以阻挡冠状微渗漏，这可能会对根管治疗的结果产生不利影响[208-209]。因此，尝试通过放置屏障材料来保护根充填物本身。这种根管口屏障应：

（1）易于放置；

（2）与牙齿结构结合（固位）；

（3）有效密封防止冠状微泄漏；

（4）与天然牙齿结构容易区分；

（5）不干扰通路预备的最终恢复[210]；

（6）理想情况下还有抗菌作用。

许多材料被用作根管口屏障，包括Cavit（3M ESPE）、IRM（Dentsply De Trey）、Super EBA（Bosworth，Skokie，IL，USA）和MTA。理想的材料还有待开发。氧化锌材料不与牙本质结合，但具有很强的抗菌效果，这取决于所使用混合物的稠度[19]。玻璃离子可以与牙本质结合，用于充填材料的历史很长；虽然作为垫底，但释放的氟化物具有最小的抗菌作用[211]。树脂改性的玻璃离子可以光固化，更容易和更可控地放置。一项使用细菌标记物的实验表明，Vitrebond在60天内取得了成功[212]。在一种可流动的复合树脂（Tetric，Ivoclar Vivadent）上使用印度墨水进行了7天的研究，结果表明其密封能力优于ProRoot MTA和Cavit[213]。作为复合树脂，需要酸蚀和粘接，这个过程可以在大约2分钟内完成。

临时修复体的放置时间应尽可能短[214]，有根充填的牙齿需要高质量的冠状永久性材料修复[215]。如果临床条件合适，并且整个根管治疗过程的质量令人满意，则在封闭期间放置这些装置是最好的。

6.5 再治疗

去除原根管充填材料是必要的，以便进行非手术根管再治疗。如果有明确的疾病，则确定需要再治疗。然而，对于根管超充的患者，这就出现了一个难题[216]。最近的一篇综述提供了一些指导[217]。

必要时，有许多机械去除牙胶的方法，在最后阶段可能会使用几种溶剂来清洁根管。对于基于载体的系统，载体在再处理过程中可能会出现特定的问题[218-219]。最新一代的Thermafil封闭器在载体轴上有一个V形槽，便于移除，研究表明，这些封闭器可以使用旋转镍钛锉从适度弯曲的根管中移除[173]。

没有一种机械装置能够完全清除根管中的所有填充物[220]，因此人们努力研究各种技术的组合[221]。在一项椭圆形根管的微型计算机断层扫描（CT）研究中，对镍钛和声波及超声系统的有效性进行了比较[222]，发现ProTaper Next和Reciproc同样有效，而其他清洁方法并没有显著改善去除效果。最常见的是再治疗后仍留在根管中的封口剂[223]。一项早期研究，包括Ketac Endo GIC封闭剂[224]，评估了手工或超声去除牙胶和封闭剂后的评分（Roth's 801和AH 26）。大多数封闭剂残留在根尖的1/3。手动移除玻璃离子是最慢的方法。结论是超声明显更快，超声去除玻璃离子封闭剂是有效的，残留的碎片数量表明它与牙本质结合[224]。

比较液压硅酸钙水门汀和环氧树脂基封闭剂的去除[225]结果显示，使用G钻和ProFiles（Dentsply Maillefer）去除EndoSequence BC和AH Plus，在再处理时间或根部不同水平残留的碎片方面没有显著差异。这两种物质都不能完全去除。AH Plus的封闭剂穿透深度显著提高。液压硅酸钙水门汀一旦成型就很硬，再处理令人担忧。一些研究发现，使用这些封闭剂和核心材料封闭的根管很容易用常规技术进行再治疗[226-227]，但一项研究发现，使用传统的再治疗技术、加热、氯仿、旋转器械和手锉，不可能从下颌磨牙的中颊根管中完全去除液压硅酸钙水门汀为基础的封闭剂EndoSequence BC[228]。Sankin磷灰石根管封闭剂无需使用溶剂即可轻松从根管中取出[229]。使用MTA Fillapex作为封闭剂时的再处理与AH Plus的再处理进行了比较，其中包括残留在根管中碎片和材料的数量以及达到工作长度所需的时间[230]。AH Plus组留下的牙根充填材料更多，达到工作长度和完成牙本质去除所需的时间也最多[230]。研究了MTA Fillapex、Totalfill BC和AH Plus封闭剂的去除效果，结果表明Totalfill最难去除，AH Plus最容易去除；作者使用D-RaCe（FKG）和XP-endo Finisher

R锉（FKG），不使用溶剂[231]。XP-endo Finisher R锉即使与ProTaper系统结合使用，也能有效去除液压硅酸钙水门汀封闭剂[232]。有报道称，如果使用MTA Fillapex作为根管填充物，氯仿的应用可能有助于开放重建[233]。补充冲洗液搅拌的使用也有助于减少根管中残留的封闭剂数量[234]。用甲酸靶向化学去除封闭剂可实现95%以上的可复治性，并重建根尖通畅性[235]。临床医生必须注意，在使用生物陶瓷密封剂填充的根管中进行再治疗的现实可能具有挑战性，在此过程中不可避免地会去除牙本质。

除了具有挑战性的填充，椭圆形根管的再处理呈现出特殊的困难；最近的一篇论文使用微型计算机断层扫描研究了通过3种电机驱动装置去除牙胶和AH Plus封闭剂的情况，发现没有一种装置能完全去除充填材料[236]。

6.6 结论

牙根充填物能增强牙齿吗?

最近一项研究表明，随着年龄的增长，牙本质的强度有下降的趋势[237]。根牙本质在根管预备过程中被去除，其他治疗过程进一步降低了牙根组织的强度，根管治疗后的牙齿比未修复的健康牙齿更容易发生垂直根断裂。牙胶不能粘在根管壁上。根充填材料被证明具有加强根的能力，因此代表了牙髓病学的神奇效果。1992年，Trope和

Ray[238]发现玻璃离子封闭剂Ketac Endo与制备但未封闭的根管以及用牙胶和Roth's 801封闭剂封闭的根管相比，显著加强牙根。他们推测，如果需要的话，使用单根的牙胶和Ketac Endo作为牙根填充物的唯一原因是可以进行再处理。

一项系统调查和分析相关的综述得出结论，使用根管封闭剂可能会增加根充牙齿的抗折性，并且在这方面没有特定的封闭剂表现出优势[239]。收集到的许多证据相互矛盾。例如，12项研究支持环氧树脂基密封剂的增强作用，而5项没有。

5项关于玻璃离子封闭剂的研究表明它对断裂强度有积极影响，而3项没有。没有研究比较玻璃离子和液压硅酸钙水门汀封闭剂对根断裂抗性的影响。所有此类研究的一个主要问题是研究人员在该领域使用的方法的异质性。在一项对照实验中，将White ProRoot MTA手工植入根管并单独使用，在1个月和6个月后，牙齿对垂直根断裂的抵抗力明显增强[189]。这种技术可能特别适用于矫治过度或虚弱的牙齿。

展望

某些形状的根管，特别是椭圆形根管，仍然难以充分封闭，因此需要进一步的研究和创新。对新材料的探索仍在继续，这些新材料具有更好的临床可靠性、更好的牙本质小管渗透性、轻微的扩张、抗降解性，以及无论根管条件如何都能增强与牙本质的黏附能力。

7

根管倒充填和侧穿修复材料与技术
Root–End Filling and Perforation Repair Materials and Techniques

Josette Camilleri[1], *Christof Pertl*[2–3]

[1] *School of Dentistry, Institute of Clinical Sciences, College of Medical and Dental Sciences, University of Birmingham, Birmingham, UK*

[2] *Department of Dental Medicine and Oral Health, Medical University of Graz, Austria*

[3] *Harvard School of Dental Medicine, Boston, MA, USA*

目录

7.1　简介

当原发疾病治疗失败或者根管治疗期间遇到问题时，需要进行再治疗或者根尖手术。随着显微手术方法（即使用显微镜、超声工作尖和新材料）的运用，根尖手术的预后发生了变化。然而，对根尖周炎再治疗中手术治疗和非手术治疗的效果以及采用各种条件、材料、设备和技术的根尖切除术的效果进行回顾后发现，没有明确的证据表明，在1年、4年或10年随访中，任何一种治疗在愈合方面具有优越性，尽管结果质量非常低[1]。只有两项随机对照临床试验发现，至少在短期内，与非手术治疗相比，手术治疗的治愈率更高。一项单独的试验报告称，从中长期来看，两种手术的治愈率非常相近。目前几乎没有证据表明在治疗出现根尖周病变病例的替代方案中存在合理的决策过程。应该进行更多设计良好的随机对照试验，需要至少4年的随访和一致的样本量，以便检测两种治疗方法结果之间可能存在的长期、真实的差异[2]。

当牙根尖存在持续活动性牙周炎症时，需要进行根尖手术。通过纠正或修复手术来封闭沿牙根和周围牙槽骨将根管系统连接到牙周膜空间的穿孔。侧穿修复可以通过根管或手术进行。非手术修复侧穿的挑战包括无法正确评估缺损的大小、难以获得进入通路、难以控制挤压到牙周组织的材料量和随后去除多余的材料，以及难以控制出血，这些可能会影响用于封闭侧穿的材料。

对于修复手术和根尖手术，都需要一种材料来阻断从根管到根尖周区域的通路或侧穿时沿牙根的开口。为此目的已使用了多种材料。该领域的主要进展是手术显微镜和显微外科手术的引入、使用压电超声技术进行根管预备以及水硬性硅酸盐水门汀的发展。

7.2 手术环境

通过翻开皮瓣和去掉可能覆盖的牙槽骨，可以进入根尖区域，或需要修复的根面。皮瓣的设计取决于该区域的解剖结构、牙根的数量和位置以及皮瓣是否处于美学敏感区域。通常采用带有

近中或远中的垂直松弛切口（图7.1a），或两者同时进行的沟内切口。切口的垂直部分应从牙槽黏膜延伸到附着龈，是一条垂直于牙龈边缘的线（图7.1b）。垂直松弛切口允许皮瓣更大的活动性，以获得更好的手术视野（图7.1c）。腭侧瓣的松弛切口应当足够短（4~6mm），以避免损伤腭大动脉（图7.1d）。龈下皮瓣设计（图7.2）避免接触重要的牙龈边缘，但有沿切口线产生术后瘢痕的风险。

一旦做了切口和翻瓣，通常需要通过去除牙槽骨以进入根尖或穿孔区域（图7.2a），尽管在某些情况下，牙槽骨因为在疾病过程中被吸收（图7.3a）。对于穿孔修复，干预措施是类似的。

在根尖手术中，翻开皮瓣，根尖暴露，根尖切除（图7.2b）；对此的临床意义和治疗已经进行了彻底的讨论[3]。根尖切除对于去除任何病变都是有必要的，例如牙根吸收、根尖折裂、囊肿、肉芽肿、组织以及根尖处感染的牙骨质和牙本质。这个手术还可以去除一些解剖变异，如弯曲根管、侧支根管和副根管，根尖分叉和钙化。其他适应证包括避免根管预备中的操作失误，改善去除病变软组织和进入根管系统的入路。根尖不应该斜向颊侧预备，比较垂直的预备角度可以减少牙本质小管暴露的数量和利于 I 类洞的超声倒预备。尽管如此，所使用的切除角度仍会受到以下因素的影响：牙根的倾斜度和弯曲、牙根的数量、牙槽骨的厚度以及牙根在骨和牙弓中的位

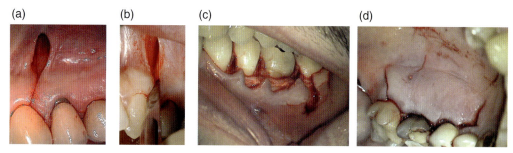

(a)　　　(b)　　　(c)　　　(d)

图7.1 皮瓣轮廓显示（a）带近中垂直切口的沟内三角形皮瓣；（b）从牙槽黏膜到附着龈的松弛切口；（c）翻开带有远中垂直切口的全厚瓣以暴露手术部位；（d）带有两个短松弛切口的腭侧沟内皮瓣。来源：Christof Pertl。

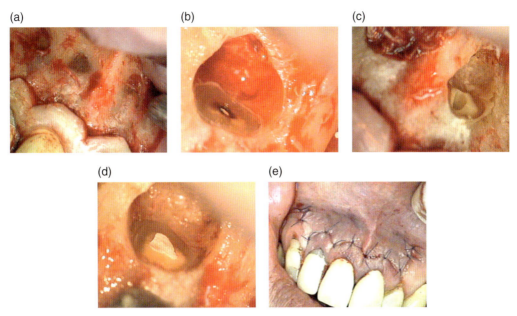

图7.2 （a）龈下瓣和病理炎症过程引起的患牙根尖的颊侧骨缺损。（b）根尖切除术后，变黑根管表明有细菌污染；（c）根尖倒预备。（d）根管倒充填。（e）缝合。来源：Christof Pertl。

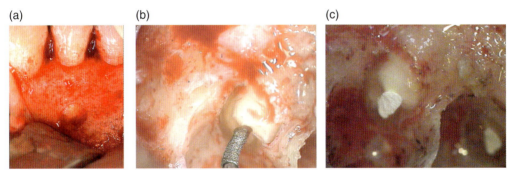

图7.3 切开和翻瓣后的根尖手术过程。（a）手术部位，显示囊性病变侵蚀颊侧骨板。（b）超声预备根尖末端。（c）放置根管倒充填料。来源：Christof Pertl。

置。根尖切除最好在喷水下使用裂钻车针进行。

根尖切除后断端外形根据所使用的车针类型、牙根解剖外形、暴露在特定切除角度下的根管形状以及根管充填材料的性质和密度而变化。一旦切除根尖，就必须检查峡部（图7.4a），因为这将是持续的感染源。亚甲基蓝用于将牙本质与周围牙槽骨分隔开，并暴露任何未经处理的根管（图7.4b）。

在显微镜下，牙本质小管将暴露于根周组织。牙骨质可以在切除的牙本质小管改建，并且可以形成不同程度纤维附着的牙周封闭[4]。另一个问题是暴露的牙本质小管被留在根尖周组织中的细菌再次感染的风险。然而，尚未发现牙本质小管中微生物的存在与根尖周炎症程度之间存在相关性[4]。预备好的牙本质表面还具有潜在感染的玷污层，这可能成为根尖周组织的刺激源，主要防止牙骨质与切除的小管分层。玷污层可能会封闭这些小管，并成为潜在细菌感染的阻塞源，特别

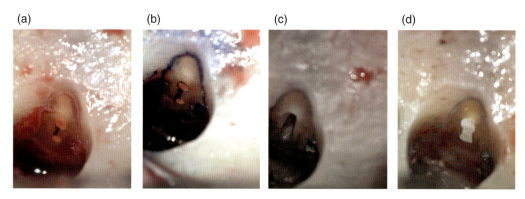

图7.4 根尖切除、预备和根管倒填充。（a）切除的下颌第一磨牙近中根的根端，显示充满牙胶的两个根管，由一个相通的峡部相连。（b）使用亚甲基蓝将峡部区域和牙本质与周围的牙槽骨区分。（c）根尖倒预备。（d）根管倒充填。来源：Christof Pertl。

是对于被细菌污染或长期暴露于口腔中的牙本质小管。旨在评估这些指标的实验至关重要，因为没有明确的数据来指导处理这些玷污层。

根尖倒预备是为了获得足够的密封，防止从切除的根尖到根管系统的潜在渗漏（图7.2c和图7.4c）。根尖倒预备应使用超声器械（图7.3b）进行，该器械设计适合用于制作密封的材料。使用超声器械可以在最小程度根尖切除后沿着牙根的长轴进行根尖预备。牙本质脱矿，以及因此通过去除玷污层而暴露的胶原蛋白，是有争议的。理想情况下，该区域不应受到刺激。根管倒充填（图7.2d、图7.3c和图7.4d），冲洗，拉拢缝合皮瓣（图7.2e）。穿孔修复采用类似的程序（图7.5）。

由于粘接材料是可以固化粘接的，因此粘接材料的洞型设计一般是简单的凹形。其他类型的材料，如HCSCs和ZOE，需要更深的固位洞型。有综述对高倍镜在制备粘接性树脂类根尖充填材料的浅凹洞型预备中的应用，与使用高倍镜、超声倒制备及用Super EBA、即刻修复材料（IRM）和HCSCs根尖倒充填的牙髓显微外科手术进行比较[5]。与浅洞预备和树脂类材料的充填洞型相比，为ZOE和HCSCs制备的根尖洞型具有更高的成功率。

就手术方案而言，相较于翻开整个龈乳头，有证据表明使用龈乳头下切口有利于保留牙间龈乳头，在术后第1天，龈乳头下切口组没有疼痛减轻的证据[1]。然而，在实践中，将皮瓣缝合在小龈乳头上可能会导致愈合不良。使用更现代的技术，例如通过修改去骨方法（即使用的器械类型）或倒预备洞型的类型（根尖切除角度，用于根尖倒预备的器械），可以获得更好的愈合[6]。尽管很少有证据表明，与使用传统的牙钻相比，用于根尖倒预备的超声设备可以在再治疗后1年内改善愈合，但在实践中，传统牙钻现使用不多，因为专用的超声工作尖可以更好地入路。一项研究表明，当用HCSCs倒充填1年时，愈合效果更好，而不是通过平滑牙胶根管充填来处理[1]。

放大镜的使用有助于临床手术，如今已被公认为最佳实践。使用的光学设备类型似乎很重要：使用手术显微镜的成功率达到94.9%，而放大镜的成功率仅为90.6%。提倡使用内镜装置以提高可视性[7]。不同牙弓的治疗结果显示无差异[8]。

临床治疗结果和材料类型之间的相关性还不是很清楚。然而，一项根尖显微外科手术预后的纵向评估显示，5年时比1年时的评估差8%，并且选择的材料会影响这一比率[7]。5年后，ProRoot MTA的治疗结果比Super EBA[7]或银汞合金[6]更好。

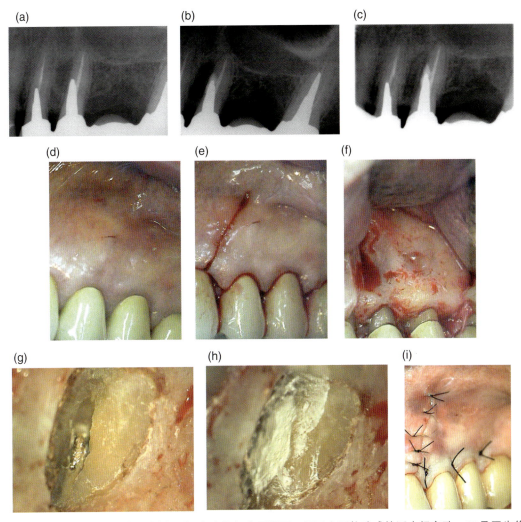

图7.5 显示牙根穿孔修复程序的临床病例。（a）术前根尖周视图，显示金属柱造成的近中根穿孔，25号牙齿作为修复26号牙齿的4单位桥体的基牙牙冠一部分。（b）术后X线片。（c）2年后随访X线片，显示缺损处完全愈合和骨形成。（d）该部位的临床照片。（e）皮瓣设计显示带有近中松弛切口的龈沟内皮瓣。（f）翻开皮瓣，暴露手术部位。（g）暴露的根面显示穿孔。（h）修复后。（i）皮瓣拉拢并缝合。来源：Christof Pertl。

7.3 牙髓外科材料

进行牙髓手术的环境，特别是放置根尖充填材料和穿孔修复材料的环境，如图7.1～图7.5所示。为了方便起见，这里也包括非手术穿孔修复，因为目的、环境和材料都是相同的。然而，当这些材料用于冠部（这是唯一可以进行非手术修复的位置）时，它们可能会受到不同环境的影响。这将在相应的章节中注明。

根尖充填材料必须适应已存在的牙胶和封闭剂以及暴露的、切割的牙本质表面，该表面可能具有暴露的牙本质小管和玷污层（图7.3和图7.4）。该区域本质上是湿润的，几分钟内就会沾满血。这些条件是非常特殊和非常不利的。用于牙根穿孔修复的材料也带来了其他挑战（例如冲洗方案和修复穿孔后用于补牙齿的材料）。

许多材料已被用于根尖充填，通常采用修复性牙科材料，而不是专门为此目的设计的材料。这种材料包括牙科银汞合金和ZOE水门汀，以及填充（复合）树脂（FRs）和GIC。这些材料的特性将在7.3.1中讨论。在20世纪90年代中期，HCSCs被专门开发用于牙髓外科。它们的特性将在7.3.2中单独讨论。

至今还没有测试牙髓外科材料的标准。根管相关手术的唯一ISO标准是根管封闭剂的标准[9]。另外传统材料将根据其各自的标准进行测试[10-14]。迄今为止，HCSCs尚无标准。

7.3.1 常规材料

临床上已使用多种类型的材料进行根尖充填。这些材料包括金箔、聚羧水门汀、牙胶（冷的和可注射的）、银汞合金、GIC、多种ZOE类水门汀。本章仅讨论最常见和研究最多的材料。尽管历史上牙科银汞合金曾被用作根尖充填材料，但由于欧洲指南限制其使用，因此这里不包括它[15]。该指令是基于环境污染问题而不是任何毒性问题。

本章将讨论每种材料类型的化学、混合以及物理和生物特性，特别关注临床应用和特定的临床相互作用。没有任何微渗漏技术的证据表明任何一种材料相对于另一种材料的优越性，更不用说微渗漏的临床相关性[16]。本章中对材料封闭能力的任何介绍都和材料与牙本质的相互作用有关。

7.3.1.1 氧化锌-丁香酚水门汀

ZOE类材料在牙科中有多种用途。商品化配方还含有二水醋酸锌作为促进剂，它提供引发凝固反应所需的水。加强材料已用于根尖修复。其中包括Super EBA（Bosworth Co.，Skokie，IL，USA）和IRM（Dentsply Caulk，Milford，DE，USA）。尽管它们通常被组合在一起，但它们表现出略有不同的特征和属性。

7.3.1.1.1 化学和物理性质 Super EBA是一种

水门汀，是32%丁香酚和68%邻乙氧基苯甲酸（EBA）的液体混合物。1978年首次建议使用该材料用于根尖充填[17]。螯合剂是EBA，使材料具有高水溶性，尽管添加氢化松香会降低水溶性[18]。通过添加磷酸二氢钙、熔融石英或氧化铝等物质可以改善机械性能。事实上，商业产品还有"氧化铝增强"材料。

IRM在粉末中包含聚合物颗粒，这一想法首先由Curtis[19]提出。对于根尖充填材料，建议采用较高的粉液比（P：L）。高P：L具有其他优点，例如易于放置和缩短凝固时间、降低毒性及溶解度[20]。

ZOE材料通过形成丁香酚锌盐（一种弱的五元环螯合物）作为嵌入未反应的氧化锌的基质而凝固，而Super EBA则形成邻乙氧基苯甲酸锌（一种更强的六元环螯合物）。

Super EBA和IRM的特性见表7.1[21-22]。Super EBA很稳定，在水中储存一段时间后重量没有变化，而IRM在3周内显示出重量下降[23]。增强ZOE水门汀的射线阻射性在5~8mm Al/mm之间，与填充牙胶约为6.1mm Al/mm[24]的射线阻射性相似，因此很难将这种根尖充填材料与封闭材料区分开。

尽管这里没有考虑微渗漏研究，但值得一提的是这些材料的边缘密合性。与Super EBA和银汞合金相比，IRM表现出最大的缝隙和最差的适应性[23]。使用高速车针精修硬化的Super EBA可保留边缘密合性[25]。

7.3.1.1.2 生物学特性 根尖充填材料的生物活性很重要，特别是它们与牙周组织和牙槽骨的相互作用。这种相互作用已在细胞水平上进行了研究，评估了与人类牙周膜细胞和成骨细胞样细胞接触的毒性。在一项研究中，发现IRM和Super EBA水门汀的毒性均低于银汞合金[26]。然而，在另一项后来的研究中，发现新混合和凝固的银汞合金的毒性明显低于Super EBA或IRM[27]。与后来研

表7.1 ZOE类根尖充填材料的特性

特性	Super EBA	IRM	参考文献
凝固时间（分钟）	9	6	[21]
凝固后抗压强度（MPa）	60	52.2	[21]
3周后的抗压强度（MPa）	78.1	57.4	[21]
抗拉强度（MPa）	—	4.1	[22]

发的HCSCs相比，IRM已被证明具有更强的细胞毒性[28]。在其他研究中，改良的ZOE水门汀诱导牙周膜细胞[29-30]和牙龈成纤维细胞死亡，即使它们的表面已被清洗以去除渗出液[30]。材料成分和表面纹理都会影响细胞黏附和形态。获得的矛盾数据可能是由于测试方法和所使用的细胞培养系统变化造成的。据报道，实验结点和细胞培养系统的选择影响牙科材料细胞毒性实验的结果[31]。根据Ames Test的测定，IRM和Super EBA均不具有致突变性[32]。

机体对充填的IRM和Super EBA的反应包括肉芽组织的形成[33]和纤维团的产生。当使用凝固材料作为充填物时，含有EBA的水门汀总是比ZOE类的水门汀刺激性小[34]。观察到最初的炎症反应，随着时间的推移逐渐消退。此外，当没有炎症反应时，通过结缔组织的形成，机体逐渐愈合[35]。没有证据表明这些材料会抑制牙槽或骨伤口愈合[36]。当用作犬的根尖充填材料时，IRM表现出比Super EBA更好的相互作用。两种材料都与切除的牙本质表面上新牙骨质的形成有关[37]。

最近的研究表明，在裸露的根牙本质上应用牙釉质基质衍生物可以促进牙周再生。牙釉质基质衍生物被证明可以黏附到酸蚀的牙本质上，但它们对IRM的黏附力明显低于对牙本质或FR的黏附力[38]。

7.3.1.1.3 抗菌特性
这些材料的抗菌特性尚未针对该特定应用进行广泛研究。没有关于穿孔修复这些特性的文献。使用粪肠球菌细菌培养，发现IRM最初具有足够的抗菌作用，但7天后抗菌作用明显减弱[39]。在任何抗菌活性出现之前，还显示出了3小时的延迟。该材料完全抑制铜绿假单胞菌并延迟或限制金黄色葡萄球菌和粪肠球菌的生长[40]。与金黄色葡萄球菌、粪肠球菌和变形链球菌接触时，IRM的最低抗菌浓度高于HCSCs。据报道，这两种材料都显示出足够的抗菌特性[41]。

7.3.1.1.4 临床技术
对于根尖手术，在翻开皮瓣并暴露手术部位后，必须按照7.1所述准备材料并放置在倒预备位置。对于穿孔修复，根据穿孔的位置，可以翻开皮瓣或通过根管入路进行修复。无论哪种情况，都要预备牙本质，并且会形成可能充满细菌的玷污层。目前还没有关于去除玷污层对增强ZOE水门汀性能影响的报道。

Super EBA和IRM均以粉末和液体形式存在（图7.6）。正确混合后，Super EBA水门汀可提供良好的操作特性。然而，混合很困难，比大多数其他根尖充填材料需要更多的力气和练习。该水门汀非常适合保守的超声根尖倒预备，可以使用小挖匙的凸面进行放置，充满合适尺寸的器械[42]。正确混合时，IRM表现最佳。浓稠的混合物可以提高根尖材料放置的便利性。由于它本身黏附性不好，因此应将其作为单块插入并放置到位，而不是逐渐放置[42]。

(a)

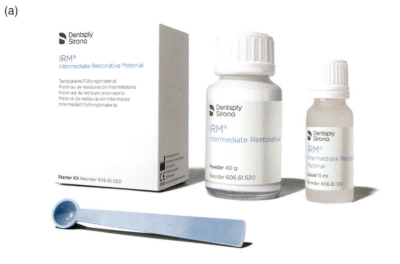

(b)

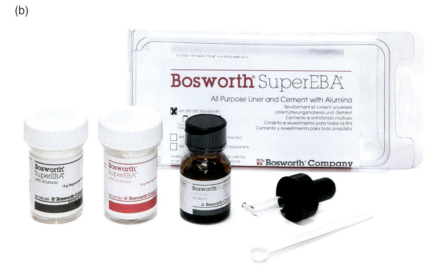

图7.6 （a）IRM（来源：Courtesy of Dentsply Sirona）。（b）Super EBA（来源：Keystone Industries）的粉末和液体。

通过向液体中添加粉末，将两种材料在玻璃板上混合，直到混合物不粘器械并且可以搓成一个球。据报道，使用IRM进行的根尖手术的术后愈合在3～5小时，与HCSCs相似，甚至在手术后48小时仍然如此[43]。

7.3.1.1.5 环境相互作用 对于所有牙髓手术材料，环境相互作用包括与牙本质的相互作用以及与血液和组织液的相互作用。对于穿孔修复材料，必须另外考虑与冲洗液以及随后的修复材料

的相互作用。

目前关于ZOE水门汀与牙本质相互作用的研究还不多。任何"粘接"纯粹是机械锁扣的结果，尽管它的失败被认为是"混合、粘接和内聚"[44]。然而，该材料用作根尖充填材料时的粘接"强度"低于HCSCs[44]。Super EBA显示出非常好的封闭能力，尽管这种能力随着时间的推移而降低[45]。当这些材料用于穿孔修复时，使用的冲洗液会影响粘接强度和封闭能力。次氯酸钠冲洗或不冲洗均优于使用乙二胺四乙酸（EDTA）等

螯合剂冲洗，后者会导致封闭能力下降[46]。次氯酸盐冲洗不会影响IRM的粘接强度[47-48]，而Super EBA在接触次氯酸钠和牙齿漂白中使用的其他氧化剂时粘接强度会降低[47]。

对于这两种手术，冲洗都很重要，无论是在皮瓣重新定位之前冲洗部位的过程中，还是从长远来看，通过与该区域血液的自然相互作用。IRM表现出耐冲洗能力，类似于汞合金，并且低于HCSCs[49-50]。手术的长期成功率至关重要，因为如果冲洗速度快，该区域可能会被细菌重新定植，导致治疗失败。

7.3.1.1.6　临床评价　尽管许多评估材料性能的研究都将增强ZOE水门汀作为穿孔修复材料，但没有临床证据表明它适合这一特定用途。尽管临床使用已很长时间，但尚未有临床研究报告此类应用取得成功。

IRM和Super EBA在用作根尖充填材料时均取得了成功的结果。放射学和临床检查表明12个月后IRM的成功率为91%，Super EBA的成功率为82%[51]。同样，IRM的成功率85%，尽管这低于牙胶有记载的90%的成功率[52]。用于超声预备洞型的IRM总体成功率达到80%；切牙的成功率最高（100%），磨牙和前磨牙的比例最低（分别为78%和69%）[53]。当IRM用作倒充填材料时，临床成功率与HCSCs相似[54-55]。即使在4年后，Super EBA也产生了类似的结果[56-57]。

7.3.1.2　玻璃离子水门汀

本节将讨论传统和树脂类GIC，尽管后者在穿孔修复和根尖填充中不太受欢迎。受关注的主要材料特征是通过化学相互作用（螯合）使牙本质结合，但也注意到了离子浸出，特别是氟离子的浸出。

7.3.1.2.1　化学和物理特性　GIC由与聚丙烯酸溶液混合的酸反应性氟铝硅酸钙玻璃粉末组成。材料特性取决于玻璃成分。人们已经使用了各种组合物，并且已经开发出含有锶[58-60]、锌[59,61-62]或两者的无铝制剂，用作骨水门汀。用锶、镁或锌部分取代氧化钙可增强骨水门汀的机械性能[63]，改善其抗菌特性[64]，并减少可用的铝。

Crisp和Wilson在1974—1977年间发表的一系列文章中详细记录了GIC的化学成分和特性[65-73]。通过添加酒石酸和马来酸对聚丙烯酸溶液进行改性，从而改善了材料的操作性和凝固性。

GIC经历不同的凝固和固化阶段，可描述为溶解、凝胶和硬化。酸性液体腐蚀并溶解玻璃表面，在反应早期主要析出钙，随后缓慢释放铝（以及更多的钙）；这些离子形成盐基质，同时形成水合硅胶。长期来看，氟化物和钠也会被释放。初始凝固（凝胶化）是由于钙离子对聚合酸的交联反应造成的。当钙随后被铝离子取代时，就会发生硬化。凝胶化阶段最容易受到污染和干燥影响。硬化最多可能需要7天。

在某种程度上，酒石酸与反应早期释放的钙离子结合，从而控制工作和凝固时间。铝交联的形成速率也增加，从而缩短凝固时间。

GIC通过银烧结或添加树脂（即光固化聚合物成分）进行改性，分别称为"金属陶瓷"和RMGIC。金属陶瓷在牙髓治疗中并不是很受欢迎。尽管RMGIC释放的氟化物比非树脂改性的玻璃离子少，但通过光进行固化的能力使RMGIC可用于各种临床应用。该树脂可提高操作和凝固时间、强度、韧性以及耐酸侵蚀和干燥能力。这些材料是双重固化的：光引发单体聚合，而传统的GIC酸碱反应的进行速度比未改性的玻璃离子稍慢。

7.3.1.2.2　生物学特性　用作根尖充填材料和修复根穿孔的GIC的生物相容性已在细胞水平与植入实验动物后进行了评估。报道的细胞间相互作用尚不清楚，研究显示细胞密集且融合[74]、细胞附着不良[75]或牙周膜细胞凋亡[76-77]，表明该材料不能保持牙周组织的完整性[78]。研究发现，渗出液在抑制细胞增殖方面比Super EBA、汞合金和MTA的渗出液更差[31]。树脂类水门汀对原代人牙龈成纤维细胞培养具有细胞毒性，抑制细胞生长和增殖[79]。它的渗出液也是有毒的。相比之下，与MTA和传统GIC相比，Geristore，一种RMGIC，对人类牙周膜细胞表现出更强的生物行为和优越的生物相容性[80]。在此基础上，可以将其作为牙根吸收、穿孔和根尖填充的首选材料。材料和时间都会影响RMGIC的细胞活力，与牙科银汞合金相比，开始时显示出较小的细胞抑制作用；然而，在48小时和72小时，所有材料都表现出类似的轻微抑制作用[81]。

牙槽骨内植入GIC会导致浆细胞浸润结缔组织，并产生类似于ZOE类材料诱导的反应[82-83]。RMGIC的组织反应与ZOE相似：最初是轻微炎症，随着时间的推移——比汞合金的反应好得多[84]。

7.3.1.2.3 抗菌特性

GIC的抗菌效果与其酸度有关[85]，因为将液体的pH调整至5会导致活性下降[86]。此外，氟化物浓度与抗菌活性有关，但当氟化物释放降低时，没有这种活性的报道[87]。然而，氟化物的作用不会对牙髓手术中使用的GIC产生很大影响，因为氟化物的补充对于氟化物的持续释放是必要的。GIC的抗菌活性随着含氟牙膏和凝胶的局部应用而增强[87]。

7.3.1.2.4 临床技术

GIC根据其在牙科中的特殊用途推向市场。牙髓手术可以使用普通的修复材料。为此，有多个品牌可供选择，并且已经进行了进一步的材料开发以改善其性能。修复性GIC需要特定的临床技术，包括通过聚丙烯酸溶液溶解去除牙本质上的玷污层。目前，还没有关于这种洞型"调节"对GIC与根牙本质粘接的有效性的文献。

传统的GIC是粉-液体系统。聚丙烯酸可能存在于溶液中，如Fuji IXX（GC Europe，Leuven，Belgium；图7.7a），或掺入粉末中（当水门汀与水混合时），如Chemfill（Dentsply，DeTrey，Konstanz，Germany；图7.7b）。混合比例对于结果至关重要。必须使用提供的粉末计量勺，并且必须使用滴正确测量液体。传统的GIC也有预给药胶囊的形式，通过机械摇动混合，因此需要喷嘴和特殊的涂抹器以方便临床应用（图7.7c），即使P∶L调低以启用此方法。RMGIC有多种表现形式：粉-液体系统和可直接放置在位点的可注射糊剂（图7.7d）。粉-液体系统的混合是在提供的纸垫上按照制造商指定的比例进行的。根尖洞型可以是通过超声波仪器制备的简单凹形。GIC也可以作为倒充填材料放置，而无需根尖洞型预备。树脂改性的材料尤其表现出对根管壁的良好适应[88]。GIC在手术部位通过使用"扁平塑料"器械放置，并用充填器或抛光器进行填充。

7.3.1.2.5 环境相互作用

GIC的普通修复临床使用包括牙本质"调节"以实现黏附，以及在材料上涂清漆以最大限度地减少水吸收和早期离子析出，这两者都会导致交联较差和强度下降。这种行为尚未在手术和穿孔修复中进行过研究。GIC与冠牙本质有很好的相互作用，但与牙根牙本质没有很好的相互作用。密封性值得商榷。一项研究已证明它与汞合金具有可比性[89]，但其他研究则不然[90-91]。与普通酸碱材料相比，RMGIC的研究结果也存在争议。虽然在扫描电子显微镜（SEM）上发现树脂改性水门汀在根尖存在较大间隙[92]，但亚甲基蓝的染料渗漏少于传统GIC[93]。在最近的研究中，GIC根尖充填材料与HCSCs相比表现出较大的边缘间隙[94-95]，但这一结果再次存在争议，因为在直接测量和在树脂复制品上测量[96]与使用毛细管流孔测定法[97]时，观察到GIC具有良好的边缘

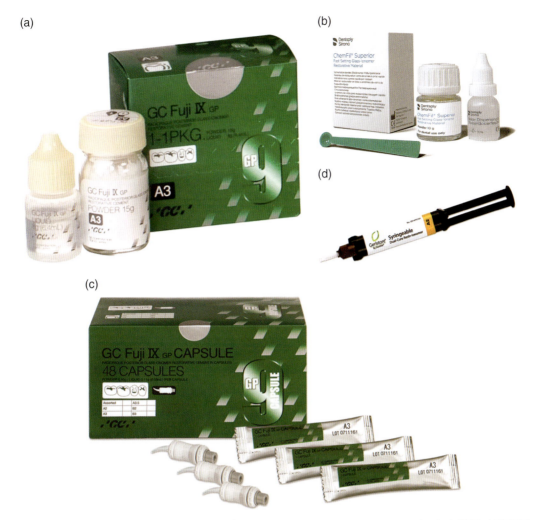

图7.7 各种玻璃离子水门汀介绍。（a）富士IX。来源：Courtesy of GC Europe。（b）水调型玻璃离子。来源：Courtesy of Dentsply Sirona。（a）和（b）都是传统手调型玻璃离子。（c）富士IX胶囊（也提供牙本质处理剂）。来源：Courtesy of GC Europe。（d）Geristore，一种RMGIC。来源：Denmat。

适应性。

　　GIC与牙根牙本质的结合强度仅在穿孔修复材料中有报道；血液污染导致强度下降[98]。目前似乎没有对GIC的冲洗液和冲洗的影响进行过研究。

7.3.1.2.6　临床评价　尽管GIC已用于牙髓治疗多年，但评估其性能的临床研究却很少。文献综述显示，GIC似乎等同于汞合金[99]，汞合金是研究过的最差的根尖充填材料。

7.3.1.3　树脂填充和牙本质粘接系统

　　使用或不使用FR的牙本质粘接系统（DBS）是从口腔修复科借鉴并适用于牙髓手术的材料（和技术）的另一个例子。通过这种方法可以形成预防微渗漏的根尖封闭，尽管这种使用具有技术敏感性。牙本质粘接剂和FR根尖充填物需要干燥的环境，尽管某些此类充填物可能对水分不太敏感。该方法的受欢迎之处在于充填物能够与牙本质结合，从而（大概）在牙根切除后封闭新暴露的牙本质小管。尽管已经开发了许多专门用于根尖充填的产品，但可以使用修复科中用于冠修复的FR和DBS；其中之一是Retroplast（Retroplast Trading，Roervig，Denmark）。对于牙根穿孔的修复，除了在使用过程中需要保持干燥的环境外，使用修复材料不会造成太大困难。在牙根穿孔的非手术修复中，牙齿可以通过大量填充FR来修复。

7.3.1.3.1 化学和物理特性

用于修复的FR根据填料大小进行分类。它们由有机聚合物基质和通过硅烷偶联剂与其结合的无机填料组成。最初是流体但黏稠的单体通过自由基加成聚合转化为硬性聚合物，现在通常是光激活的。从概念上讲，基础单体是非常高黏度的双酚A-甲基丙烯酸缩水甘油酯（Bis-GMA）。其高分子量有助于最大限度地减少聚合收缩。然而，必须加入低黏度单体才能使填充系统可行［例如甲基丙烯酸甲酯（MMA）、二甲基丙烯酸乙二醇酯（EDMA）或二甲基丙烯酸三乙二醇酯（TEGDMA）］。须存在活化剂-引发剂系统以允许材料凝固，但必须包含聚合抑制剂（例如对苯二酚）以提供有效的储存寿命。填料的存在有多种原因：增加强度和刚度、减少聚合收缩、吸水性和热膨胀、控制光照以及提供阻射性。

Retroplast专为根尖充填而开发，并使用三氟化镱作为主要填充剂。最初的配方包含银以增加阻射性，但这会导致变色[100]。

7.3.1.3.2 生物学特性

尤其值得关注的是与根尖周组织接触时释放的未聚合单体。已发现各种可能的树脂成分可抑制巨噬细胞线粒体活性，24小时的TC$_{50}$值报告如下：HEMA，10000μmol/L；4-META，3800μmol/L；BIs-GMA，130μmol/L；UDMA，110μmol/L[101]。该效应具有时间依赖性，并且所有树脂都观察到了残留效应[101]。还研究了巨噬细胞细胞因子的分泌[102]。所有牙本质粘接成分，在可抑制线粒体活性50%的浓度，均完全抑制

脂多糖（LPS）诱导的白细胞介素1β（IL-1β）和肿瘤坏死因子α（TNF-α）的分泌。此外，在没有LPS攻击的情况下，4-甲基丙烯酰氧基乙基偏苯三酸酐诱导IL-1β的分泌，但不诱导TNF-α的分泌。这些结果表明，如果巨噬细胞暴露于足够高的浓度，DBS成分可能会改变正常的巨噬细胞定向炎症反应[102]。聚合DBS还可以改变单核细胞的活力，随着时间的推移而降低[103]。

使用牙龈成纤维细胞、牙周膜和骨细胞在相关局部细胞水平上评估了根尖充填材料的生物活性。Retroplast与成纤维细胞和巨噬细胞接触导致细胞死亡并且不产生细胞因子，特别是在繁殖早期[104]。相反，Retroplast渗出液的细胞毒性低于Super EBA水门汀的渗出液[105]。通过测试动物的结缔组织相互作用来评估组织水平的反应。FR在前7天内引起中度至重度炎症反应，但这些反应在60天和90天后减少，表现与汞合金一样[106]。尽管大多数材料在首次测试时被认为具有生物相容性，但与最近的研究相比，它们实际上表现不佳。事实上，与MTA相比，细胞对Retroplast的附着力非常差[75]。

7.3.1.3.3 抗菌特性

用于根尖充填的FR和DBS的抗菌特性已使用直接接触测试进行了评估，该测试与材料的溶解度无关，因此提供了更多的预测性和定量性数据。这些材料的抗菌性不如MTA或IRM[40]。

7.3.1.3.4 临床技术

DBS和FR的使用允许保守的根尖预备。建议先进行浅凹形的预备（而不是传统的深腔），然后将树脂粘接到整个切除的根端。这样做的优点是可以封闭暴露的牙本质小管以及主根管。所有聚合树脂都会留下未固化的氧抑制表面层，可能会干扰初始愈合，因此应在伤口闭合之前用棉签去除[107]，尽管这可能是一个不完整的过程。

7.3.1.3.5 环境相互作用 通过评估DBS的渗漏，研究了血液污染对DBS的影响。尽管渗漏已被证明是一种非常有限且基本上无用的测试，但它的使用非常频繁。许多经过测试的系统没有渗漏，血液污染也没有对其性能产生不利影响[108]。DBS的使用增强了复合材料的固位力并减少了渗漏[109]。

7.3.1.3.6 临床评价 据报道，使用Retroplast FR和Gluma（Bayer AG）DBS取得了优秀的长期临床成功率（90%）[100]。一项将改良后的Retroplast与原始含银配方进行比较，1年临床研究显示，80%完全愈合，2%出现瘢痕组织，12%愈合不确定，6%失败。两种材料方之间的愈合模式没有发现显著差异。当1年的结果不确定时，2~4年的随访显示结果有所改善[100]。Retroplast在另一项临床研究中也给出了非常好的结果[110]，其中根据放射学评估，治疗牙根的愈合被描述为完全（77%）、不完全（5%）、不确定（7%）或不满意（11%）。大约95%的根在1年对照实验中被归类为完全愈合，在4年后的最终检查中也完全愈合。因此，长期研究表明，Retroplast可用于根尖充填，并取得成功的治疗结果[110]。然而，与MTA相比，Retroplast的愈合可预测性较差，成功率较低，并且在所有牙齿类型中表现不佳，尤其是下颌前磨牙和磨牙[111]。5年随访表明，从长远来看，MTA的成功率较高[112]。

7.3.1.4 其他材料和技术

除了修复牙科中使用的常规材料外，还使用了其他材料和试剂，以提高愈合潜力，从而提高临床成功率。牙釉质基质衍生物黏附在牙本质上，而且也很好地黏附在用作牙根充填材料的FR上[38]。骨水门汀已作为修复材料的替代品进行了测试，但测试仅限于渗漏，而且没有明显的优势[113]。

7.3.2 水硬性水门汀

HCSCs于1993年首次推出，专门用于根尖手术和根穿孔修复。发表的关于水硬性水门汀的前两篇论文描述了所谓的"矿物三氧化物凝聚体"（MTA）的封闭能力，用于修复根侧穿[114]和作为根尖充填材料[115]。MTA本质上是由硅酸盐水门汀和氧化铋组成，这种配方已获得专利——灰色版本于1993年和1995年获得[116-117]，白色版本于2002年获得[118-119]；所有专利现已过期。

该发明基于硅酸盐水泥的水硬性性质，在建筑行业中用作混凝土的粘接剂。添加氧化铋（Bi_2O_3）作为阻射剂[24]。第一款产品是灰色MTA，由Dentsply Tulsa于1998年上市，随后不久又推出了白色MTA。在巴西公司Angelus于2001年推出MTA Angelus之前，这些是唯一可用的此类产品。作为商品名，"MTA"只能用于相关品牌产品：硅酸盐类材料和氧化铋的混合物。术语"类MTA"有时用于描述其他制剂，但笼统地使用"MTA"是不合适的。准确描述这类材料的术语是"水硬性硅酸盐水门汀"[120]；在本书中，使用缩写"HCSCs"，因为它强调钙含量。此类材料与所有其他类型的牙科材料的不同之处在于，由于其水硬性性质，它们会与所在的环境发生化学作用；也就是说，凝固反应可以部分（至少）需要所在位点的水。第1章提出了水硬性水门汀的分类，表7.2总结了基于材料成分的不同亚型。在本章中，仅讨论修复和再治疗过程中使用的亚型。水硬性水门汀的完整分类已发表在文献[121]中。

7.3.2.1 硅酸盐类水硬性水门汀：1~3型

7.3.2.1.1 化学和物理特性 1~3型材料包括硅酸盐水门汀作为主要粘接和活性体系。其中最有特色的是第一个已售的产品：ProRoot MTA（Dentsply）。2型材料包含添加剂以增强其性

表7.2 水硬性水门汀的成分分类

型	水门汀	阻射性	添加剂	水
1	硅酸盐水泥	√ / ×	×	√
2	硅酸盐水泥	√	√	√
3	硅酸盐水泥三钙/硅酸二钙	√	√	×
4	硅酸三钙/硅酸二钙	√	√	√
5	硅酸三钙/硅酸二钙	√	√	×

能。3型材料装在即用注射器中，不与水混合。它们通过与环境液体的相互作用而水合。Angelus的Bio C-Repair是一种商业材料。

MTA化学性质

称为"MTA"的原始产品的基本化合物是硅酸二钙和硅酸三钙，加上少量的铝酸三钙（构成硅酸盐水门汀一部分），以及少量的硫酸钙（用于控制凝固时间）和20%的氧化铋（用于阻射性）[122-123]。灰色MTA还含有四钙铝铁氧体[21]。最初的报告有点混乱，表明存在氧化物和磷酸盐[21,114-115]，这显然是促使人们贴上"矿物三氧化凝聚体"标签的原因。

HCSCs（例如MTA）与水混合并反应生成水合硅酸钙和氢氧化钙。铝酸三钙与硫酸盐（来自添加的硫酸钙）反应，迅速形成所谓的"高"硫酸盐或硫铝酸盐，称为钙矾石，当第一次反应使溶液中的硫酸根离子耗尽时，其分解为"低"硫酸盐或硫铝酸盐（单硫酸盐）[124-125]。这控制了凝固过程的速率。与水反应的总体进展相当复杂，有4个阶段[126-129]。在预诱导阶段（最初几分钟），离子快速溶解，硅酸三钙反应形成氢氧化钙和硅酸钙水合物凝胶，沉积在水泥颗粒表面。硅酸二钙在初始阶段反应很少。铝酸三钙也迅速水解，在水泥颗粒表面再次形成钙矾石。可以看到反应产物的光晕在水泥颗粒周围形成（图7.8）。预诱

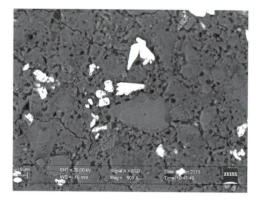

图7.8 水合MTA的扫描电子显微照片，显示其微观结构成分。来源：经Camilleri, J.许可转载。组成和凝固反应。Chapter 2 in Mineral Trioxide Aggregate in Dentistry: From Preparation to Application。Springer; 2014. ISBN 978-3-642-55157-4。

导之后是诱导或休眠阶段（1～2小时），在该阶段，水合反应进展非常缓慢，因为第一个产物形成了扩散屏障。在这个阶段，水门汀是可塑的和可操作的。当阻隔涂层破裂，固体反应产物逐渐取代液相时，开始进行适当的固化。随后是加速阶段（混合后3～12小时），此时水合速率再次增加，受反应产物的成核和生长控制。在这个阶段，硅酸二钙反应开始，形成更多的硅酸钙水合物凝胶和氢氧化钙。最后，在后加速阶段，随着未反应材料量的减少和扩散变得更加困难，水化速率逐渐减慢。

水合反应概述如下：

$$2(3CaO \cdot SiO_2) + 6H_2O \rightarrow 3CaO \cdot 2SiO_2 \cdot 3H_2O + 3Ca(OH)_2$$

硅酸三钙　　　　　　水　　　　　　水硬性硅酸钙　　　　　氢氧化钙

$$2(3CaO \cdot SiO_2) + 4H_2O \rightarrow 3CaO \cdot 2SiO_2 \cdot 3H_2O + Ca(OH)_2$$

硅酸二钙　　　　　　水　　　　　　水硬性硅酸钙　　　　　氢氧化钙

$$3CaO \cdot Al_2O_3 + CaSO_4 + H_2O \rightarrow 3CaO \cdot Al_2O_3 \cdot 3CaSO_4 \cdot 31H_2O$$

铝酸三钙　　　　　　硫酸钙　　　　水　　　　　　钙矾石

表7.3列出了水化前后存在的相，还比较了MTA和硅酸盐水门汀的水化产物（水合硅酸盐成分是"理想的"；发生了很多变化）。

氧化铋与硅酸盐水门汀体系的相互作用仍不清楚。它一直被认为是惰性的，但如表7.2所示，似乎发生了一些反应，因为检测到的结晶氧化物的量已减少。由于其溶解度很小，直接浸出只会损失少量（表7.4）[125]，但钙的浸出量很大，导致材料孔隙率明显（图7.9）。

MTA特性

对于牙髓手术材料，最重要的特性包括操作性、凝固性、阻射性、溶解性、尺寸稳定性和冲洗性，以及特别是穿孔修复材料的颜色稳定性和显微硬度。1型材料的操作性不良是其主要缺点。MTA产品特别值得注意的是，它具有沙质稠度，并且非常难以放置，尤其是在根端。这是促使新材料开发的原因之一。

凝固时间

据报道，MTA的凝固时间超过2小时[21]。虽然当MTA用作根尖充填材料时，凝固时间并不重要，但凝固失败意味着水合作用缓慢；这会影响材料的性能，这些性能取决于氢氧化钙的释放，即高pH，从而影响抗菌和生物性能，这将在稍后讨论。MTA在生理溶液[130-132]和人体血液[133-134]中磷

酸盐存在的情况下无法凝固，这可能对根尖充填材料有害。

如果要立即将修复材料放置在MTA上，凝固时间对于穿孔修复材料可能很重要。改性材料中的添加剂改善了HCSCs的凝固时间。

阻射性

硅酸盐水门汀的阻射性大约相当于3mm Al/mm[135-136]。据报道，ProRoot MTA的阻射性约为6mm Al/mm[21,136-137]。

溶解度

MTA的溶解度在其化学和物理性质的最初研究中被认为可以忽略不计[21,138-139]，但其他研究表明它的溶解度高得惊人（22% ~ 31%），具体取决于P：L比例[140-141]——添加更多的混合水会增加溶解度[140-142]。结果的差异可能归因于所使用方法的差异。例如，如果材料在空气中干燥，则会形成碳酸钙，从而增加测试样品的质量，这可能是溶解度可忽略不计的原因。ISO标准方法[9]是为传统密封剂开发的，它不与环境成分相互作用。已经使用了另一种替代方法：使用微型计算机断层扫描检查根尖充填材料到位的塑料根，以测量空隙体积的变化，假设这代表溶解[142]。该方法比ISO标准方法更接近临床场景。用于测试溶解度的溶液的作用不应被低估：MTA溶解度取决于介质[143-145]。

表7.3 根据Rietveld-refined XRD数据，在未反应和凝固的MTA和硅酸盐水门汀中检测到的相比例

相	重量分数			
	未水化水门汀		水化水门汀	
	OPC	MTA	OPC	MTA
硅酸三钙	74.7	53.1	8.2	10.6
硅酸二钙	7.4	22.5	0	14.9
铁酸铝四钙	0	0	0	0
铝酸三钙	3.6	0	0	0
石膏	1.1	0	0	0
半水合物	1.1	0.7	0	0
硬石膏	2.7	1.5	0	0
氢氧化钙	2.1	1.0	15.7	14.4
碳酸钙	5.0	1.4	3.2	0
氧化铋	0	21.6	0	8.4
钙矾石	0	0	7.5	2.1
水硬性硅酸钙	0	0	62.2	49.5

OPC，普通硅酸盐水泥；MTA，矿物三氧化物凝聚体。

来源：From Camilleri, J. (2008)，矿物三氧化物凝聚体水化产物表征。International Endodontic Journal, 41: 408–417。DOI:10.1111/j.1365–2591. 2007.01370.x。经John Wiley & Sons许可转载。

表7.4 5周内从硅酸盐水门汀和MTA中浸出钙与铋

	MTA		硅酸盐水门汀	
	铋（µg/g）	钙（µg/g）	铋（µg/g）	钙（µg/g）
第1周	3.62	12368.00	0.68	9692.83
第2周	7.23	8534.64	< 0.68	4436.86
第3周	13.74	5858.53	< 0.68	3481.23
第4周	10.13	3833.36	< 0.68	2935.15
第5周	16.64	2459.13	< 0.68	1911.26

来源：Camilleri, J. (2008)，矿物三氧化物凝聚体水化产物表征。International Endodontic Journal, 41: 408–417。DOI:10.1111/j.1365–2591. 2007.01370.x。经John Wiley & Sons许可转载。

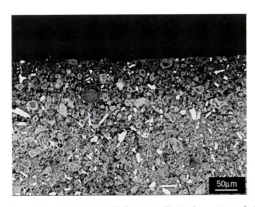

图7.9 水合MTA的扫描电子显微照片，显示离子浸出产生的孔隙率。来源：经Camilleri, J许可绘制。Characterization of hydration products of mineral trioxide aggregate。Int. ndod. J. 2008 May; 41(5): 408–17。

体积稳定性

牙髓手术材料的体积稳定性非常重要，主要是因为任何收缩都会使材料和牙齿之间出现间隙，可能导致微生物重新定植，而膨胀则可能导致牙根断裂。对此没有具体的标准化测试。ISO 6876[9]用于指定通过长度变化进行尺寸稳定性测试，但最新版本（2012年）排除了此测试。

据报道，即使P：L比例变化，MTA也具有体积稳定性[146]，但这与其他数据形成鲜明对比，其他数据表明该水门汀会收缩，特别是在凝固的早期阶段，并且基于生理的解决方案会影响凝固[147]。ISO标准方法[9]允许在一个方向上测量不受限制的变化。其他更精确的方法——例如使用线性可变差动变压器测量水平约束的测试样品——据说可以给出更有意义的结果[143]。

耐冲刷

耐冲刷是牙髓手术材料的一个重要特性。不存在标准方法。挑战可能是短期的，即在皮瓣闭合或放置最终修复体之前对放置材料的区域进行冲洗，也可能是长期的，涉及体液的作用。

已经提出了多种测量冲刷的方法[49,148-149]；所有这些都将其计算为随时间推移的材料损失。

MTA的耐冲洗性已被证明较低[49,149]，但这在使用"抗冲洗凝胶"[49,150]，如MTA Plus或Neo MTA Plus的配方中得到了改善（NuSmile，Houston，TX，USA）。

颜色稳定性

MTA的颜色不稳定[151-152]，但当它用作牙根充填材料或修复牙根穿孔时，其临床影响非常小，因为大多数此类手术都是龈下手术。第2章详细讨论了颜色稳定性。

硬度

硬度对于根尖充填材料并不重要，但对于穿孔修复材料来说很重要，特别是在密封剂将立即与（更传统的）修复材料分层的情况下。据报道，其约为40HV[138]。当密封穿孔后进行根管治疗时，硬度可能会受到影响，因为仪器和各种冲洗剂的使用会影响材料表面化学性质。表面保护（使用GIC、氰基丙烯酸酯和蓖麻油豆水泥等材料）已被证明不会提高硬度[153]。环境对MTA性能和微观结构的影响将在后文讨论。

2型材料的特性

有多种2型材料可供选择。一种是MTA Angelus（Angelus，Londrina，Brazil），虽然保留了"MTA"标签，但与标准MTA相比，它具有许多明显的特征。它以硅酸盐水门汀为基础，但微量元素污染非常低[154]，并且包含8%的氧化钙，以增强早期钙离子释放和反应速率[155]。微量元素的浓度归因于材料的内部产生（图7.10）。根据材料安全数据表，其配方中最初使用的氧化铋最近已被钨酸钙取代——尽管没有注明这种变化发生的日期。据报道，含有氧化铋的MTA Angelus的阻射性与ProRoot MTA的阻射性相似[155-156]。然而，由于大多数报道这一情况的文章并未描述这些材料的特征，因此尚不清楚使用的是哪种阻射剂。

(a)

(b)

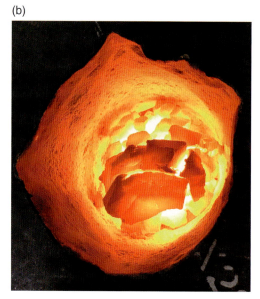

图7.10 MTA Angelus的内部制造流程，显示了熟料形成的熔炉（a）和刚从熔炉中出来的熟料（b）。来源：Courtesy of Angelus。

各种配方中的其他添加剂包括碳酸钙和氯化钙，后者作为促进剂（MM MTA；Coltène MicroMega，Besançon，France）、羟基磷灰石（Bio MTA+；Cerkamed，Stalowa Wola，Poland）、氧化钙和氧化锌（CEM；Bionique Dent，Tehran，Iran），以及微硅粉填料（Bioaggregate，Verio Dental，Vancouver，Canada）。尽管这些添加物可能具有特定的作用，但也可能改变化学性质，从而改变其他性质。2型材料通过这些添加剂解决了操作困难、凝固时间、物理性能和生物相容性问题。

通过添加聚合物，材料的操作性能得到改善，例如MTA HP（Angelus）、MTA Flow（Ultradent）以及MTA Plus和Neo MTA Plus（NuSmile）。MTA HP中添加的聚合物提高了材料的抗压强度，但增加了凝固时间。MTA HP[157]和MTA Flow[158]的生物学特性和钙离子释放与MTA Angelus相似。含有抗冲洗凝胶（MTA Plus、Neo MTA）的产品在溶液中表现出较低水平的钙离子，并在反应早期阶段减少液体吸收。抗冲洗凝胶减少了凝固时间并增强了抗压强度[150]。

2型水门汀的凝固时间通过使用氯化钙来控制，如MM MTA（Coltene MicroMega）[159]。Bio MTA+（Cerkamed）中的磷酸钙等添加剂通过在溶液中提供磷酸根离子来增强生物活性。

没有文献证实其中许多说法。这些添加剂的效果尚未得到充分记录；无论如何，大多数临床使用的材料都没有得到很好的叙述。然而，此类添加剂可能会干扰水合反应。有人提出，碳酸钙可能会影响钙矾石的形成并进行取代[159]，但这需要证实。即便如此，在MTA中添加碳酸钙已被证明可以改变其特性，减少凝固时间、体积变化和抗压强度并增加溶解度[160]，而氯化钙会减少凝固时间和溶解度[161]，并可能在早期阶段非常轻微地增加pH[162]。

7.3.2.1.2 生物学特性 MTA的生物学特性已通过细胞、动物模型和分子方法得到了很好的研究。凝固时形成的氢氧化钙已被表明是MTA报告的生物相容性的基础。因此，任何抑制或以其他方式影响水合反应的因素都可能影响材料的生物特性。

水门汀的环境相互作用在生物特性的评估中也发挥着作用，因为将实验室方法的结果转化为体内材料相互作用很重要。体内环境相互作用在7.3.2.1.5中讨论。在实验室测试中，氢氧化钙已被证明会与大气中的二氧化碳发生反应，转化为碳酸钙[163]。此外，由于其反应性很强，因此用于细胞培养的培养基预计会影响化学反应。最近一项关于医用硅酸盐水门汀与各种生理溶液的化学相互作用的研究表明，其化学性质取决于所使用的溶液[164]。水硬性水门汀的溶解度也取决于浸泡溶液[165]，正是这种溶解度决定了它的生物特性。事实上，细胞在MTA和MTA浸出液上生长与增殖的比较表明，细胞优先在提取物上生长，而不是在材料表面上生长[166]。

由于这种材料反应性无法转化为体内条件，所有使用SEM评估细胞生长和增殖的实验方法均不在此讨论，因为它们涉及材料加工以及材料微观结构的变化，从而影响生物结果测试[167-168]。因此，优先评估该区域天然细胞的细胞活力和酶活性的其他方法。用于测试材料的细胞范围广泛，从人类和动物成纤维细胞[30,169-171]，到人类牙周膜细胞[30,170-172]、外周淋巴细胞[173]、巨噬细胞[104]、人类牙槽骨细胞[104,174-175]和细胞系[176]。最常用的生物相容性行为标记是通过3-（4,5-二甲基噻唑-2-基）-2,5-二苯基溴化四唑（MTT）测定来评估细胞代谢活性[30,104,169-170,172,177]，其中活细胞中的酶将MTT还原为其不溶性甲䐶。甲䐶呈紫色，可以通过比色法读取。

使用阿拉玛蓝[178]、台盼蓝[179]和XTT[180]测定法研究了细胞相互作用。使用的其他方法包括使用定量实时聚合酶链反应（PCR）分析[30]、碱性磷酸酶表达[180-182]、Western blot分析来检测响应MTA作为根端充填材料而表达的炎症介质，Runt相关转录因子[104]和酶联免疫吸附测定（ELISA）[175,182]。这些产品已经使用新鲜混合的材料进行了测试，发现它们具有细胞毒性[30,104,170,174]，或使用老化的材料进行测试[169,172]，反应是混合的，其中一种产品比另一个产品给出了更有利的结果[179]。除了材料本身之外，还对其渗滤液进行了评估[28,179]，这可能更能说明组织毒性，因为结果不依赖于材料的表面特性及其与测试所用液体的相互作用。

MTA与根周组织接触导致炎症介质和细胞因子的表达[176,182-183]。基于生存能力和孵化率，使用斑马鱼模型进行了更高级的测试。通过氧化应激分析进行毒性的机制和比较分析，并通过使用计算机分子对接和通路分析的计算方法进行蛋白质水平的分子研究[184]。孵化率和存活率显著降低，形态畸形也随着渗滤液浓度的增加而增加[184]。根尖处原位成纤维细胞生长的3D模型[185]显示MTA与4型材料Biodentine（Septodont）相似，而另一个使用成骨细胞分化的3D模型[186]显示它的性能比根修复材料EndoSequence（Brasseler；Type 5）差。MTA已被证明具有神经毒性[187]，但尚未检测到遗传毒性[173,188-189]。

还使用多种动物通过皮下和骨内植入来评估组织反应。尽管前者是一种流行的方法，但由于不涉及硬组织，因此在用于牙髓手术时并不能很好地表明体内材料的相互作用。已发现炎症反应涉及淀粉样蛋白的沉积和肥大细胞群的增加。随后，观察到单核细胞聚集、脓肿形成和坏死区域，并形成厚纤维囊[190]。对于皮下植入的牙本质管，矿化与MTA相关，最初在水门汀-牙本质界面，最终甚至在牙本质小管内部[191]。参与这种矿化的生物过程似乎是诱导时间依赖性促炎细胞因子上调，并上调髓过氧化物酶、核因子κB（NF-κβ）、激活蛋白-1（AP-1）、环氧合酶-2

（COX-2）、诱导型一氧化氮合酶（iNOS）和血管内皮生长因子（vEGF）的表达。还发现含有MTA的牙本质小管表面上的胶原纤维上形成了磷灰石样簇，并且该簇随着时间的推移而增加。因此，MTA诱导了促炎和促进伤口愈合的环境。材料–牙本质组织界面的生物矿化过程与急性炎症反应同时发生[192]。

皮下相互作用不同于骨内植入时发生的相互作用。皮下植入最初引起严重反应，包括凝固性坏死和营养不良性钙化；然而，随着时间的推移，大多数都减弱为"温和"。该植入没有观察到骨生成，表明MTA不具有骨诱导性。

对骨内植入物的反应与对皮下植入物的反应相似，但强度较低，因为最初会发生严重的炎症反应，随着时间的推移会消退[193-194]。

对于犬的根尖填充，与汞合金相比，MTA附近的根尖周炎症较少，纤维囊形成较多。此外，MTA表面形成牙骨质也很常见[195]。在一项研究中，MTA可完全封闭根部穿孔，形成厚度更大、面积更大的矿化组织。与牙胶相比，分叉区域没有骨吸收，炎症细胞更少，RUNX2免疫染色强度更高[196]。未检测到炎症，但观察到牙骨质沉积[197]。感染和细菌的存在会导致牙根穿孔的愈合受损。与污染组相比，未污染组中完全或部分生物密封的病例数量较多。可以得出结论，污染后用MTA密封的侧根穿孔的修复效果比未污染的立即密封的穿孔要差。用杀菌剂（例如氢氧化钙类糊剂）临时填充并不能改善暴露于污染的穿孔的修复[197]。

糖尿病[199]、高血压[200-201]等全身性疾病与炎症浸润的增加以及皮下植入MTA的生物相容性和生物矿化的降低有关。然而，这种相互作用不能推断到MTA在牙髓手术中的临床应用。

已发现MTA皮下植入会导致局部、自限性炎症反应，但在肝脏和肾脏中会出现全身不良且持续的炎症反应，并伴有肝酶活性升高[202]。这种影响似乎并不是永久性的[203]。研究表明，铝从手术部位转移到实验动物的血浆和肝脏[204]，会引起大脑氧化应激[205]。据报道，内脏器官中的铬和镁水平升高[206]。这些影响令人担忧，需要进一步研究。

Neo MTA Plus在与骨肉瘤细胞接触时表现出矿化结节形成率高于MTA Angelus[207]。

7.3.2.1.3 抗菌特性

进行根尖手术时，根尖（根管系统中的细菌与根尖周组织之间的沟通路径，通过它发生细菌污染）会被去除。因此，根尖充填材料的抗菌特性虽然很重要，但并不像根管封闭剂那么重要。穿孔修复材料需要具有更强的抗菌性，因为它与受污染的牙本质接触。对此进行的大部分研究工作都是使用细菌来测量牙尖处的渗漏。然而，由于前面概述的原因，此处不考虑渗漏测量。

各种细菌已被用于测试抗菌效果，包括兼性厌氧菌：粪链球菌、轻链球菌、变形链球菌、唾液链球菌、乳杆菌、金黄色葡萄球菌、表皮葡萄球菌、枯草芽孢杆菌和大肠埃希菌B；严格厌氧菌：颊普雷沃氏菌（拟杆菌）、中间普雷沃氏菌（拟杆菌）、产黑色素普雷沃氏菌（拟杆菌）、脆弱拟杆菌、坏死梭杆菌、具核梭杆菌和厌氧消化链球菌[208]。琼脂扩散法非常流行，该方法测量浸出液从测试材料圆盘中扩散的效果，从而测量抑制区域的杀灭能力[208]。然而，直接接触测试[40]更可靠，并且不依赖于琼脂中的扩散过程。临床上最相关的方法是小管感染，因为它使用牙本质基质并依赖于牙本质小管中的细菌生长[39]。MTA在开始和凝固时都表现出抗菌特性，尽管这些特性随所用细菌菌株的不同而变化[40]。据说对金黄色葡萄球菌和粪肠球菌的最小杀菌作用是足够的[41]。即使使用管内感染方法，MTA的抗菌作用也是稳定的[39]，因此牙本质似乎不会影响这一点。血液污染的存在对MTA有缓冲作用；ProRoot

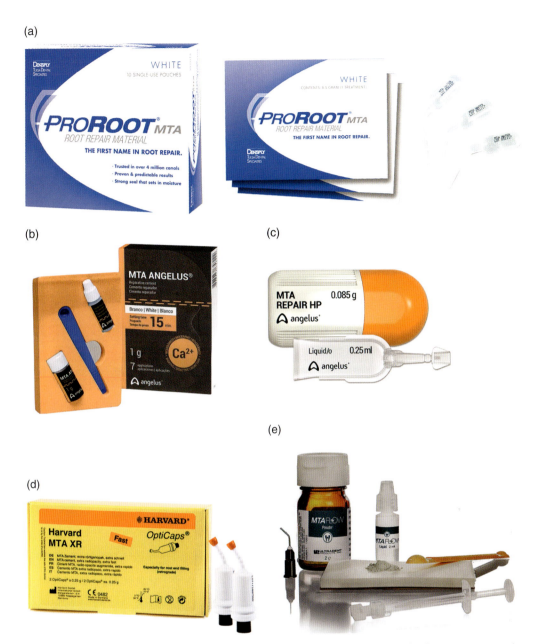

图7.11 （a）ProRoot MTAA（Dentsply）。来源：Courtesy of Dentsply Sirona。（b）MTA Angelus（Angelus）。来源：Courtesy of Angelus。（c）MTA HP（Angelus）。来源：Courtesy of Angelus。（d）Harvard Opticaps胶囊（Harvard）。来源：Harvard Dental International。（e）MTA Flow（Ultradent）。来源：Courtesy of Ultradent。

MTA在与血液接触时抗菌性较差[209]，而在根尖充填的情况下总是如此。

7.3.2.1.4 临床技术 MTA的早期配方（ProRoot；Angelus）以粉末形式存在于小袋（ProRoot）或气密瓶（Angelus）中，并配有预剂量安瓿或装满水的容器（图7.11a，b）。2型水门汀有多种外观形式：MTA HP（Angelus）装在带有气密密封的预剂量胶囊中（图7.11c），可与提供的液体混合；Harvard Opticaps（Harvard Dental International，Hoppegarten，Germany）也有胶囊形式（图7.11d），但需要在自动混合器中激活和混合；虽然MTA Flow（Ultradent）以散装粉末和液体的形式出现（图7.11e），但与MTA类似，以"凝胶"的形式出现，并且该套装能够根据临床应用混合3种稠度。因此，该产品可用于任何相关的临床

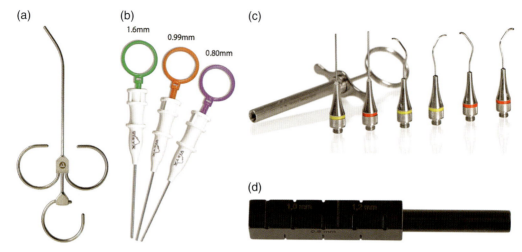

图7.12 为帮助在手术部位放置材料而开发的各种MTA载体系统。（a）Angelus的载体系统。来源：Courtesy of Angelus。（b）不同尺寸的一次性塑料载体。来源：Vista-Dental。（c）选择不同角度的尖端以实现最佳输送。来源：Produits Dentaire。（d）MTA块。来源：Brasseler USA。

环境。

由于P：L比例的变化会导致材料特性的变化[135,210]，因此在分配粉末和液体时必须小心以保持该比例的准确性。松散的MTA粉末和液体（来自预剂量小袋和安瓿）应使用调拌刀在玻璃板上混合，必须避免损失。有报道称安瓿中的液体剂量不准确[211]。胶囊的呈现应提供更精确的混合比，并且机械混合已被证明可以增强性能[212-213]。

由于1型材料的处理很困难，因此发明了许多输送系统来将它们运送到手术部位（图7.12a~c）。其中包括MTA"枪"，由连接到注射器的长柔性钛尖端组成，可将材料直接输送到手术部位；以及MTA块，其中包括凹槽（图7.12d），将混合材料压入其中，形成小的圆柱形颗粒，可以直接应用于手术部位。2型材料中的添加剂有助于其放置，特别是为改善操控性而添加的聚合物；这些允许使用"扁平塑料"器械将材料放置在手术部位。在所有情况下，材料都必须用长柄塞子包装。

超声波尖端的搅拌[214]和高充填压力的应用[215]已被证明可以改善性能。然而，由于使用机会有限，这些方法在使用MTA进行牙髓手术时的有效性或实用性值得怀疑。

7.3.2.1.5 环境相互作用

用于牙髓手术的MTA会与根牙本质、血液和组织液接触。用于处理需要修复的牙齿冠状区域穿孔的材料会与其他材料接触，例如GIC和ZOE水门汀，以及酸蚀和粘接系统。这些环境相互作用将在第2章中讨论，特别是在HCSCs用作牙本质替代材料的情况下。然而，这里值得注意的是一些特定的相互作用。将MTA分层放置在带有ZOE和GIC的穿孔上会导致微观结构发生变化，这可能对MTA有害。ZOE会产生一层未水化的MTA，因为锌离子会抑制其反应。此外，GIC由于其酸性而破坏了MTA的微观结构[216]。当将FR放置在MTA上时，使用粘接剂对于避免界面发生变化非常重要[217]。由于MTA的凝固时间较长，建议在牙齿修复之前用湿润屏障覆盖其表面[218]。

放置MTA之前牙本质的准备和处理尚无充分记录，特别是对于这些特定的临床用途。EDTA和次氯酸钠[219-221]会影响MTA的化学性质与硬度，常用于根管治疗，因此当MTA用于穿孔修复时，它们会与固定材料接触。

虽然MTA是水硬性的，用水润湿不会影响其特性，但与血液和组织液接触（如在普通临床使用中）已被证明会因其溶质而对其材料特性产生不利影响。因此，血液污染会影响其机械性能、体积稳定性和颜色。胎牛血清[130]和合成组织液也有类似的效果。事实上，血液[132,222-223]和组织液[130]由于钙与磷酸盐反应产生的沉淀物而抑制水合反应[224]。延迟是由于涂覆水门汀颗粒的材料的碱性液体中形成不溶性氢氧化物而引起的。MTA与组织液接触会发生膨胀[143,225]；与血液接触后，它会发生严重变色[226-227]。

磷酸盐的形成被称为"生物活性"[228-231]。这种沉积与牙本质相互作用导致的抗推出粘接力的增加有关[232]。临床上，血液和组织液中游离磷酸盐有限。然而，研究表明，与皮下组织接触的MTA表面会形成碳酸钙[226]，这种碳酸盐来自血液中的二氧化碳。体外研究提供与这些材料的临床相互作用相关的、有意义的信息的能力有限[233]。此类沉积物可能会降低表面pH，这具有临床意义，包括抗菌特性的减弱[209]。

7.3.2.1.6 临床评价

有关用于牙根穿孔修复的MTA临床性能的信息非常有限，只有一份关于此主题的报告[234]。MTA用作根尖充填材料并配合显微手术显示出88%的成功率[235]。这高于牙胶的简单平滑率[236-237]，表明放置根尖充填材料的重要性。然而，尽管具有水硬性并声称具有优越的性能，MTA的这种使用产生了与IRM[54-55]和Super EBA水门汀[56]类似的临床结果，即使从长期来看也是如此[57]。尽管如此，MTA的结果比Retroplast更好[111-112]。

在一项研究中，MTA显示12个月后治愈病例的成功率为84%，2年后上升至92%[54]，尽管前牙在1周、3个月和12个月时的治愈率较低[55]。同样，另一项研究发现MTA的成功率为94%，Super EBA的成功率为93%，两种材料之间没有明显差异[56]。使用MTA进行根尖手术后3~5小时甚至48小时的术后愈合与IRM相似[43]。

7.3.2.2 硅酸三钙水门汀类水硬性水门汀：4型和5型

硅酸三钙基材料可配制为与水混合（4型），或者以注射器中的糊剂或腻子形式提供，因此不需要混合（5型）。硅酸三钙的反应化学性质与硅酸盐水门汀相似，可以成功地用来替代它[238]。Biodentine（Septodont）是一种4型材料，虽然它是基于硅酸三钙，但它是作为牙本质替代材料而开发的。因此，这里不考虑它，而是在第2章用于牙髓保护的材料下进行讨论。

5型材料标记为"预混合"，但使用水以外的媒介来悬浮粉末。示例包括产品EndoSequence（Brasseler，Savannah GA，USA）、Totalfill（FKG Dentaire，La Chaux-de-Fonds，Switzerland）和IRoot（Veriodent，Vancouver，Canada），所有这些产品都是专门为牙髓手术开发的。相同材料的不同标记说明可能表明区域许可。在编写本书时，市场上出现了许多其他"预混合"产品；这说明提高了易用性，特别是对于外科手术。由于这些新材料的科学证据还有限，因此本书不对其进行介绍。EndoSequence/Totalfill/Iroot产品组被其制造商称为"生物陶瓷"根修复材料（BC-RRMs），但这一术语没有科学依据，如第1章所述。

7.3.2.2.1 化学和物理特性

这种材料类型的主要特征是其"预混合"状态（尽管该标签再次具有误导性；见第1章）。因此，水合反应需要来自环境的水分。第一组专门作为根部修复材料销售的此类产品是EndoSequence BC膏体和糊剂，随后是快速凝固糊剂。氧化钽用作阻射剂，磷酸二氢钙作为添加剂，据说可以增强材料性能［第一种此类材料是4型，具有类似的成分，但与水混合（Bioaggregate，Verio Dental，Vancouver，Canada），由于这种材料不再可用，因此之前没有将其与4型材料一起讨论］。BC-RRM的组成部

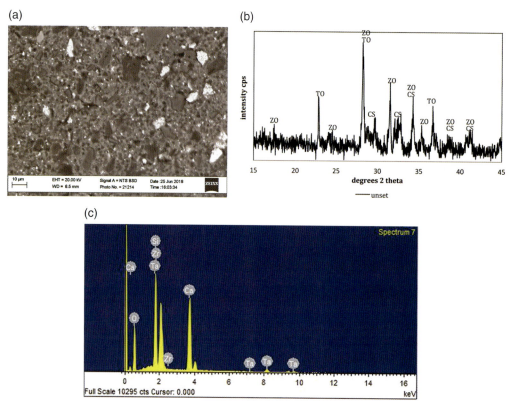

图7.13 BC–RRM的表征，显示了材料的微观结构。（a）显示各种成分的背散射扫描电子显微照片（×2000）。来源：Josette Camilleri。（b）相分析显示存在的主要相。CS，硅酸钙；TO，氧化钽；ZO，氧化锆。来源：From Moinzadeh, A.T., Aznar Portoles, C., Schembri Wismayer, P., Camilleri, J。Bioactivity potential of EndoSequence BC RRM Putty。J. Endod. 2016 Apr; 42(4): 615–21 © 2016. Reproduced with the permission of Elsevier。（c）元素分析。来源：Modified from Moinzadeh, A.T., Aznar Portoles, C., Schembri Wismayer, P., Camilleri, J。Bioactivity potential of EndoSequence BC RRM Putty。J. Endod. 2016 Apr; 42(4): 615–21。

分（水门汀、添加剂和阻射剂）很容易区分（图7.13）。

BC-RRM产品是目前唯一有研究报告的"预混合"材料。它的优点是使用硅酸三钙和替代的阻射剂。据称，磷酸钙在溶液中提供游离磷酸根离子，促进与组织液接触的材料表面上羟基磷灰石的形成。对添加磷酸二氢钙或羟基磷灰石的硅酸三钙的凝固研究表明，总体反应结果受到额外离子的影响[239]：形成的氢氧化钙越少，pH越低。生物学特性也发生改变，导致细胞增殖减少[239]。因此，EndoSequence BC等产品的某些特性可能是其添加剂的结果。

当与血液或培养基（模拟体液）接触时，这些材料的凝固时间不会改变，而是会延迟[240]。快速凝固版本的凝固时间比"常规"版本或MTA更短，但它也有强烈的放热反应[241]。BC-RRM的pH低于MTA[242]。在反应初期，其硬度也低于MTA，但抗压强度较高[241]——尽管这不受胎牛血清浸泡的影响[243]。BC-RRM不会引起牙齿变色[244]，即使存在血液[245]。

7.3.2.2.2 生物学特性
BC-RRM表现出良好的细胞活力，与MTA相当[177,242]，但在早期阶段较低[177]。表层成纤维细胞与BC-RRM呈负相互作用[246]。成骨细胞分化受到影响：成骨细胞基因表达和ALP染色显著增加[247]。渗出液还表现出良好的细胞活力[248]，但这取决于其稀释度和老化时间；与MTA Angelus相比，BC-RRM在早期就降低

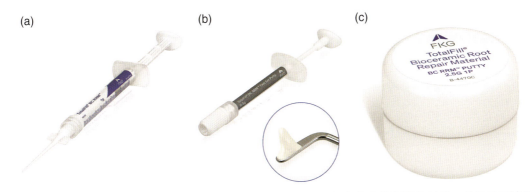

图7.14 BC-RRM的展示（Totalfill；FKG Dentaire, Switzerland）：（a）装有糊剂的注射器，包括易于输送的尖端；（b）带膏体的注射器；（c）装有膏体的容器。来源：Illustration FKG: © FKG Dentaire SA, 版权所有。

了活力[249]。

还对犬进行根尖显微手术后的组织相互作用进行了研究。使用MTA和BC-RRM在根尖周区域观察到最小的炎症组织反应或没有炎症组织反应。组织学上，邻近切除根端表面的BC-RRM具有更好的组织愈合反应。这种优越的愈合趋势可以通过锥形束显微计算机断层扫描（CBCT）和μCT检测到，但不能通过根尖片检测[249]。

7.3.2.2.3　抗菌特性　BC-RRM对多种菌株表现出抗菌活性，包括白色念珠菌[250]，使用直接接触时，活菌计数减少2～5倍（不受预孵育期的影响）方法[251]。

7.3.2.2.4　临床技术　糊剂版本（图7.14a）可使用一次性尖端进行注射，因此很容易直接涂抹到位点。尽管如此，膏状版本的黏度较高，也可以使用显微外科应用技巧从注射器（图7.14b）或罐子（图7.14c）中分配。

7.3.2.2.5　环境相互作用　尽管磷酸钙被认为能够形成羟基磷灰石，但在从失败根尖手术临床病例中回收的材料中只发现了碳酸钙[252]。同样，与血液接触时，会优先形成碳酸钙，如MTA[226]。据

报道，在超声制备的倒凹形腔中，BC-RRM比MTA具有更好的推出强度[253]。当用于修复牙根穿孔时，次氯酸钠的存在增加了该值[254]。

7.3.2.2.6　临床评价　BC-RRM作为根尖充填材料使用的成功率超过90%[255-257]，与MTA[255-256]相当。在根尖片上评分时的这一比率比使用CBCT时要高[256]。

7.4　结论

更好的显微外科器械、更好的可视化和放大倍率以及新材料的开发提高了牙髓外科手术的临床成功率，而专门为牙髓外科开发的水硬性水门汀的引入导致了所用手术的许多变化，具有更好的临床效果。尽管现在已经了解很多，但为了针对所使用的材料制订更好的临床方案，更好地了解材料的相互作用是必要的，从而获得充分的益处。

致谢

需要感谢以下人员的校对：Brian Darvell教授和Pierre Machtou教授。感谢Saulius Drukteinis教授在非临床图像方面的帮助。

8

乳牙牙髓治疗的材料和临床技术
Materials and Clinical Techniques for Endodontic Therapy of Deciduous Teeth

Nastaran Meschi, Mostafa EzEldeen, Gertrude Van Gorp, Paul Lambrechts
Department of Oral Health Sciences, KU Leuven & Dentistry, University Hospitals Leuven, Leuven, Belgium

8.1　简介

为了减少或消除恒牙的功能障碍而引导乳牙列的必要性突显了儿牙科的重要性。与恒牙列的形态差异，如更薄的牙釉质和更宽的牙髓室，使乳牙在龋齿病变和创伤性牙齿损伤的情况下更容易发生牙髓炎症。治疗和保存患病乳牙的目的是为了实现以下目标：①增强美观和咀嚼能力；②保留牙弓空间，因为乳牙过早脱落可能会引起牙弓长度偏差，使恒牙近中移位，从而导致咬合不正；③预防舌头异常习惯并促进正确言语；④预防与牙齿脱落相关的心理影响[1]。最终目标是保留乳牙直至生理脱落。为此目的开发了一系列治疗方式。儿童及其父母或监护人的配合，术区隔离，放大、紧密的冠部密封以及生物相容性，非过敏性且易于使用的生物材料在儿科牙髓治疗中都是不可或缺的。儿科临床医生不仅需要了解牙髓充填材料并对治疗方案进行深思熟虑的评估，还需要良好的临床和行为技能。

本章总结了目前应用最多的乳牙牙髓充填材

料的特性和临床应用。长期随访的临床案例将突显其技术适用性和结果。

8.2 乳牙牙本质–牙髓复合体

乳牙的牙髓在组织学上与恒牙的牙髓相似[2]。然而，乳牙中的间充质干细胞——人类脱落乳牙（SHED）的干细胞——可以分化为神经细胞和成牙本质细胞。此外，SHED具有迄今为止研究的所有成体间充质细胞中最强的多能性和增殖能力[3]。这是至关重要的，因为任何影响牙本质的外部因素都会随后影响牙髓。即使乳牙牙本质–牙髓复合体对外部刺激的反应与恒牙列相似（即成牙本质细胞数量减少和炎症细胞数量增加），SHED的高增殖潜力将有利于损伤的愈合。一方面，影响牙髓的主要因素是外伤、龋齿或修复材料边缘微渗漏引起的细菌感染[2]；另一方面，牙科修复材料的毒性对牙髓也有害。剩余牙本质厚度（RDT）充当牙髓的缓冲层，决定细菌渗透的深度，从而决定牙髓炎症的程度。当腐烂延伸超过牙本质厚度的50%时，与具有相似深度的咬合面龋损相比，近髓端牙髓炎症更广泛[4]。然而，乳牙的牙髓诊断不如成熟恒牙的可靠，因为儿童对牙髓活力评估的反应不如成人[5]。牙髓活力评估涉及疼痛史以及临床和放射学检查。对于需要深洞型预备（RDT < 0.5mm）的龋齿，治疗指征取决于临床和放射学评估。临床上无症状的乳牙，根尖周或分叉水平没有病变，通常只有冠部活髓发炎，可以通过间接牙髓治疗或牙髓切断术——活髓治疗（VPT）技术来挽救（图8.1）[6]。乳牙禁忌因深部龋损而直接盖髓暴露的牙髓[7]。如果深部龋损引起临床或放射学症状，则根据牙根吸收的阶段，进行牙髓摘除术或拔牙术更为合适（图8.1）。

8.3 乳牙牙髓治疗

8.3.1 活体牙髓治疗

8.3.1.1 不完全去龋

如果具有深龋病变（RDT < 0.5mm）的乳牙在临床上无症状，并且放射学上未发现骨缺损（根尖周和分叉水平），可以尝试保持牙髓活力（图8.1）。国际龋病共识合作组织（ICCC）建议通过生物学方法治疗深部龋损，即通过选择性去除最深软牙本质的龋齿或使用Hall技术，以避免牙髓暴露[8]。乳牙完全去龋后由于牙髓暴露较少，直接盖髓的结果不如活髓切断术可靠，因此是禁忌的[7]。Hall技术不涉及去除龋坏；相反，放置不锈钢牙冠来阻止龋坏过程[9]。如果是选择性去龋，可以通过逐步去龋（2次）或不完全去龋（1次）的方式进行间接牙髓治疗。在这两种治疗方式中，都会去除冠部洞壁上的龋坏，直至达到坚硬的牙本质，以便与修复材料良好粘接。此外，牙髓底的柔软牙本质未受影响。在逐步去龋的情况下，第一次疗程后8~12周，去除临时填充物，去除髓室底的龋损直至达到坚固的牙本质。这减少了牙髓暴露的机会，但分两次工作需要患者更高的依从性[10]。除非患者不接受，否则始终建议进行术区隔离。建议使用放大镜或手术显微镜进行放大。在配合不佳或对钻存在焦虑的群体，可以进行无创伤性恢复治疗（ART）[11]。这涉及通过手用器械去除龋齿，通常无需局部麻醉。

由于细菌感染是牙髓坏死的一个重要病因，VPT的修复方法和材料必须减少或消除细菌。为了获得与修复材料的最佳黏附性，建议对牙本质进行调理。通过应用乙二胺四乙酸（EDTA）、磷酸或聚丙烯酸可以清洁龋齿去除过程中产生的碎屑。由于EDTA促进钙的螯合作用和所有酸引起的表面蚀刻，嵌入牙本质中的生长因子〔如转化生长因子β-1（TGF-β1）和血管内皮生长因子

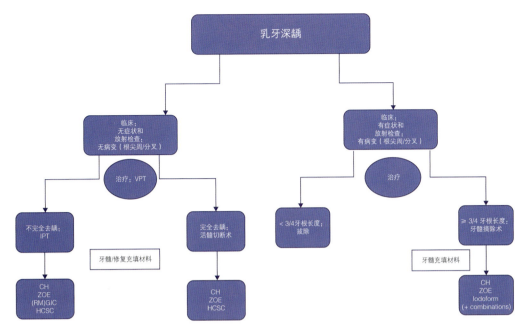

图8.1 具有深龋病变的乳牙的治疗决策导图，以及推荐的牙髓/修复充填材料。

（VEGF）］被释放[12-13]，触发成牙本质细胞形成第三期牙本质。

对于窝洞的消毒存在争议。ICCC指出，没有证据支持使用口腔消毒剂，因为应用37%磷酸等蚀刻剂就足以去除玷污层并减少残留在窝洞中的细菌数量[8]。然而，不建议酸蚀深部龋损中的软牙本质。这种薄的脱矿质牙本质层不足以缓冲牙髓抵抗酸蚀剂的酸性和修复材料的毒性。因此，应将生物相容性缓冲物放置在修复材料下方，否则修复材料本身应具有生物相容性。

8.3.1.2 完全去龋

活髓切断术是治疗临床上无症状的乳磨牙龋坏暴露牙髓的最常见治疗方法。从放射学上，不应看到内部或外部牙根吸收、分叉或根尖周射线可透性（图8.1）[1,6,14]。建议使用放大镜或手术显微镜进行放大。在进行局部麻醉和橡皮障隔离后，使用高速车针（圆头切削锥形金刚砂车针）和大量水喷雾去除所有龋齿。降低牙尖（以去除所有倒凹并提供进入牙髓腔的最佳通道）后，用另一个高速车针（圆头切削锥形金刚砂车针）去除牙髓室的整个顶部，以避免携带细菌从龋坏处进入牙髓腔。大量喷水。然后用慢速手柄上的#6圆钻或#8圆钻或挖匙去除冠髓。用2.5%的次氯酸钠彻底清洗髓室以去除所有碎屑，并通过吸干（无空气）和施加无菌纸尖#130或#140进行干燥。通过使用#130或#140厚纸尖或在根管开口处紧贴牙髓残端放置无菌棉粒来控制出血（图8.2）。

根据所使用的材料，活髓切断术可分为3种主要方法：①将根髓保存在健康状态［使用硫酸铁（FS）］；②通过使其变得无活力来固定根髓［使用甲醛甲酚（FC）；也称为Sweet's技术[15]］；③促进根髓切除部位的组织再生和愈合（通过使用生物相容性材料）[1,14,16]。

FS由于其止血作用、易于使用、成本低和良好的长期成功率而被越来越多地使用[14,17]。它显示临床成功率为78%～100%，放射学成功率为74%～100%[14,16,18-19]。此外，FS活髓切断术的成功取决于用于填充牙髓腔的水门汀（活髓切断基质）的类型。

从历史上看，FC是乳磨牙活髓切断术的首选材料。它的临床成功率为83%~100%，放射学成功率为77%~100%[14,18]。然而，研究表明它具有致突变性、遗传毒性和致癌性[20-23]。FC是35%甲酚、19%甲醛溶于15%甘油和水的溶液（Buckley's甲醛甲酚）。世界卫生组织下属的国际癌症研究机构（IARC）将甲醛列为已知的人类致癌物[24]。据报道，该药物在应用后广泛分布于全身[1,14]，现已被其他材料取代。

将生物相容性材料放置在根髓切除部位，以促进组织再生和愈合[1,14,16]。然后，根据牙齿结构的可修复性和龋齿风险，通过GIC或复合树脂或不锈钢牙冠修复牙齿。然而，目前尚无关于活髓切断术后乳牙可恢复性的指南。因此，恢复性决策仍然由临床医生自行决定。如果牙髓充血且无法止血，则需要进行根管治疗或拔牙（图8.1）。

VPT需要对治疗过的牙齿进行定期临床和放射学评估。作为患者定期口腔检查的一部分，评估通常应每6个月进行一次。乳牙活髓切断术的放射学评估应至少每年进行一次。作为患者定期检查的一部分获得的咬翼X线片可能就足够了。然而，如果它们没有显示根间区域，则需要进行根尖X线检查[25]。

8.3.1.3　乳牙VPT修复材料

为了防止树脂基材料中未反应的单体渗漏到牙髓和促进牙髓愈合，建议在深洞（间接牙髓治疗）或根髓（活髓切断术）上使用保护剂或生物相容性材料[26]。表8.1比较了几种充填材料的优缺点。放置衬洞剂或活髓切断术类水门汀后，必须使用粘接良好的复合修复体或密封良好的钢冠密封窝洞的其余部分，以防止任何微渗漏。紧密密封窝洞以防止细菌微渗漏似乎是间接牙髓治疗中最重要的成功因素，而不是所应用的材料或技术（图8.3）[27]。

8.3.1.3.1　氢氧化钙

最先应用于盖髓的材料是牙本质碎屑和糊剂，包括氢氧化钙（CH）[28-29]。一直以来，CH在VPT的发展中发挥了重要作用。它具有抗菌作用，能够从矿化牙本质中提取生长因子，从而诱导反应性牙本质沉积[30]。然而，由于其碱性pH，它对牙髓具有腐蚀性[29]。在间接牙髓治疗中，CH通常用作衬垫。比较CH和牙胶在4~7个月后用于乳牙间接牙髓治疗（不完全去龋）时的临床和微生物学效果，发现两组的细菌计数均显著下降[31]。然而，CH组85%的病例在治疗后牙本质变硬，而牙胶组的这一比例为68.4%。这些结果与一项随机对照临床试验一致，在该试验中，对照组使用蜡代替牙胶[32]。然而，综述得出的结论并不一致；大多数证据表明CH衬垫在乳牙间接牙髓治疗中的应用[33]，但与树脂改性的GIC和粘接剂系统相比，CH显示出更高的失败概率[34]。

当用于活髓切断术时，CH较厚。它显示临床成功率为77%~87%，放射学成功率为66%~77%[1,14,16]。然而，它的内部吸收率始终较高[1,14,16-17]，从而减少了在生理性脱落之前保留牙齿的机会。

8.3.1.3.2　氧化锌-丁香酚

由于氧化锌-丁香酚（ZOE）具有低牙髓毒性和抗菌特性，建议在无龋深窝洞中使用ZOE[35]。ZOE在间接牙髓处理中防止细菌渗透到牙髓[35]。因此，部分脱钙的牙本质再矿化，组织pH恢复正常[36]。然而，在活髓切断术研究中，与FS/ZOE或FS/氧化锌（不含丁香酚）相比，使用FS/MTA的成功率更高[19]。

8.3.1.3.3　玻璃离子水门汀（仅限间接牙髓治疗）

传统或自固化GIC主要由氧化铝、二氧化硅和聚链烯酸组成，是自固化修复材料。GIC以其与牙本质和牙釉质的化学机械黏附而闻名。它是唯一与牙齿结构形成化学键的修复材料。此外，新

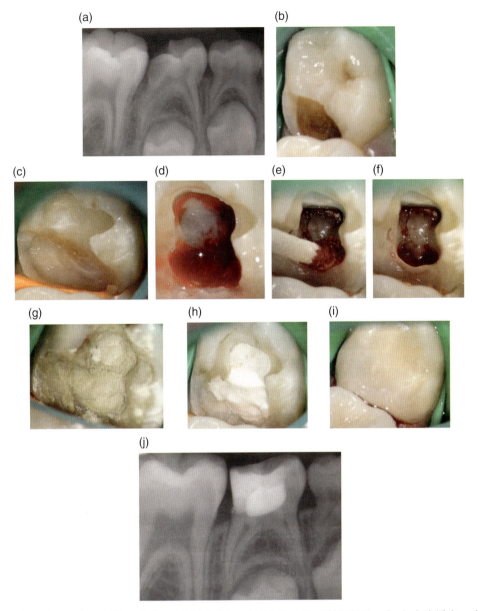

图8.2 活髓切断术。（a和b）下颌第二乳磨牙远侧表面深部龋损的影像学和临床表现。（c）去除龋齿。（d~f）冠部牙髓去除和出血控制。（g）放置水硬性硅酸三钙水门汀（硅酸盐水门汀）。（h）随后放置一层磷酸锌水门汀。（i）通过复合树脂填充进行修复。（j）治疗后立即进行射线检查。来源：Josette Camilleri, Courtesy to Gertrude Van Gorp。

开发的含氯己定的GIC似乎可以降低软龋牙本质中的细菌水平[37-38]。然而，所有GIC都缺乏在承重区域使用所需的物理特性[39]。

RMGIC的开发是为了克服传统GIC的缺点。由于放置后发生聚合，它们具有快速凝固的特性。此外，该树脂还可以保护GIC免于脱水并提高其物理机械性能。RMGIC不需要牙本质粘接剂。然

而，由于它们含有亲水性树脂单体，因此它们不如传统的GIC具有生物相容性[40]。

一项对深度龋损乳牙进行间接牙髓治疗的观察性研究，在去除受感染的牙本质后应用2%葡萄糖酸氯己定消毒剂。牙髓底受影响的牙本质保持不变。放置树脂改性的GIC衬垫，并用复合材料或不锈钢牙冠修复牙齿。12个月后，97%的牙齿

表8.1 乳牙牙髓治疗各种充填材料的优缺点

牙髓充填材料		优点	缺点	
CH[a-c]		抗菌 便宜 诱导反应性牙本质 可注射 射线阻射	对牙髓有腐蚀性 诱导内吸收	
ZOE[a-c]		抗菌 低牙髓毒性 便宜 射线阻射 可注射	成功率比MTA低 再治疗困难 吸收速度比根慢 粘接强度低	
（RM）GIC[a]		与牙釉质和牙本质化学结合 持续释放氟化物 凝固快（RM） 生物相容性（传统GIC） 易于应用	疏水性（传统GIC） 凝固慢（传统GIC） 对牙髓有毒（RM）	
碘伏	碘伏[c]	可注射 可再治疗 抗菌 挤压时可吸收 吸收速度比根部更快（不适用于+ZO） 射线阻射 价格适中	根管内吸收	
	+ CH[c]			
	+ ZO[c]		吸收较慢	
HCSC	硅酸盐水门汀[a,b]	价格适中 不变色	凝固慢 射线阻射	应用难度大 不可再治疗[c]
	MTA[a,b]	研究最多 射线阻射	灰色/黑色 变色 昂贵 凝固慢	
	Cem-Cement[a,b]	价格适中 颜色适中 稳定 射线阻射	慢速设置	
	Biodentine[a,b]	凝固时间适中 颜色适中 稳定性	昂贵 低射线阻射	

注：HCSC列中部跨行："生物相容性 生物活性 亲水性 抗菌"

[a] 用于间接盖髓术。

[b] 用于活髓切断术。

[c] 用于牙髓切除术。

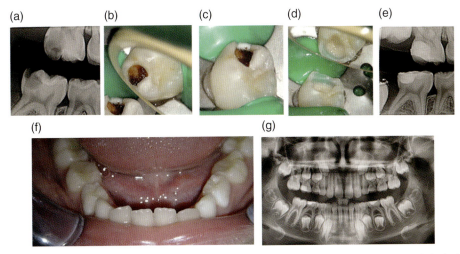

图8.3 对一名无自发性疼痛史的健康5.5岁男孩的两颗乳磨牙进行间接牙髓治疗（注：3岁之前，全身麻醉下切除咽喉囊肿需要使用大量抗生素）。（a）严重腐烂的右下和右上第二乳磨牙的咬翼X线片。注意非常小的可见剩余牙本质层。（b和c）右下第二磨牙深部龋损临床图（局部麻醉和橡皮障隔离后）。（d）选择性去除软龋牙本质，不暴露牙髓，并保持洞壁清洁。使用EDTA清洁病变深处和周边区域剩余的"坚固"牙本质，以实现良好的修复性密封。没有放置保护层。（e）修复（复合树脂填充）右下和右上第二乳磨牙的术后咬翼X线片，作为与未来X线片进行比较的基线，以确定治疗成功。（f）3年随访显示85号和75号牙齿有稳定的修复体（也是同期的间接牙髓治疗）。注意萌出的第一恒磨牙。（g）4年随访全景图，显示54、75和85号牙齿，由于密封，修复体和健康根尖周组织具有长期稳定性，密封是间接牙髓治疗成功的关键条件（注：首选不锈钢冠的全冠覆盖修复，尤其是在矿化不足的情况下）。来源：Josette Camilleri, Courtesy to Gertrude Van Gorp。

治疗成功。然而，强调了选择适当的案例[41]。此外，在系统评价中，不同材料（CH、粘接系统、RMGIC和安慰剂）应用于乳牙间接牙髓治疗的临床和放射学成功受到质疑。随访在24~48个月进行，作者得出结论，材料类型不会显著影响治疗失败的风险，并且在用于乳牙间接牙髓治疗时，上述材料均不具有优越性[34]。

8.3.1.3.4 水硬性硅酸钙水门汀

在牙科科学领域，对提供最佳临床性能的新材料的追求永无止境。水硬性硅酸钙水门汀（HCSCs）是一种新型水门汀，以其生物相容性和生物活性潜力而闻名。本节讨论了自20世纪90年代初以来引入和研究的几种HCSCs（表8.1）。

MTA是硅酸盐水门汀和氧化铋的混合物。它通常包括硅酸三钙、硅酸二钙、铝酸三钙、铁铝氧体（灰色版本）、石膏和氧化铋[42]。添加氧化铋粉末（17~18wt%）以使水门汀射线阻射。MTA糊剂是通过将3份粉末与1份水混合而获得的，产生膏状的稠度。可以使用塑料或金属调拌刀在纸或玻璃板上进行混合。然后使用大的银汞合金输送器或刮匙将该混合物放置在所需位置，并用润湿的棉球轻轻覆盖[43-44]。

混合后MTA的即刻pH为10.2，凝固3小时后升至12.5——与CH相似[44]。混合时间应小于4分钟，工作时间为70（±2.58）分钟[43]。灰色MTA的凝固时间约为2小时45分钟[44]，而白色MTA的凝固时间约为2小时20分钟[45]。它已被用于VPT，因为它表现出优异的生物相容性[14,43,45-46]、促进组织再生和矿化能力[1,14,43,46-47]。在体内，它已被证明在刺激修复性牙本质形成和维持牙髓完整性方面比CH更好。与CH相比，它始终表现出较少的炎症、充血和坏死，以及更厚且孔隙更少的钙化桥[43]。临床上，它在组织再生能力和长期成功率方面显示出优异的结果，临床成功率为94%～100%，放射学成功率为93%～100%[1,6,14,16,18-19,43,48]。缺点包括价格高、氧化铋导致蓝灰色至黑色变色[49-50]以及凝固时间长，需要额外的时间进行适当的凝固，以免损害其物理化学特性[44]。此外，临床医生意识到其较差的操作性能：即使严格遵循制造商的说明，将水和粉末成分混合以获得膏状稠度是一项挑战，以适当的方式运输到牙齿并适应需要MTA的区域也具有挑战性[51]。

硅酸盐水门汀是通过将水门汀熟料与石膏一起研磨成细粉而生产的。与MTA一样，它主要由硅酸三钙和硅酸二钙组成[52-53]。MTA和硅酸盐水门汀在水合时都会释放CH，从而将其pH提高到12，使其具有抗菌性[47]。两者都表现出相似的抗压强度、体积变化和凝固时间[47,51,54-55]，并且在体外和体内（动物研究）都具有相似的再生和矿化能力以及生物相容性[45,47,54,56-59]。此外，人类牙髓细胞在接触硅酸盐水门汀后显示出钙化桥形成[47,58]。因此，最近有人建议将其作为价格适中的HCSCs替代用于VPT[47,51]。

硅酸盐水门汀的缺点之一是，由于缺乏氧化铋，它的射线阻射性（类似于牙本质）比MTA低[47,54,60]（图8.3和图8.4）。另一方面，这赋予它不使牙齿变色的有利特性[47,51,60]。评估不同类型MTA和硅酸盐水门汀中可萃取元素的研究表明，特别是灰色MTA和灰色硅酸盐水门汀中含有大量酸可萃取微量元素（砷、铬）。然而，在类似生理的溶液中，释放量可以忽略不计[54,61-62]。

间接牙髓治疗的临床试验（随访时间间隔为6个月[63]至2年[64]）显示，与CH相比，MTA具有优越的性能。对于活髓切断术，MTA是临床应用和研究最多的HCSCs。目前最完整的数据来自SmailFaugeron等[65]的Cochrane系统评价，他们根据12项试验（n=740）得出结论，与FC相比，MTA

减少了临床和放射学失败，在临床12个月以及放射学6个月、12个月和24个月时具有显著统计学差异。当对CH和MTA进行比较时（4项试验，n=150），MTA显示12个月和24个月时的临床失败率以及6个月、12个月和24个月时的放射学失败率显著减少。因此，迄今为止，MTA是乳牙最有效、生物相容性最好的活髓切断术类水门汀，尽管其成本较高。

2008年，一种新型牙髓生物材料被引入，称为"富钙混合物"（CEM；BioniqueDent Yektazist-Dandan, Iran Polymer & Petrochemical Institute TehranKaraj, Iran; US Patent No. 20080206716）[66]。CEM是新一代水硬性水门汀，其添加剂可增强材料性能（2型材料）。它主要由钙盐、氧化钙、硅酸钙和磷酸钙化合物组成[67]。与MTA一样，它以粉末和液体形式提供，在使用前手动混合。制造商的说明书中没有指定粉液比例，但确实提到液体的量可以根据水门汀（膏状或奶油状）所需的稠度而变化。这可能会损害材料的物理性能，因为添加过量的水会增加凝固时间并降低材料强度[68-70]；然而，它似乎并不影响生物性能[71]。CEM在水性环境中凝固，并且与CH一样抗菌[72]。其密封能力、生物相容性、pH、混合时间和尺寸变化与白色MTA相当[73-74]。然而，其初始凝固时间（50分钟）和变色潜力似乎较低[66,75]，这些都是有利的特性[66]。CEM不含氧化铋。此外，它还能够保持牙髓的完整性并诱导钙化桥形成[76]。与MTA一样，它基于众所周知的硅酸三钙和硅酸二钙相[77]，其阻射性是由于硫酸钡造成的。据报道，其厚度为2.2mm Al，低于白色MTA（7.7mm Al）[43,67]。ISO标准要求的最小值为3mm Al[78]。

Biodentine（Septodont, Saint Maur des Fosses, France）于2010年投放市场。它是一种新配制的硅酸钙基修复水门汀，可作为牙本质替代材料[79-80]。因此，VPT是其最合适的临床适应证。Biodentine

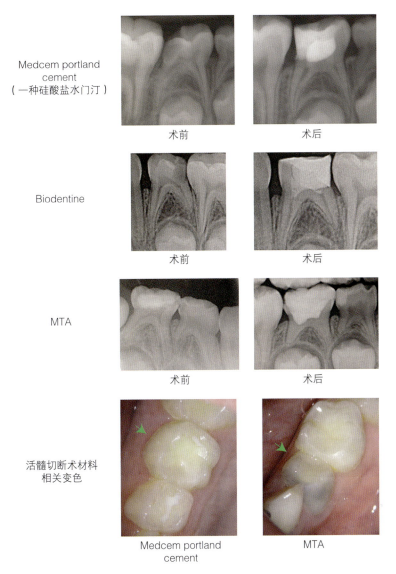

Medcem portland cement（一种硅酸盐水门汀）

术前　　术后

Biodentine

术前　　术后

MTA

术前　　术后

活髓切断术材料相关变色

Medcem portland cement　　MTA

图8.4 使用各种HCSCs对乳磨牙进行活髓切断术：影像学表现（术前和术后1年）和临床图像（术后1年；绿色箭头=治疗的牙齿）。HCSCs之间的阻射性存在明显差异（硅酸盐水门汀＜Biodentine＜MTA）。对于术后1年的MTA活髓切断术，X线片上的根管闭塞非常明显，临床图像上可以看到灰色变色。来源：Josette Camilleri, Courtesy to Gertrude Van Gorp and Nastaran Meschi。

以胶囊形式提供，其中含有最佳比例的粉末（0.7g）和单剂量液体容器（0.178mg）[78,81-82]。它应该通过使用牙科混合器（Septodont，France）以4200r/min混合30秒来制备[78,81-82]。粉末的主要成分是硅酸三钙，加上碳酸钙和氧化锆（阻射剂）。它的阻射性相当于3.5mm Al[78]，低于白色MTA（图8.4）。液体部分是氯化钙（$CaCl_2$）和减水剂的溶液[82]。制造商报告的混合时间为6（±0.30）分钟，凝固时间为10（±1.20）分钟，比MTA、硅酸盐水门汀或CEM都快；这是由于添加了$CaCl_2$[78]。Biodentine在凝固过程中会释放CH，从而明显提高pH（可达12）并使其具有抗菌作用[83]。1个月后它达到最大硬度并且颜色稳定[84-86]。由于其添加剂和低液粉比，它是HCSCs中最坚硬的[86]。

一项体外研究调查了乳磨牙活髓切断术中覆盖材料对Biodentine最终凝固的影响，结果表明ZOE、RMGIC或用GIC粘接的不锈钢牙冠对最终凝固没有影响[87]。因此，在活髓切断术期间，Biodentine可以即刻被最终修复体覆盖。然而，它也可以用作临时填充物长达6个月，并具有可接受的临床性能（良好的解剖形状、边缘适应和近端接触）。此外，它可以用作后牙修复中最终牙本质治疗的牙本质替代品[78,88]。

在一项间接牙髓治疗的随机临床试验中，54颗乳磨牙被平均分为3组：Biodentine、2%氯己定RMGIC和CH[89]。Biodentine组在12个月的随访中表现出最高的临床和放射学成功率（100%）。

为了系统地研究HCSCs在活髓切断术中的应用，使用搜索词"活髓切断术/乳牙/HCSCs（PC/CEM/Biodentine™）"从PubMed检索临床研究。选择了最近的研究（过去10年），并按时间顺序列于表8.2中。那些提到FC的研究被排除在外，因为FC不能保持牙髓的完整性并且具有致癌性[20-23]。根据获得的数据，关于HCSCs在乳牙活髓切断术中的应用，可以得出以下结论：

- 在9～24个月的评估期内，CEM、硅酸盐水门汀和Biodentine的临床和放射学成功率与MTA的成功率相当/相等。
- CEM、硅酸盐水门汀和Biodentine的修复性牙本质形成能力与MTA的能力相当/相等。
- 2015年以来，包括Biodentine在内的临床试验不断增多。
- MTA、CEM、硅酸盐水门汀和Biodentine优于传统的活髓切断术类水门汀/制剂（CH和FS）。
- 根管闭塞不被视为失败（图8.4）。

MTA、硅酸盐水门汀和CEM的主要缺点是由于凝固时间慢而需要临时化（表8.1）。此外，ZOE延迟凝固，而GIC吸收水合所需的水[106]。因此，这些HCSCs不能立即分层，需要进行第二次就诊；这在儿科牙科中尤其不方便。

8.3.2　牙髓摘除术

8.3.2.1　技术

牙髓摘除术是针对因龋齿或创伤而引起不可逆感染或坏死的牙髓组织进行的根管治疗，术前显示有限的根间或根尖周射线可透性放射学证据。成功的牙髓摘除术可以使乳牙保持在无症状状态，直至脱落[5]。

由于乳磨牙根管的复杂解剖结构和程序性生理吸收，去除整个牙髓组织并用合适的可吸收材料封闭根管是一种具有挑战性的治疗方法（图8.5）[107]。建议使用放大镜（例如牙科放大镜、手术显微镜）[108]。经过充分的局部麻醉和橡皮障隔离后，用高速钻头（圆头切削锥形金刚砂车针）和大量水喷雾去除龋齿（图8.6和图8.7）。一旦牙尖降低，牙髓腔的整个顶部就会被另一个高速车针（圆头切削锥形金刚砂车针）和大量水喷雾切掉。使用低速手机上的#6或#8圆车针或使用锋利的挖匙去除冠髓。然后用1%次氯酸钠彻底清洗牙髓腔，以去除所有碎片、坏死牙髓组织和牙本质碎片[109]。使用小型长颈钻适当扩大（无底切）根管口，可直线进入所有根管。在使用化学机械器械之前，使用尺寸为0.08～0.10略微预弯曲的K型锉探查根管。使用电子根尖定位器和离根尖孔缩短的2mm来确定根管工作长度，以防止对后续恒牙胚的损伤[110]。

在化学机械预备过程中，在乳牙中应用旋转镍钛锉显著缩短了预备时间，并提高了充填质量，因为它提供了更规则、更均匀、更光滑的根管壁[111]。足够的冲洗时间对于牙髓组织的完全溶解和根管系统的正确清创是非常重要的。建议使用1%次氯酸钠[5]或生理盐水[16]进行轻而大量的冲洗。

冲洗后，在每个根管中放置无菌纸尖几秒钟，使其在充填前干燥。有多种方法可以将充填材料输送到牙髓腔和根管中，没有任何材料或

表8.2 过去10年（2009—2019年）使用硅酸盐水门汀、CEM和Biodentine进行的活髓切断术研究的临床和放射学（Rx）结果（检索自PubMed）

年份	作者	最大评估周期（月）	牙齿数量	材料	结果	
					临床	放射学
2019	Maroto等[90]	12	11	硅酸盐水门汀	成功率100%	成功率100% 所有修复性牙本质形成
2019	Celik等[91]	24	44	MTA，Biodentine	成功率：MTA 100%（2 PCO），Biodentine 89.4%	
2018	Nasseh等[92]	12	35	Biodentine	成功率100%	成功率100% 25.7% PCO
2018	Caruso等[93]	18	400	CH，Biodentine	成功率：CH 79.5%，Biodentine 89.5%	
2017	Shafie等[94]	7天	90	MTA，CEM	MTA和CEM：65.6%报告术后疼痛	—
2017	Guven等[95]	24	116	ProRoot MTA，MTAPlus，Biodentine，FS	成功率：Biodentine 82.75%、MTAPlus 86.2%、ProRoot MTA 93.1%、FS 75.9%	
2017	Bani等[96]	24	32	MTA，Biodentine	成功率：MTA、Biodentine 96.8%	成功率：Biodentine 93.6%，MTA 87.1%
2017	Carti等[97]	12	50	MTA，Biodentine	成功率：MTA 96%，Biodentine 80%	成功率：MTA 96%，Biodentine 60%
2016	Grewal等[98]	12	40	Biodentine，CH	Biodentine的修复性牙本质形成明显优于CH	
2016	Togaru等[99]	12	90	MTA，Biodentine	成功率：MTA、Biodentine 95.5%	
2016	Cuadros-Fernández等[100]	12	84	MTA，Biodentine	成功率：MTA 92%，Biodentine 97%	成功率：MTA 97%，Biodentine 95%
2015	Kusum等[101]	9	75	MTA，Biodentine，Propolis	成功率：MTA 100%、Biodentine、Propolis 84%	成功率：MTA 92%、Biodentine 80%、Propolis 72%
2014	Khorakian等[102]	24	102	CEM，ES/ZOE	成功率：CEM、ES/ZOE 100%	成功率：ES/ZOE 95.2%，CEM 90%
2013	Oliveira等[103]	24	45	CH，MTA，硅酸盐水门汀	成功率：硅酸盐水门汀、MTA 100%	CH：许多病例因内部吸收而丢失
2011	Malekafzali等[104]	24	80	MTA，CEM	两组的成功率相当，与时间无关	
2009	Sakai等[105]	24	30	MTA，硅酸盐水门汀	成功率100%	修复性牙本质形成无统计学差异。 PCO：硅酸盐水门汀 100%，MTA 57.14%

ES，电外科；PCO，根管闭塞。

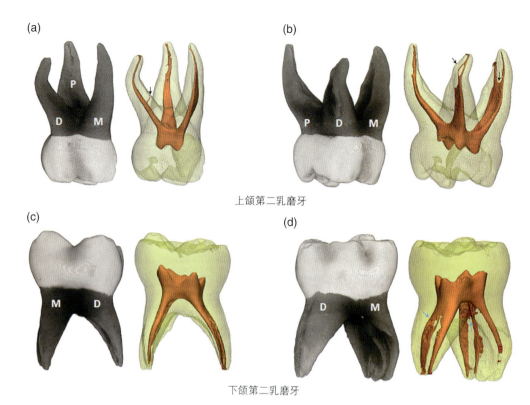

上颌第二乳磨牙

下颌第二乳磨牙

图8.5 微型计算机断层扫描的乳牙根管形态。（a）具有3个牙根的上颌第二乳磨牙的形态：近中（M）、远中（D）和腭侧（P）。（b）3D视图显示复杂的根管形态，包括副根管（黑色箭头）。（c）具有两个牙根的下颌第二乳磨牙的形态：近中和远中。（d）3D视图显示复杂的根管形态，近中根有3个根管，远中根有2个根管，再加上几个副根管（蓝色箭头）。来源：Josette Camilleri, Courtesy to Mostafa EzEldeen。

技术优于其他材料或技术[65,112]。例如，NaviTips（Ultradent Products，South Jordan，UT，USA）可以有效使用（图8.7）[113]，但成功的最重要条件是良好的冠部密封，以防止在放置永久修复体时出现微渗漏[114]。这涉及将GIC或加强型ZOE直接放置在髓室底，以防止冠部渗漏。在拆除橡皮障之前，用复合树脂材料修复牙冠部分。建议在所有经过牙髓治疗并长期保留在口腔中的乳牙中使用预制金属牙冠[107,115]。

根管治疗后立即拍摄术后X线片，以评估充填程度，提供远期参考。根管填充物根据距放射线根尖点的距离进行分类：未填充（短于2mm）、最佳（0~2mm）或过度填充（超过顶点）[116]。建议在6个月、12个月和18个月时复诊进行临床和放射学评估。然而，美国儿童牙科学会（AAPD）

将乳牙牙髓切除术的后续X线检查类型和频率留给临床医生自行决定[25]。成功的临床标准被定义为完全没有临床体征和症状，包括疼痛、肿胀、瘘管和对叩击的敏感性，并且没有病理性活动。放射学成功的标准包括分析根间或根尖周阻射性（稳定、倒退）、缺乏病理性外根吸收以及牙周膜的完整性[117]。乳磨牙根管治疗的失败可能会从新的射线透射区或扩大的现有透射区中明显看出[118–119]。

8.3.2.2 修复材料

尽管恒牙根管充填材料种类繁多，但恒牙和乳牙之间的解剖学和发育差异所规定的标准使得大多数材料不适用于乳牙。用于乳牙的理想根管充填材料应与根尖周组织和下面的牙胚具有生

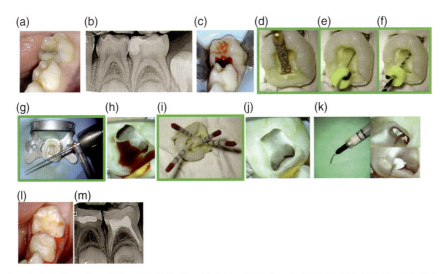

图8.6 使用ZOE对下颌左侧第二磨牙进行牙髓摘除术。健康的5岁男孩，在转诊医生进行盖髓手术后有自发性疼痛和睡眠不安的病史。（a）75号牙齿出现冠部充填渗漏。（b）术前X线片显示填充物下方的继发龋，与牙髓腔连续。没有内部吸收或根间或根尖病变的迹象。74号牙齿上存在近中和远中龋齿。（c）局部麻醉后用橡皮障隔离75号牙齿。开髓后，牙髓腔出血过多表明存在不可逆的牙髓炎。（d）用高速车针和大量水喷雾去除所有龋组织和开放入口以暴露牙髓腔中的冠牙髓组织，最后用球钻完成。（e）使用稍微预弯曲尺寸0.08~0.10的K型锉探查根管（直线进入所有根管）。（f）在使用电子根尖定位器确定工作长度（比根尖孔缩短2mm）后，用旋转镍钛锉预备根管。（g）将电子根尖定位器的锉夹固定在根管锉上，以防止过度器械操作。每次使用仪器后，用1%次氯酸钠轻轻冲洗根管。（h）75号牙齿的止血；很难获得良好的止血效果。（i）用无菌锥形纸尖干燥根管。（j）75号牙齿充填前。（k）用0.80的可流动复合尖端提供的ZOE封闭根管。（l）牙髓腔充满磷酸锌水门汀并用复合树脂修复。（m）术后X线片显示75号牙齿的所有根管均已充分充填。74号牙齿已接受使用硅酸盐水门汀的活髓切断术。绿色框=临床前图像。来源：Josette Camilleri, Courtesy to Gertrude Van Gorp。

物相容性，以与乳牙根相同的吸收率，易于使用，颜色稳定，价格低廉，意外挤出根管时可轻易再吸收，抗菌，体积稳定，可再治疗且不透射线[120]。这种材料尚未被发现，但应用和研究最多的是以下材料：CH、ZOE、碘仿以及碘仿与CH或ZOE的组合（表8.1）[120-121]。

8.3.2.2.1 氧化锌–丁香酚

自1930年以来，ZOE（在美国，主要是不含促凝剂的ZOE）一直是乳牙牙髓摘除术中最常用的根管充填材料[120,122]。如前所述，它价格低廉且具有抗菌能力（表8.1）。缺点是它的吸收速度比乳牙根部慢[117,123]；它可以在牙槽骨中保留数月甚至数年，对根尖周组织造成轻度（刺激）到严重（坏死）的异物反应[124-126]。此外，据描述，ZOE会对粘接剂系统与乳牙牙本质

的粘接强度产生负面影响[127]。因此，正如本节其余部分所讨论的，已经开发和研究了替代方案。

8.3.2.2.2 碘仿

碘仿被引入作为乳牙的根管充填材料，因为它具有抗菌特性，过量放置时能够被再吸收，并且不会对根尖周结构和下面的牙胚产生不良影响[128-130]。它也是不透射线的、可重复使用的，并且可以通过无菌注射器和一次性塑料针轻松使用[131]。它唯一的缺点是可以在根管内吸收[129]。在商业上，它以KRI糊剂（Pharmachemie，Zurich，Switzerland）的形式出售，它是碘仿（80.8%）、樟脑、对氯苯酚和薄荷醇的混合物[130]。

磺仿+CH 许多商业产品将CH添加到碘仿中，包括Metapex（Meta Biomed，Cheongju City，

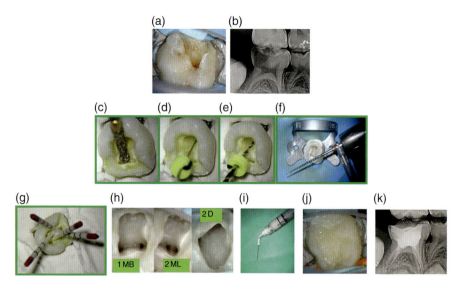

图8.7　使用ZOE对下颌右侧第二磨牙进行牙髓摘除术。健康的5岁女孩，有睡眠障碍和自发性疼痛病史。（a）85号牙齿呈现深部咬合面远中龋损。（b）术前X线片显示深部龋损到达牙髓腔。没有内部吸收或根间/根尖病变的迹象。（c）去除所有龋组织和开髓通路。（d）使用稍微预弯曲尺寸0.08～0.10的K型锉探查根管（直线进入所有根管）。（e）在使用电子根尖定位器确定工作长度（比工作长度短2mm）后，使用旋转镍钛锉预备根管。（f）连接到根管锉的电子根尖定位器的锉夹，以防止过度器械。使用旋转锉后，应用1%次氯酸钠轻轻冲洗根管。（g）用无菌锥形纸尖干燥根管。（h）5个根管的孔口：3个内侧（M）和2个外侧（D）。（i）用17mm NaviTip（Ultradent Products, South Jordan, UT, USA）输送的ZOE封闭根管。（j）牙髓腔充满磷酸锌水门汀，牙齿用复合材料修复。（k）术后射线照片显示所有根管已充分闭塞。绿色框=临床前图像。来源：Josette Camilleri, Courtesy to Gertrude Van Gorp。

South Korea）（图8.8）和Vitapex（New Dental Chemical Products, Tokyo, Japan），以结合其有益效果特性。Vitapex在美国也以Diapex（DiaDent Group International, Burnaby, BC, Canada）销售，是30% CH、40.4%碘仿和22.4%硅油的组合。其性质与碘仿相似（表8.1）[121]。其用于患有不可逆牙髓炎乳牙的结果与ZOE牙髓摘除术相似，并且比CH牙髓摘除术的效果更好[132]。由于仅含CH的根管充填材料的成功率明显低于ZOE或碘仿（含混合物），因此不能推荐它们作为乳牙的牙髓摘除封闭剂[133]。然而，Vitapex对大多数纯培养物没有表现出抗菌作用[134]。

碘仿+氧化锌　碘仿还与氧化锌（不含丁香酚）结合在一起。Maisto糊剂于1967年推出，由氧化锌、碘仿、对氯酚樟脑、羊毛脂和百里香酚组成[121]。研究表明，使用Maisto糊剂比单独使用ZOE的成功率更高[135-136]。类似的组合是Endoflas（Sanlor & CFA, Bogota, Colombia）（图8.9），它由三碘甲烷和碘二丁甲酚（40.6%）、氧化锌（56.5%）、CH（1.07%）和硫酸钡（1.63%）组成，加上由丁香酚和对一氯苯酚组成的液体[121]。然而，Endoflas的成功率似乎没有ZOE高[129,135]。这些糊剂的一个缺点是氧化锌的存在减慢了它们的吸收[121]。

乳牙根管充填材料的评估

对CH+碘仿糊剂与ZOE进行比较的系统回顾和Meta分析发现，在6个月和12个月的随访中，临床和放射学成功率没有统计学上的显著差异，但ZOE 18个月的随访更成功[122]。另一项对Cochrane数据库的系统回顾和Meta分析发现，Metapex和ZOE在6个月和12个月时（两项试验，62名受试者）或

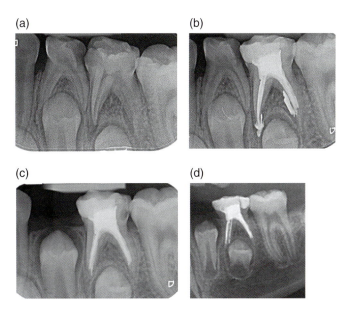

图8.8 使用Metapex进行下颌左侧第二乳磨牙牙髓摘除术（Meta Biomed，Cheongju City，South Korea）。健康的9岁男孩，有肿胀史。（a）术前X线片显示75号牙齿上有轻微根间和根尖病变的深部龋损，以及74号牙齿上远中深部龋损到达牙髓。（b）75号牙齿的术后X线片，显示Metapex挤出到根间区域（74号牙齿被拔除）。（c）10个月随访时的X线片显示，过度填充的充填材料和健康根间组织发生吸收，以及远中龋损已恢复。（d）15个月随访时的X线片显示75号牙齿没有病变。来源：Courtesy to Gertrude Van Gorp。

Endoflas和ZOE在6个月时（两项试验，80名受试者）之间没有显著差异[65]。它确实发现了一些低质量的证据，表明ZOE在12个月时可能优于Vitapex（两项试验，161名受试者）[65]。

　　基于这些发现，对于乳牙根管充填材料可以得出以下结论和建议：

- 没有确凿的证据表明任何一种根管充填材料或技术优于任何其他材料或技术，这意味着选择仍由临床医生自行决定[65]。
- CH+碘仿糊剂可用于接近脱落的乳牙的牙髓摘除术[122]。
- 当预计不会很快发生脱落时，可以使用ZOE[122]。
- 尚有研究空间来确认ZOE是否比CH+碘仿糊剂更有效，并探索其他替代品[65]。

8.4 结论

　　人们在生物材料和牙科科学领域做出了相当大的努力，以便为儿牙医生和牙髓病医生提供维持乳牙直至生理性脱落所需的工具。然而，由于儿童内镜是一个具有挑战性的临床领域，需要精确和快速的处理，因此对生物材料提出了高标准。用于儿童根管治疗的牙髓充填材料库显示出一些仍需克服的缺点，并且尚未开发出具有以下所有特性的生物材料：生物相容性、生物活性、良好的密封能力、快速凝固、颜色稳定、不透射线、方便使用、价格便宜、抗菌且适合覆盖的修复材料。此外，在间接牙髓治疗，特别是乳牙牙髓摘除术方面，缺乏长期（至少12个月）高质量的对比研究和随机对照临床试验。

(a) (b)

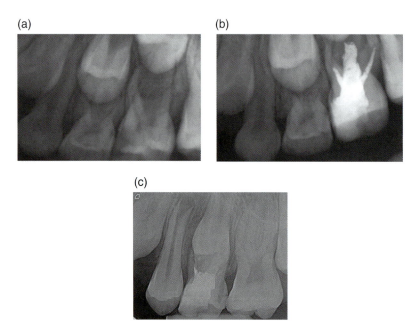

(c)

图8.9 左上第二磨牙用Endoflas进行牙髓摘除术（Sanlor & CFA，Bogota，Colombia）。健康的9岁男孩，有肿胀史。（a）65号牙齿的术前X线片显示近中存在深龋病变，近中根侧牙周膜增大。（b）65号牙齿的术后X线片显示远中牙根充分填充，腭根和近中牙根填充不足。（c）3年随访的X线片显示65号牙齿的充填材料吸收和正常的生理牙根吸收，从而可以维持牙弓长度和完整性。远中出现了龋齿病变但未进行治疗，因为必须拔除牙齿。来源：Courtesy to Gertrude Van Gorp。

9

根和冠牙本质的粘接可能性与挑战
Adhesion to Intraradicular and Coronal Dentine Possibilities and Challenges

Mutlu Özcan[1], Claudia Angela Maziero Volpato[2], Luiz Fernando D'Altoé[3]

[1] *Division of Dental Biomaterials, Center for Dental and Oral Medicine, Clinic for Reconstructive Dentistry, University of Zürich, Zürich, Switzerland*

[2] *Department of Dentistry, Federal University of Santa Catarina (UFSC), Florianópolis, Santa Catarina, Brazil*

[3] *Department of Dentistry, University of the Extreme South of Santa Catarina (UNESC), Criciúma, Santa Catarina, Brazil*

9.1 简介

人类牙本质的化学成分是磷灰石晶体（约70vol%）、有机基质（20vol%）和水（10vol%）形式的矿物质。这些成分之间的体积百分比根据牙齿的大小、形状、牙弓位置以及年龄相关的变化或牙科疾病而变化[1]。牙本质的各种形态结构，例如牙本质小管、生长线（Von Ebner和Owen）、Tomes颗粒层以及管内、管间和球间牙本质，已被确定为牙本质结构内的组织学分化[2]。

牙本质小管充满糖蛋白，赋予牙本质高渗透性[3-4]。胶原纤维、非胶原蛋白和糖胺聚糖（GAGs）的混合物提供了能够吸收大量水的基质，这解释了该基质的自然湿度[2]。有机基质中的大多数胶原纤维属于Ⅰ型胶原，直径为50～100nm，倾斜或垂直分布在牙本质小管周围。由于深层牙本质小管较大，胶原纤维的数量从表层到深层逐渐减少[5]。

根牙本质的特征是存在从牙髓开始并移动到牙骨质界面的牙本质小管（图9.1）[6]。小管含有成牙本质细胞的细胞质延伸，并充满约含12%水的糖蛋白溶液。与冠牙本质相比，根牙本质的管间牙本质数量较少，牙本质小管的数量、密度和直径也较小[1]。在根牙本质中，牙本质小管的数量向根尖区域减少，其中牙本质非常不规则、半透明，并且可能完全没有小管（图9.2）[7]。当该区域存在牙本质小管时，它们通常会硬化并被类似管周牙本质的矿物质所消除[8]。此外，牙釉质由大约97%的矿物质、2%的水和1%的有机基质组成[9]，与牙釉质不同，整个根牙本质都存在非常潮湿的环境[3]。根牙本质解剖结构的复杂性使树脂基材料在该区域的持久粘接变得复杂。

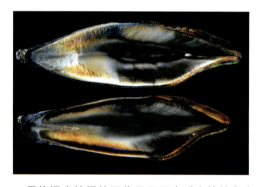

图9.1 用偏振光拍摄的图像显示牙本质小管的存在。来源：Mutlu Özcan, Claudia Angela Maziero Volpato, Luiz Fernando D'Altoé。

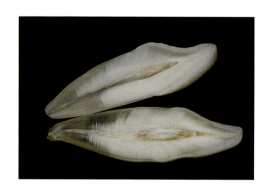

图9.2 根牙本质的细节，显示其根尖部分的半透明外观。来源：Mutlu Özcan, Claudia Angela Maziero Volpato, Luiz Fernando D'Altoé。

9.2 牙本质粘接

修复材料或盖髓材料与牙本质的粘接在牙科文献中一直是一个有争议的问题[10-11]。同一颗牙齿中牙本质结构的巨大差异使得牙本质在这方面成为非常复杂的基质[12]。然而，冠牙本质和根牙本质之间的差异并不妨碍牙本质粘接[8]。粘接技术通常对湿度非常敏感，受基材类型、粘接剂系统和应用技术的影响。因此，临床步骤中程序和护理的标准化是粘接程序成功的基础。

粘接界面的长久性与混合层的质量直接相关[13]，该混合层包括粘接树脂中存在的聚合物与牙本质中存在的胶原蛋白之间的结合。当在牙本质中进行酸蚀时，可以观察到脱矿、胶原纤维暴露和牙本质小管的轻度开放[14-15]。然后，涂在脱矿牙本质上的底漆可以保持胶原结构，并可以增加自由表面能。此外，在促进水和溶剂蒸发后，底漆与粘接树脂结合，使其渗透毛细血管进入牙本质小管[16]。不同牙根区域牙本质小管数量、密度和直径的减少可导致从颈部到根尖的混合层厚度显著减少[14]。

传统的粘接可用于活髓牙和死髓牙[17]。在传统的粘接系统（也称为全酸蚀粘接系统）中，牙体组织用磷酸处理，然后以两步（底漆和粘接剂存在于同一溶液中）或三步（底漆和粘接剂分别应用）应用粘接树脂的临床步骤。当酸蚀牙釉质时，该基质的脱矿质会产生微孔，然后微孔将被粘接剂中存在的疏水性树脂单体填充，有助于修复体的微机械固位。在牙本质上，磷酸去除玷污层，暴露胶原纤维，胶原纤维将被树脂单体渗透形成混合层[18]。

市售的自酸蚀系统根据操作步骤的数量可以分为"两步式"和"一体式"系统；此分类会影响牙本质的粘接质量（图9.3）。在自酸蚀粘接剂中，底漆可以使牙本质部分脱矿，同时提供单体来填充所产生的微孔。在"两步式"系统中，不

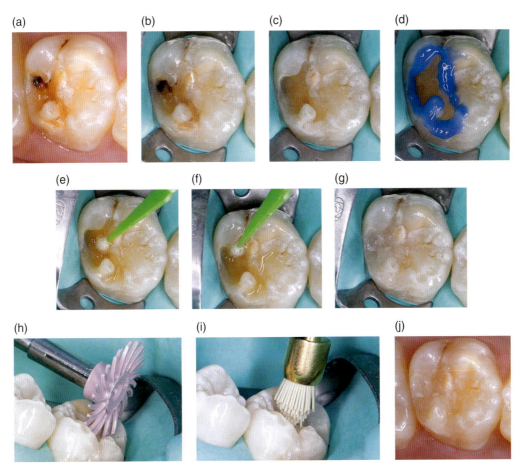

图9.3 （a）𬌗面窝洞不规则，干扰患者的咀嚼功能。来源：Mutlu Özcan, Claudia Angela Maziero Volpato, Luiz Fernando D'Altoé。（b）完全隔离后的图像。来源：Mutlu Özcan, Claudia Angela Maziero Volpato, Luiz Fernando D'Altoé。（c）去除龋坏组织后的完整窝洞，注意呈现的牙本质和牙釉质。来源：Mutlu Özcan, Claudia Angela Maziero Volpato, Luiz Fernando D'Altoé。（d）用35%磷酸对牙釉质进行选择性酸处理（Ultra-Etch；Ultradent，South Jordan, UT, USA）。来源：Mutlu Özcan, Claudia Angela Maziero Volpato, Luiz Fernando D'Altoé。（e）涂抹酸性底漆20秒（Clearfil SE Bond；Kuraray Noritake Dental，Tokyo, Japan）。来源：Mutlu Özcan, Claudia Angela Maziero Volpato, Luiz Fernando D'Altoé。（f）底漆溶剂蒸发后，粘接剂系统（Clearfil SE Bond）的应用和聚合持续10秒。来源：Mutlu Özcan, Claudia Angela Maziero Volpato, Luiz Fernando D'Altoé。（g）树脂复合材料分层后的修复体视图（Z350 XT；3M ESPE，St Paul, MN, USA）。来源：Mutlu Özcan, Claudia Angela Maziero Volpato, Luiz Fernando D'Altoé。（h）用螺旋金刚砂磨盘抛光（Sof-Lex；3M ESPE）。来源：Mutlu Özcan, Claudia Angela Maziero Volpato, Luiz Fernando D'Altoé。（i）用碳化硅刷进行最终抛光（Occlubrush；Kerr Dental，Brea, CA, USA）。来源：Mutlu Özcan, Claudia Angela Maziero Volpato, Luiz Fernando D'Altoé。（j）1周后完成修复体的咬合视图。来源：Mutlu Özcan, Claudia Angela Maziero Volpato, Luiz Fernando D'Altoé。

需要在酸蚀后清洗表面，因此不需要通过湿度来维持纤维间空间，因为脱矿质产物和酸蚀残留物与牙本质的粘接树脂结合并聚合[4,19]。这些试剂的组合物中可能含有酸官能化单体，例如10-甲基丙烯酰氧基癸基磷酸二氢盐（10-MDP），由于局部pH维持在1.5~3.0，因此有利于牙本质表面脱矿质，在此范围内一系列酸基团与羟基磷灰石结合，在甲基丙烯酸酯网状物和牙本质之间形成适当的黏附力[19]。在单步粘接中，3种基本成分（酸、底漆和粘接树脂）结合在一起，在单个临床步骤中实现牙本质基质杂交反应[20-21]。

无论采用哪种粘接系统，研究都一致认为，

粘接树脂和牙本质小管中存在的胶原蛋白之间的粘接需要产生微机械力，这对粘接界面的质量负有主要责任[4,22]。粘接力越强，边缘封闭越好，微渗漏越少，修复体的寿命越长。然而，根据一些研究，粘接强度和边缘封闭之间没有直接且显著的相关性[23]。尽管之前取得了粘接强度结果，但微渗漏已被认为是导致粘接界面随时间退化的主要因素[24-26]。当水可以渗入现有间隙时（通常是由于树脂不完全渗透到脱矿牙本质中），粘接强度可能会降低，可能会发生边缘变色和继发龋，并且术后敏感性可能会增加[25,27]。同样，对于根内系统填充物的寿命而言，冠牙本质的粘接质量至关重要。

9.3　活髓牙根牙本质的粘接

有颈部病变和深龋坏的牙齿表现出根牙本质暴露，通常与牙本质敏感性相关[4,15]。根据流体动力学理论，当牙釉质丢失、牙本质暴露时，牙本质流体速度的变化会刺激小管最内部或牙本质前部的疼痛感受器，引起敏感性[3-4]。

在浅的窝洞中，牙本质小管数量较少（20.000mm²），平均直径为0.6μm，并且以管间牙本质为主（占面积的96%），富含胶原蛋白。深窝洞中已有小管数量约为45.000mm²，平均直径为2.4μm，并有少量小管间牙本质（占面积的12%）[28]。这对于在这些基质上通过适当封闭进行修复至关重要。此外，要强调这样一个事实，即在单颗牙齿中可以发现不同的牙本质基质形式，从而不可能在窝洞预备体的整个长度上获得均匀的混合层。龋齿存在情况（感染、污染、硬化、反应性或修复性牙本质）、管状方向（横向、纵向或斜切面）和深度（浅层、中层或深层）的变化也会导致牙本质的粘接受损[19,29]。

在直接或间接修复体的窝洞预备过程中，牙本质覆盖一层牙齿碎屑、唾液和细菌的残留物，称为玷污层，可阻止粘接树脂进入牙本质小管，并使牙本质渗透性降低高达86%[30]。然而，用30%~40%磷酸处理15~20秒即可轻松去除它[6]。牙本质表面的酸蚀去除了玷污层，并使树脂基材料粘接到脱矿牙本质上，从而可以通过粘接树脂进行封闭，并有助于防止术后过敏和继发龋齿[25]。

在粘接过程中，应保持牙本质的湿度，因为由15~20nm宽的空间分隔的胶原纤维网是由水支撑的[31]。如果牙本质表面过度干燥，没有矿物质支撑的胶原纤维可能会塌陷，从而封闭酸蚀过程中产生的微观空间，这对于粘接的寿命至关重要。相反，牙本质表面的过多水分会损害牙本质小管的粘接强度和封闭性[25]。

另一个重要方面是使用树脂复合材料制作直接修复体期间发生的聚合收缩。当树脂基材料聚合时，单体分子结合在一起形成缠绕链，质量减少2%~7%。聚合收缩的强度通常超过牙本质粘接剂与牙本质的粘接强度，这可能会因牙齿表面的粘接力减弱而导致失败[21,32]。

9.4　牙髓保护材料及其对牙本质粘接的影响

牙髓活力的保存取决于许多临床因素。在深层牙本质上使用盖髓生物材料也可以保留活力，因为当剩余牙本质厚度小于0.5mm时，活髓治疗的成功取决于选择的材料[33]。对牙髓组织进行充分的管理是必要的[34]，然后放置足够的牙髓保护材料。CH等化合物已使用1个多世纪，但最新指南[35]建议使用GIC或HCSCs，例如MTA或Biodentine（Septodont，Saint Maur des Fosses，France），放置在消毒的牙本质上。

CH是一种生物相容性材料[36]，具有抗菌特性[37]，可刺激硬化牙本质的形成[38]。当它第一次应用于暴露的牙髓时，会发生浅表坏死[39]，这会引起轻微的刺激，刺激牙髓修复，通过细胞分化[38]、细胞外基质（ECM）分泌和修复，形成硬化牙本质桥[38]，随后矿化[39]。然而，CH水门汀不具有良好的粘接性能[40]，并且会随着时间的推移而溶解[36]，导致形成无效腔[40]和微渗漏[41]。

GIC是在其凝固过程中涉及显著酸碱反应的材料，其中酸是水溶性聚合物，碱是特殊玻璃[42]。它们被认为是自酸蚀水门汀，因为它们通过牙齿–材料界面处的离子交换以化学方式与牙本质粘接[43]。它们还对口腔环境的热变化具有隔热作用[44]，充当抗菌剂[45]并呈现低水平的边缘渗透[46]。然而，它们的粘接强度被认为较低，牙釉质的粘接强度为2.6～9.6MPa，牙本质的粘接强度为1.1～4.1MPa[47]。

MTA是第一个可供临床使用的HCSCs，由硅酸三钙和硅酸二钙组成。由于其生物相容性[48]和潜在的生物活性[49-50]，建议用于盖髓术、牙髓切断术以及治疗无牙髓活力的或根尖孔开放的未发育完成的牙齿。然而，它有一些关键的缺点，即凝固时间延长[51]、凝固过程中溶解度高[51]、可能变色[52-53]以及难以操作[54-55]。它的粘接强度受到其较长的凝固时间和酸处理后的表面的影响[56]。

HCSCs与水的反应导致形成水合硅酸钙和CH[57]；CH与组织液相互作用，产生生物活性[49-50]。尽管市场上有多种配方，但Biodentine是最佳的，并且专门针对牙髓相关手术而开发。生物牙本质粉末含有硅酸三钙、氧化锆和碳酸钙，其液体由水加氯化钙和水溶性聚合物组成[54,58-59]。它具有良好的密封性[60]、相对较短的凝固时间[54]、高碱性[61]以及良好的生物相容性和生物活性潜力[62-63]。

最近，磷酸钙[64]、氧化硅[65]和树脂成分[66]等添加剂已被添加到HCSCs中，目的是提高生物活性[67]、增加材料强度[65]并提供控制材料固化的能力，避免将复合树脂粘接到下面的基质上出现问题[68]。这些水门汀的商品分别是TotalFill（FKG Dentaire，La Chaux-de-Fonds，Switzerland）、

BioAggregate（Verio Dental，Vancouver，BC，Canada）和TheraCal LC（Bisco，Schaumburg，IL，USA）。据报道，TheraCal LC的溶解度低于MTA和CH[69]，但树脂的添加会导致其水合特性发生重要变化[59]。

牙髓覆盖材料和树脂复合材料之间的粘接质量对于界面处的最佳应力分布、减少微渗漏以及直接修复的总体成功和寿命至关重要。树脂复合材料通常是放置在盖髓材料上的首选材料，因为施加在它们上的负载较低，从而降低了移位的可能性。因此，在这些材料上采用了酸蚀，然后应用了粘接树脂系统。然而，研究表明，酸蚀会导致玻璃离子聚合物中形成孔隙，并破坏Biodentine的部分微观结构，降低粘接强度[70-71]。含有丙酮或乙醇的底漆可能会影响CH的性能，导致高侵蚀性和较低的抗压强度值[72]。由于单体的不完全聚合和HCSCs的高含水量，水基粘接剂树脂系统可能会导致较低的粘接强度，这可能会干扰自酸蚀粘接树脂的聚合[73]。尽管一些学者建议用其他材料覆盖MTA和Biodentine等材料，如GIC[56]，但研究表明，会发生弱结合，导致它们移位[74]。因此，从粘接的角度来看，使用树脂类材料（如TheraCal LC）作为盖髓生物材料仍然是最佳策略，因为它们对酸处理和粘接程序的影响具有更大的抵抗力[69]。然而，欧洲牙髓病学会（ESE）指南不建议使用此类材料[35]。第2章已讨论了树脂对牙髓的影响。

9.5 死髓牙根牙本质的粘接

在无髓牙中，由于开髓、根管预备或根内预备以接收根管桩而发生的结构变化会使根牙本质暴露在外，需要进行修复[75]。这些临床程序可能会改变牙齿的机械性能，同时改变可行的牙本质表面以进行粘接[76]。此外，这些牙齿的水分会减少，牙根骨折的风险也会增加[75]。

经过牙髓治疗的牙齿的修复通常使用预制或定制的根管桩。大多数预制桩由单向纤维（玻璃、碳、石英或聚乙烯）组成，嵌入高度交联的树脂基质中，该树脂基质可能是环氧树脂、甲基丙烯酸酯基质或专有树脂[77]。这些桩具有可接受的生物力学行为，具有高抗弯曲强度和与牙本质相似的弹性模量以及良好的美观性[78]。它们通常被粘在根内预备体内，使用树脂基类粘接水门汀来固定它们并填充它们与根管壁之间的空间。它们在粘接树脂粘固之前的表面调节取决于桩表面的微形态、纤维桩周围的基质成分以及树脂基类粘接水门汀[79]。因此，必须严格遵循制造商的建议。

文献中提出了一些可用于维持牙齿结构并减少桩道预备后引起根内磨损的技术[80-81]。桩核在牙髓腔内制成并保留在根管中。1980年，Nayyar等[80]建议从根管口去除充填的牙胶至2~4mm深度，并用汞合金进行修复，即所谓的"冠根修复技术"。最近，其他桩核构建材料已用于牙根重建，包括GIC、复合树脂和生物活性材料，无论有或没有预制桩[81]。为了此类技术的成功，材料必须具有足够的强度，表现出高水平的抗细菌渗漏性，并且在口腔液体存在的情况下尺寸稳定。此外，牙齿必须具有足够的冠部结构以促进粘接[80]。

粘接树脂将桩固定到根牙本质的成功取决于对所用技术（材料和粘接树脂技术）的掌握以及对无活力牙本质特征（牙本质组织形态和根管空间几何特征）的了解[82]。坏死的牙齿具有与根内牙本质直接接触的细菌毒素和牙髓组织残留物。此外，在用根管锉对根管壁进行器械操作时，会产生大量的玷污层[83]。第一层厚1~2μm，由有机物和牙本质颗粒组成，第二层延伸到牙本质小管中约10μm，形成玷污层[84]。这些玷污层的组成根据牙本质基质、根管器械和所采用的冲洗方法而变化[9]。

玷污层可能含有牙本质碎屑、热牙胶残余物、唾液、毒素、细菌、冲洗剂和充填水门汀产品，以及由于存在活的或坏死的牙髓组织而产生的有机物[85]。这些污染物的多样性阻止了化学相互作用和粘接树脂渗透到根牙本质，因为玷污层充当了物理屏障[86]。因此，应在使用根管器械期间和之后使用冲洗液小心地去除玷污层，以优化根牙本质的粘接潜力[87]。与EDTA[87]和CHX[89]相比，次氯酸钠（NaClO）在这方面非常有效[88]。

NaClO具有抗菌特性，溶解牙本质胶原蛋白，并有助于去除仪器和根管预备过程中形成的有机碎片[90]。然而，由于其强氧化性，其使用可能会抑制树脂基粘接水门汀的聚合[91]。用NaClO冲洗后，牙本质表面形成富氧层，抑制树脂聚合，降低黏附力，从而增加微渗漏[91]。为了弥补这些缺点，研究表明，使用与螯合剂（例如浓度约为17%的EDTA）相关的NaClO溶液，是去除玷污层并实现树脂基材料和根牙本质之间黏附的良好策略[92]。然而，使用EDTA超过1分钟可能会导致牙本质过度脱矿[93]。

CHX能够降低牙本质的蛋白水解活性，抑制基质金属蛋白酶（MMPs）。这些酶可以降解ECM中的蛋白质，包括变性胶原蛋白[94]，因此可以降解树脂单体不完全渗透到处理牙本质后留下的未受保护的胶原蛋白；这可能与混合层的逐渐退化有关[95]。因此，CHX的使用可以防止暴露的胶原纤维的自降解，从而有助于提高树脂基材料与牙本质的粘接强度[96]。但其抑制作用似乎与其剂量和产品浓度有关；因此，CHX浓度与牙本质粘接长期稳定性之间的关系尚不清楚[97]。

牙髓封闭剂中存在的丁香酚能够部分或完全抑制树脂复合材料的聚合。据报道，当基于氧化锌-丁香酚（ZOE）的根管封闭剂用于根管充填时，粘接强度较低[98]。在临床阶段，重要的是用根管器械对根管壁进行机械清洁，并用乙醇或清洁剂擦拭根管壁以去除任何丁香酚。只要根管壁已被预先清洁并且不存在粗水门汀残留物[99]，酸蚀也有助于去除丁香酚。研究表明，氢氧化物和树脂基封闭剂可能是丁香酚基水水门汀的替代品[99-100]。然而，含有CH的封闭剂很难从牙本质边缘去除，从而降低了树脂水门汀的粘接能力并导致粘接强度值较低[100-101]。基于环氧树脂的封闭剂AH Plus（Dentsply Sirona，Bensheim，Germany）可降低黏度并改善流动性。最近的一项研究表明，与其他牙髓封闭剂〔如：EndoSequence BC（Brasseler，Savannah，GA，USA）、Sealapex（SybronEndo，Orange，CA，USA）、Sealer Plus（MK Life，Porto Alegre，Brazil）和Endofill（Dentsply Sirona）[102]〕相比，AH Plus具有卓越的粘接强度。因此，作者建议当根管桩用复合树脂粘接时使用基于环氧树脂的牙髓封闭剂[102]。

在根管预备中，几乎所有牙本质壁都有一个相对的壁，这会产生一个几何形状非常不利于黏附的窝洞[29]。这是由于高构型因子（C因子），它允许树脂基粘固水门汀在聚合过程中发生塑性变形[103]。与此相关，根管桩的存在会产生更多的粘接界面，而在存在弯曲力和扭曲张力的牙根中，在行使功能过程中产生的重复应力会导致微裂纹和粘接界面失败[75]。还应考虑进入光聚合装置的有限光线，因为它表明光传递桩的使用[104]。光可以穿过这些桩，但不足以确保最尖端部分黏性水门汀的适当聚合[105]，这增强了对双固化树脂基粘固水门汀的需求[106]。

在无髓牙的粘接修复过程中，应采取与活髓牙相同的临床程序[11,15]。这包括绝对隔离的常规使用。粘接技术对湿度敏感，因此优先考虑干燥的手术区域[86]。该区域的隔离确保了酸蚀、粘接树脂的应用和粘接剂粘接本身在非常安全的临床环境中进行。根牙本质粘接的成功率与混合层的质量成正比，获得足够的混合层的关键是粘接树脂粘接剂渗透到脱矿牙本质的整个深度[8]。因此，使用绝对隔离以及遵守所有粘接剂粘接步骤肯定会对粘接程序的成功产生积极影响。

根内酸蚀可以通过使用38%～43%的磷酸来完成，目的是去除玷污层并使牙本质脱矿至2～10μm的距离[107]。酸导致管周牙本质部分去除，牙本质小管开放，支架胶原蛋白暴露，从而形成合适的表面来接收粘接树脂和树脂基粘接水门汀[108]。为了更有效地去除玷污层，液体黏度磷酸优于凝胶配方[109]。用大量水冲洗去除酸后，牙本质基质不应过度干燥，以免发生脱矿牙本质脱水。

应使用一次性微型涂抹器涂抹粘接剂，并用吸水纸尖除去多余的粘接剂。双固化粘接剂用于预制桩的粘接，确保根内制剂最尖端部分的完全聚合，并增加单体向聚合物的转化程度和工作时间[106]。当前版本的自混合粘接水门汀具有细长的尖端，可以轻松接触整个根内预备体。将根管桩缓慢放置在预备体内，使多余的水门汀排出并正确去除。然后用树脂复合材料逐步构建桩核，从而允许执行制作修复体所需的步骤（图9.4）。

9.6 结论

根牙本质的性质——管状密度低，环境潮湿——使其成为粘接过程中非常复杂的基质。尽管有这些限制，当将树脂基材料粘接到无髓牙的根内和冠牙本质时，应采取与活髓牙粘接程序相同的临床程序。此外，牙本质基质的充分绝对隔离、清洁和预备、选择合适的粘接树脂和粘接水门汀以及遵守粘接方案对于确保根内、冠水平粘接界面的成功与寿命都至关重要。

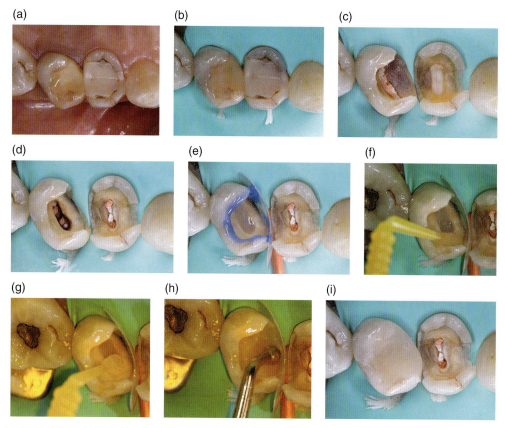

图9.4 （a）14号和15号牙齿的大面积修复，导致粘接失败和牙体组织损失。来源：Mutlu Özcan, Claudia Angela Maziero Volpato, Luiz Fernando D'Altoé。（b）该区域的绝对隔离。来源：Mutlu Özcan, Claudia Angela Maziero Volpato, Luiz Fernando D'Altoé。（c）去除旧树脂复合材料后的殆面观。来源：Mutlu Özcan, Claudia Angela Maziero Volpato, Luiz Fernando D'Altoé。（d）去除龋齿和旧修复体后的窝洞视图。来源：Mutlu Özcan, Claudia Angela Maziero Volpato, Luiz Fernando D'Altoé。（e）根管开口填充RMGIC（Ionoseal；Voco, Cuxhaven, Germany），然后用35%磷酸选择性酸蚀牙釉质（Ultra-Etch；Ultradent, South Jordan, UT, USA）。来源：Mutlu Özcan, Claudia Angela Maziero Volpato, Luiz Fernando D'Altoé。（f）底漆的应用（Clearfil SE Bond；Kuraray Noritake Dental, Tokyo, Japan）。来源：Mutlu Özcan, Claudia Angela Maziero Volpato, Luiz Fernando D'Altoé。（g）粘接树脂的应用（Clearfil SE Bond）。来源：Mutlu Özcan, Claudia Angela Maziero Volpato, Luiz Fernando D'Altoé。（h）用增量技术插入树脂复合材料。来源：Mutlu Özcan, Claudia Angela Maziero Volpato, Luiz Fernando D'Altoé。（i）用树脂复合材料填充窝洞（Filtek One Bulk Fill；3M ESPE, St Paul, MN, USA）。来源：Mutlu Özcan, Claudia Angela Maziero Volpato, Luiz Fernando D'Altoé。（j）用于去除牙胶的超声波尖端。来源：Mutlu Özcan, Claudia Angela Maziero Volpato, Luiz Fernando D'Altoé。（k）基质系统（Supermat；Kerr Dental, Brea, CA, USA），粘接程序前调整。来源：Mutlu Özcan, Claudia Angela Maziero Volpato, Luiz Fernando D'Altoé。（l）自酸蚀粘接树脂粘接剂的应用（ED Primer II；Kuraray Noritake Dental）。来源：Mutlu Özcan, Claudia Angela Maziero Volpato, Luiz Fernando D'Altoé。（m）用吸潮纸尖去除多余的粘接剂。来源：Mutlu Özcan, Claudia Angela Maziero Volpato, Luiz Fernando D'Altoé。（n）使用树脂粘接剂（Panavia F；Kuraray Noritake Dental）粘接两个玻璃纤维桩后的即刻视图（Whitepost；FGM, Joinville, Brazil）。来源：Mutlu Özcan, Claudia Angela Maziero Volpato, Luiz Fernando D'Altoé。（o）用于后续间接修复体准备的树脂复合材料填充物（Filtek One Bulk Fill）的最终视图。来源：Mutlu Özcan, Claudia Angela Maziero Volpato, Luiz Fernando D'Altoé。

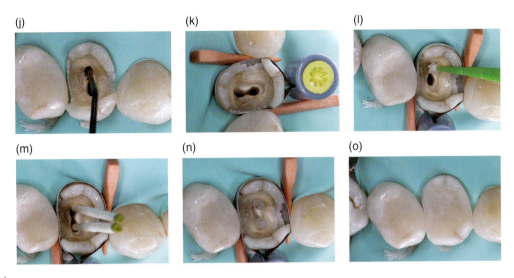

图9.4（续）